国家卫生和计划生育委员会“十三五”规划教材
江西省卫生类中高职对接规划教材
供检验类专业用

临床医学概要

主　编　朱祖余
副主编　滕艺萍　张景辉
编　者　（以姓氏笔画为序）
朱祖余（江西卫生职业学院）
朱鹏云（江西卫生职业学院）
江　宁（宜春职业技术学院）
孙国高（江西中医药高等专科学校）
吴荣叶（江西卫生职业学院）
张景辉（江西医学高等专科学校）
姚积龙（江西医学高等专科学校）
贺　玲（江西卫生职业学院）（兼秘书）
涂　映（江西卫生职业学院）
滕艺萍（江西中医药高等专科学校）

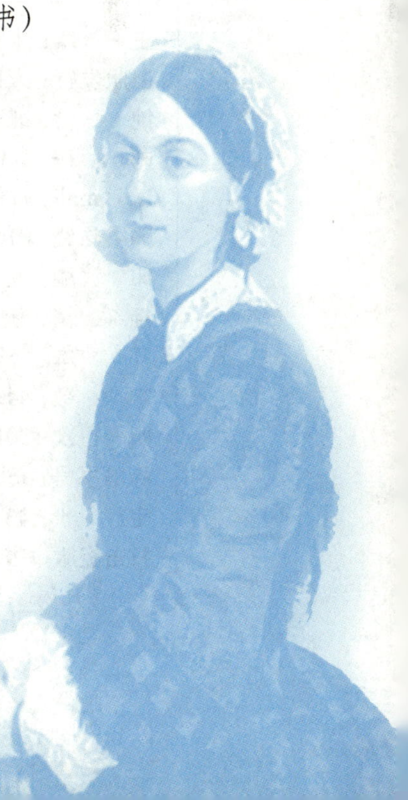

人民卫生出版社

图书在版编目（CIP）数据

临床医学概要/朱祖余主编. —北京：人民卫生出版社，2017
ISBN 978-7-117-23975-2

Ⅰ. ①临…　Ⅱ. ①朱…　Ⅲ. ①临床医学-教材　Ⅳ. ①R4

中国版本图书馆 CIP 数据核字（2017）第 012188 号

人卫智网	www. ipmph. com	医学教育、学术、考试、健康，购书智慧智能综合服务平台
人卫官网	www. pmph. com	人卫官方资讯发布平台

临床医学概要

主　　编：朱祖余
出版发行：人民卫生出版社（中继线 010-59780011）
地　　址：北京市朝阳区潘家园南里 19 号
邮　　编：100021
E - mail：pmph @ pmph. com
购书热线：010-59787592　010-59787584　010-65264830
印　　刷：北京汇林印务有限公司
经　　销：新华书店
开　　本：787 × 1092　1/16　　印张：18
字　　数：449 千字
版　　次：2017 年 2 月第 1 版　2017 年 2 月第 1 版第 1 次印刷
标准书号：ISBN 978-7-117-23975-2/R・23976
定　　价：43.00 元
打击盗版举报电话：010-59787491　E-mail：WQ @ pmph. com
（凡属印装质量问题请与本社市场营销中心联系退换）

出版说明

卫生职业教育教材是卫生职业教育院校培养学生职业道德、职业技能、就业创业和继续学习能力的重要载体，也是反映当前国家卫生职业教育工作方针和职业教育教学改革的物化成果。高质量的教材对提高卫生职业教育人才培养质量具有十分重要的作用。出版一批具有鲜明区域和时代特征，反映区域产业升级和结构调整对技能型人才新要求，体现区域职业教育课程改革新理念，符合职业教育规律和技能型人才成长规律的高质量现代职业教育教材是时代的要求。

为全面贯彻《国务院关于加快发展现代职业教育的决定》、《教育部关于深化职业教育教学改革全面提高人才培养质量的若干意见》和《江西省教育厅关于推进中高职教育对接培养模式改革的意见》等文件精神，切实做好江西省卫生类专业中高职对接“3+2”培养模式落实工作，建立和完善卫生类中高职衔接贯通、协调发展的培养体系，促进中高职对接和产教研深度融合，进一步提高教育教学质量，在江西省卫生和计划生育委员会的推动下，江西省卫生职业教育教学指导委员会经过广泛的调研论证，分别制订了护理、助产、检验、药学四个专业中高职对接人才培养方案，并在此基础上针对高职阶段的专业教学内容和特点，确定了各专业核心课程。2016 年 1 月，江西省卫生类中高职对接教材编审委员会成立，启动教材编写工作。教材编写以“创新、协调、绿色、开放、共享”的发展理念为指引，各教材编写组吸纳了江西省内有影响力的临床一线专家和部分中职学校有丰富教学经验老师，以便更好地对接中职课程内容和岗位要求及职业标准。全套教材立足当前江西省卫生职业教育教学实际，编审委员会和各编写组专家凝心聚力、上下联动、分工合作，统一编写思想，努力构建符合职业教育规律、体现卫生类专业特色、课程内容递进、课程教学连贯，课程考核一致，中高职对接紧密的高职阶段课程和教材体系。各专业教材编写明确教学目标，突出专业核心，夯实能力基础，激发创新思维，适应发展需要；各教材渗透人文素质教育理念，彰显立德树人，敬畏生命，团队协作的良好职业素养。

本套教材共 15 种，均配套网络增值服务，于 2016 年 12 月前出版供各院校使用。

江西省卫生类中高职对接教材编审委员会

江西省卫生类中高职对接教材
目　录

序号	教材名称	主编
1	基础医学概要	周　洁　方义湖
2	母婴及儿童护理	熊杰平　周俊杰
3	成人护理	高健群
4	社区健康服务	赵国琴
5	临床护理技术	汪爱琴
6	手术室护理	黄一凡
7	妇科护理学	项豪华
8	高级助产学	程瑞峰
9	临床医学概要	朱祖余
10	临床血液与体液检验	章　英
11	临床化学检验	吴　剑
12	医用化学概要	何丽针
13	药品生产综合实训	王小平
14	药学综合知识与技能	周铁文
15	医院药学	胡志方

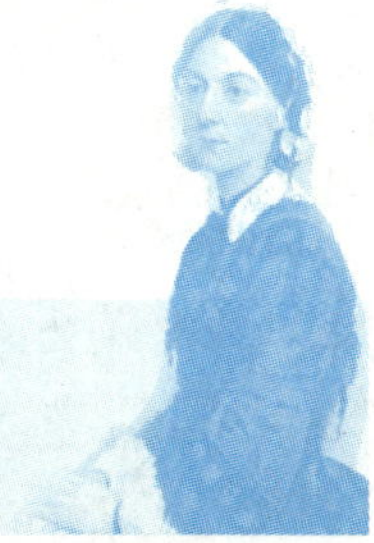

前　言

中高职衔接是现代职业教育体系的重要组成部分。自2013年起江西省教育厅启动了卫生类中高职衔接的试点，采用3+2的学制模式。根据教育厅的要求，对接学校要共同制订中、高职阶段的人才培养方案，特别要制定科学合理的课程体系。对于这批二年学制的高职阶段的学生，有过三年中职阶段的专业学习经历，有一定专业基础，不能简单地套用普通三年制高职的课程设置和教材或用其压缩版，而要贯彻“巩固、提高、拓展”的原则。根据这一特定的学生群体、学制和要求，江西省卫生计生委科教处及江西卫生职业教育教学指导委员会组织相关院校统一制定了首批试点的护理、助产、医学检验技术、药学等四个卫生类专业的人才培养方案及课程体系。根据统一的课程设置，编写这本医学检验技术专业使用的教材《临床医学概要》。

本教材依据高职高专医学检验技术专业的培养目标以及“巩固、提高、拓展”的基本要求，遵循教材编写“三基”、“五性”的基本原则进行编写，在有限的课时和教材篇幅情况下，力求做到重点突出，表达简练、准确，以满足学生掌握必要的临床知识的基本要求。

本教材共分七篇。依据本专业培养目标所要求的临床知识，重点介绍与专业课程密切相关的诊断学、内科学、外科学、急救医学、妇产科学、儿科学、传染病学等临床学科的常见病、多发病，特别是实验检查对诊断和指导治疗或判断预后有价值的疾病以及实验室检查在疾病诊断中的重要作用。

本书在编写过程中得到了江西省卫生计生委领导和科教处的关心和指导，在此表示诚挚的谢意！

由于编者能力有限，时间仓促，在编写过程中难免有不当之处，恳请专家和读者批评指正。

朱祖余

2016年10月

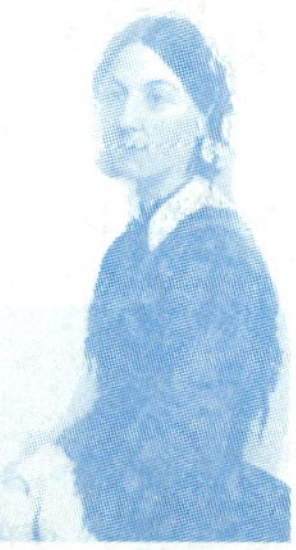

目 录

第一篇 绪 论

第二篇 诊断学基本知识

第三篇　内科常见病

第四篇 外科常见疾病

第五篇 妇产科常见疾病

第六篇 儿科常见疾病

第七篇　常见传染病

第一篇　绪论

临床医学是研究人体各系统疾病的病因、发病机制、诊断、治疗和预后的学科。《临床医学概要》主要是对临床各学科常见病和多发病的临床表现、诊断、治疗及预防进行概要性、综合性描述。它为了满足高职高专医学检验技术专业的学生对临床医学知识的需要，涵盖了诊断学、内科学、外科学、妇产科学、儿科学、传染病学等学科的基本理论和基本知识，是医学检验技术等非临床医学专业学生学习临床医学知识和技能的必修课程之一，为日后更好地为临床科室服务奠定知识基础。

一、现代医学的发展

1. 现代医学的起源和临床医学的发展　现代医学经历了数百年的发展过程。16 世纪比利时解剖学家维萨里通过大量的尸体解剖，发表了著作《人体结构》，它首次比较精确地描绘了人体结构，奠定了现代解剖学的基础；英国医生哈维于 1628 年公之于世的《心脏运动论》，描述了血液循环系统的结构，发现血液循环是由心脏的收缩运动所推动，这部著作被后人视为现代生理学的开端。

维萨里和哈维的工作指出了研究人体的正确途径——科学的观察和实验。事实证明，不仅研究正常人体要用科学方法，就是研究异常人体也是这样。人们深入理解疾病本质所依靠的正是科学的观察和实验。

到了 19 世纪的下半叶，法国人巴斯德和德国人柯赫终于奠立了细菌学和免疫学的基础。特别是柯赫利用固体培养基可以分离出一种细菌的纯培养。他将纯培养再注射于实验动物身上复制出同一疾病，最后由动物身上再分离出这种细菌，这样就明确肯定了细菌的致病作用。

1816 年拉埃奈克发明了听诊器，使诊断学的方法得以丰富。1846 年，在美国应用乙醚麻醉解决了手术疼痛问题。19 世纪 60 年代，利用苯酚（旧称石炭酸）消毒杀菌流行于世界。19 世纪后半叶，显微镜的发明使人们建立了组织学、细胞病理学和提出了感染的概念。使用显微镜使血液、尿液等成分被确定。1895 年，德国物理学家伦琴发现了 X 射线，不久就被用于疾病的诊断。

1929 年英国医学家发现了青霉素，1932 年德国合成了百浪多息（磺胺类药），为抗感染开辟了一个新时代。20 世纪 40 年代，卡介苗和链霉素的应用，使结核病得到了有效的控制；50 年代，杀灭细菌的新药物、抗精神病有效药物的问世以及预防脊髓灰质炎疫苗的研制成功等成为“第一次药物学革命”。免疫抑制剂的发展，解决了一些排异问题，为移植外科开拓了新的领域。

20 世纪后半叶，显微外科、内镜技术、介入技术等相继出现，降低了手术的创伤，使外科学经历了深刻的变革。60 年代开始的器官移植和人造器官的应用，挽救了大量绝症患者的生命。电镜、内镜、超声诊断仪、放射性核素扫描、X 线计算机体层成像（CT）、正电子扫描（PET），磁共振成像（MRI）、数字减影技术（DSA）和介入诊断与治疗等的应用，极大丰富了诊断疾病的方法和治疗手段，提高了疾病的诊疗水平。

2. 医学模式的转换　由于人类文明进步和科学技术发展，人类的社会环境、生活习惯和行为方式也随之发生变化。与此同时，主要危害人类健康的疾病已由急性传染病转为非传染性疾病，突出表现在与工作竞争压力加大、不良的饮食和生活习惯、不良的生活环境相关的慢性病频发，而且其发病率及死亡率逐渐攀高，如心脑血管疾病、糖尿病等。而医学模式已从过去的单纯生物医学模式转变为“生物-心理-社会”医学模式。新的医学模式强调卫生服务目标的整体观，即从局部到全身，从医病到医人，从个人到群体，从生物医学扩展到社会医学。

新的医学模式体现了人的心理因素和社会环境在疾病发生、发展及转归中的作用。要求医生要有宽广的知识面，掌握多种医疗技术，不仅治疗患者的躯体疾病，更要强调治疗心理和社会的不适应，努力减轻患者的心理精神负担。随着人口的老龄化，慢性病占主导地位，在医疗过程更应多一些人文关怀，为患者提供全身心的照顾。

体现“以人为本”的“生物-心理-社会医学模式”，它不仅包括“患者”也包括“正常人”，把疾病预防放在首位，通过改变其不良的生活方式，早期干预危险因素，完全可以大大降低很多慢性疾病的发生。而对于已发病的患者，同样也要做好预防和康复。治病的目的除了减少疾病的死亡率，还要努力提高患者的生活质量，改善其远期预后。

3. 循证医学的实施　循证医学（evidence based medicine，EBM）是现代临床医学的重要发展趋势。19 世纪发展起来的现代医学已经有了解剖、病理、生化、药理等基础学科的支撑，为临床诊断和疾病的治疗提供了科学的基础。临床医师面对诊断和治疗问题，通常是根据现有基础医学知识，参照前辈和（或）本人的实践经验，对于某种疾病诊断、某种治疗方法的疗效评价，缺少客观的统一评价标准。因而，总体来说仍然是经验医学的范畴。

随着医学科学的发展，新药的问世，经验医学的弊端逐渐突显。在这样的背景下，20 世纪 80 年代循证医学的概念应运而生。循证医学重点是在临床研究中采用前瞻性随机双盲对照及多中心研究的方法，系统地收集、整理大样本研究所获得的客观证据作为医疗决策的基础，改变了以临床指标为评价标准的经验医学模式，其评价标准为预后指标，即以有效寿命、总病死率、致残率、疾病严重事件（如脑卒中、急性心肌梗死、心肺肾功能的衰竭、猝死等）、生活质量及卫生经济学指标（成本-效益比）等为评价标准。

目前国内外已根据循证医学证据，对一些常见病制定了诊疗指南，如《美国不稳定型心绞痛和非 ST 段抬高心肌梗死治疗指南》、《中国成人血脂异常防治指南》和《中国高血压防治指南》，以指导临床医生更科学、更规范地进行临床诊治过程。其中各种诊疗措施的推荐均标明其级别和证据水平。治疗研究依据按质量和可靠程度大体可分为以下五级（可靠性依次降低）：一级：按照特定病种的特定疗法收集所有质量可靠的随机对照试验后所作的系统评价或 Meta 分析。二级：单个的样本量足够的随机对照试验结果。三级：设有对照组但未用随机方法分组的研究。四级：无对照的系列病例观察，其可靠性较上述两种降低。五级：专家意见。面对不同的患者，医生需依据指南的基本原则，具体分析每个患者的病情、个体差异、经济情况等,提供个体化的诊疗方案。

二、临床医学与检验医学相互关系

医学检验技术作为医学的一个分支,为临床疾病诊断、治疗和预后观察、药效评价等提供重要的实验室数据。一方面,随着检验技术不断开发和检验设备的自动化、精密化程度的提高,特别是基因表达调控技术、各种电泳技术、细胞和组织培养技术、DNA合成技术、多肿瘤标志物液态芯片定量检测技术等已逐渐应用到临床,使检验质量和水平显著提高,越来越多的临床医师依靠检验结果用于诊断、治疗和预后判断,故医学检验在临床诊疗工作中发挥着更加重要的作用;另一方面,检验结果的准确性取决于多方面的因素,不准确或错误的报告,会影响医生的准确诊断和治疗,给患者带来不可想象的损失,甚至危及生命。这就要求检验技师更加严谨、规范地进行各种检验操作,力求为临床医生提供更加精准的实验结果;而临床医生不能简单地运用或过度依赖检验检测结果,需要充分全面地结合临床资料、实验室和其他检查结果进行综合分析、合理使用检验报告。如遇临床诊断与检验结果不相符合时,检验技师需与临床医师进行有效的沟通,正面解答、分析临床上难以理解或解释的检测结果,帮助临床医师正确分析和合理使用检验结果,这就要求检验技师掌握一定的临床知识和临床实践经验。

临床医学通过与检验医学的广泛联系,了解日新月异的检验新技术、新方法,进一步明确检验项目的临床意义,从而能够在众多可检验项目中,正确做出选择,更加有效地利用各种检验证据和信息,帮助提高临床诊治水平。因此,检验医学与临床医学的紧密结合,既有益于患者疾病的诊断治疗,又促进医学科学的发展。

三、如何学好《临床医学概要》

1. 明确学习目的 医学检验技术是为临床医学各科室提供检验检测结果,协助临床诊断、治疗。通过学习《临床医学概要》,掌握必要的临床知识,找准检验专业与临床医学的知识结合点,有利于对本专业知识的融会贯通;通过本课程的学习,了解临床疾病的诊疗过程和诊断思维,提高对检验技术在临床诊疗中的重要作用的认识;掌握必要的临床知识,有利于与临床医生和患者进行检验结果的分析和交流,与临床医生建立良好的合作关系,与患者建立友好的医患关系。

2. 把握临床医学概要特点和学习重点 临床医学概要涵盖诊断学和临床各科常见疾病、多发病。而诊断学是联系基础医学与临床医学的桥梁课程,是临床各学科的基础。在症状学的基础上,了解病史采集方法和内容,知晓临床常用的检查方法和优势,重点掌握常见疾病的主要临床表现,熟悉实验室检查的临床诊断意义、常见疾病的诊断要点、治疗原则,了解其病因和发病机制。

3. 注重理论与实践相结合及能力提升 在学习临床医学概要的过程中,要注意培养科学的临床思维方法和分析解决问题的能力,特别要结合本专业理论及相关知识,寻求与临床医学知识的结合点,注重能力的培养。在了解临床诊疗知识的过程中,发现临床诊断、治疗对检验技术的需求,思考解决的途径和方法,从而增强学习兴趣和创新意识。

4. 树立终身学习的理念 随着科学技术的发展,临床检验技术也在不断更新,日趋丰富;临床医学包括的范围极其广泛,临床医学概要只是对常见疾病的概述,无论从广度还是深度方面都十分有限,这就要求医学检验技术专业的学生需要终身学习,在未来飞速发展的医学领域中，能够有意识地不断更新自己的知识结构和能力水平，不断地学习和掌握各种最新的医学理论和技能，从而提升自己对本职岗位的胜任力。

总之，只有努力学好理论知识，勤于思考、注重临床实践，能够把相关的知识融会贯通，不断培养发现问题、分析问题和解决问题的能力，提高自身综合素质，终身学习，与时俱进，日后才能成为出色的临床检验技师。

（朱祖余）

第二篇　诊断学基本知识

诊断学是运用医学基础理论、基本知识和基本技能对疾病进行诊断的一门学科，是基础医学与临床医学各学科的桥梁课程。其主要内容包括症状学、病史采集、体格检查、实验室检查以及器械检查等。学习和掌握这些知识和技能，将为学习各门临床课程、培养临床思维奠定基础，更好地将专业知识和技能服务于临床诊断和治疗。

第一章　常见症状

学习目标

1. 掌握：症状和体征的定义、常见症状的主要病因。
2. 熟悉：常见症状的临床表现和对确定病因有价值的实验室检查项目。
3. 了解：诊断思路。

走入现场

刘女士1岁的女儿隔三差五经常发热，到社区医院诊治查不出原因，经常给予注射退热针对付。你认为合适吗？

症状（symptom）是患者主观感受到不适、异常感觉或客观病态改变，如乏力、头痛等。症状可在疾病的早期出现，是病史的重要组成部分，了解症状的发生、发展及演变，对疾病诊断具有重要意义。体征（sign）是指被医生检查到的患者身体的异常改变。广义的症状包含体征。

第一节　发　　热

致热原直接作用于体温调节中枢，或体温调节中枢功能紊乱，或各种原因引起机体产热增多和（或）散热减少而致体温升高，超过正常范围称为发热。可分为生理性或病理性，通常所说的发热是指病理性发热，是人体对于致病因子的一种全身反应。

【病因】

发热的病因较多，一般分为感染性和非感染性发热两类，以感染性发热为多见。

1. **感染性发热**　包括细菌、病毒、支原体、螺旋体、立克次体、真菌、衣原体、寄生虫等各种病原体的感染，无论是急性、亚急性、慢性，局限性或全身性感染，都可引起发热。

2. **非感染性发热**　通常指由非病原体引起的发热，可归纳为无菌性组织坏死、变态反应、内分泌与代谢功能障碍、体温调节中枢功能失常、散热减少性疾病、自主神经功能紊乱等病因。

【临床表现】

体温在37.3～38℃为低热，38.1～39℃为中等度热，39.1～41℃为高热，41℃以上为超高热。急性发热的临床过程一般分为以下三个阶段。

1. **体温上升期**　体温上升期常有疲乏无力、肌肉酸痛、皮肤苍白、畏寒或寒战等现象。体温上升有骤升型和缓升型两种形式，前者体温在几小时内达39～40℃或以上，常伴有寒战；后者体温逐渐上升在数日内达高峰，多不伴寒战。

2. **高热期**　是指体温上升达高峰之后保持一定时间，持续时间的长短可因病因不同而有差异。此期寒战消失，皮肤发红并有灼热感，呼吸加快变深，开始出汗并逐渐增多。

3. **体温下降期**　此期表现为出汗多，皮肤潮湿。体温下降有骤降和渐降两种形式，前者指体温于数小时内迅速下降至正常，有时可略低于正常，常伴有大汗淋漓；后者指体温在数天内逐渐降至正常。

【诊断思路】

能引进起发热的疾病很多，因此发热的病因诊断应根据主要症状、伴随症状、体格检查所得到的疾病线索，进行有针对性的实验室和其他检查，如血常规、细菌培养、骨髓穿刺涂片，X线胸片、CT、B超等检查，进行综合分析后做出明确诊断。

第二节　头　　痛

头痛是最常见的临床症状之一，通常是指额、顶、颞及枕部的疼痛。可见于多种疾病，大多无特异性，且经过良好，但反复发作或持续的头痛，可能是某些器质性疾病的信号，应认真检查，明确诊断，及时治疗。

【病因】

1. **颅脑病变**　常见的有颅内感染、脑血管病变、颅内占位性病变、颅脑外伤等。另外，还有偏头痛、丛集性头痛、头痛型癫痫、腰椎穿刺后及腰椎麻醉后头痛等。

2. **颅外病变**　见于颅骨疾病、神经痛等，眼、耳、鼻和牙齿疾病也可引起头痛。

3. **全身性疾病**　如急性感染、中毒、尿毒症、高血压病、低血糖、贫血、系统性红斑狼疮、月经期、中暑等也可引起头痛。

4. **神经症**　如神经衰弱及癔症性头痛。

【临床表现】

头痛的表现，往往根据病因不同而有其不同的特点。

1. **发病情况**　感染性头痛常急性起病并有发热；出血性脑血管病所致的头痛发病急骤，头痛剧烈，可伴意识障碍或者偏瘫；血管性头痛或神经症表现为长期反复发作性头痛或搏动性头痛；颅内占位性病变为慢性进行性头痛并有颅内压增高的症状。

2. 头痛部位　偏头痛及丛集性头痛多在一侧；颅内病变的头痛常为深在性且较弥散；高血压引起的头痛多在额部或整个头部；感染性头痛，多为全头部痛；蛛网膜下腔出血或脑脊髓膜炎除头痛外尚有颈项强直；眼源性头痛为浅在性且局限于眼眶、前额或颞部。

3. 头痛的程度与性质　三叉神经痛、偏头痛及脑膜刺激的疼痛最为剧烈；脑肿瘤的头痛多为中度或轻度；高血压性、血管性及发热性疾病的头痛，往往带搏动性；神经痛多呈电击样痛或刺痛，肌肉收缩性头痛多为重压感、紧箍感或钳夹样痛。

4. 头痛出现的时间与持续时间　颅内占位性病变往往清晨加剧；鼻窦炎的头痛也常发生于清晨或上午；丛集性头痛常在晚间发生；女性偏头痛常与月经期有关；脑肿瘤的头痛多为持续性，可有长短不等的缓解期。

5. 加重、减轻或激发头痛的因素　咳嗽、打喷嚏、摇头、俯身可使颅内高压性头痛、血管性头痛、颅内感染性头痛及脑肿瘤性头痛加剧；丛集性头痛在直立时可缓解；颈肌急性炎症所致的头痛可因颈部运动而加剧；慢性或职业性的颈肌痉挛所致的头痛，可因活动按摩颈肌而逐渐缓解；偏头痛在应用麦角胺后可获缓解。

【诊断思路】

根据病史和头痛的相关特点和伴随症状以及体格检查发现的体征进行有针对性的实验室和其他检查，如血常规和脑脊液检查有助于明确是否为感染性疾病或蛛网膜下腔出血所致，头部 CT、MRI 可明确是否为脑肿瘤、脑血管疾病引起。

第三节　胸　　痛

胸痛主要由胸部疾病所致，少数由其他疾病引起。胸痛的程度因个体痛阈的差异而不同，与病情轻重程度不完全一致。

【病因】

1. 胸壁疾病　急性皮炎、皮下蜂窝织炎、带状疱疹、肋间神经炎、肋软骨炎、流行性肌炎、肋骨骨折、多发性骨髓瘤、急性白血病等。

2. 心血管疾病　冠状动脉粥样硬化性心脏病、心肌病、二尖瓣或主动脉瓣病变、急性心包炎、肺梗死、肺动脉高压等。

3. 呼吸系统疾病　胸膜炎、胸膜肿瘤、自发性气胸、血胸、支气管炎、支气管肺癌等。

4. 纵隔疾病　纵隔炎、纵隔气肿、纵隔肿瘤等。

5. 其他　过度通气综合征、神经症、痛风、食管炎、食管癌、食管裂孔疝、膈下脓肿、肝脓肿、脾梗死等。

【临床表现】

1. 发病年龄　青壮年胸痛多考虑结核性胸膜炎、自发性气胸、心肌炎、心肌病、风湿性心瓣膜病，40 岁以上则须注意心绞痛、心肌梗死和支气管肺癌。

2. 胸痛部位　胸壁疾病所致的胸痛常固定在病变部位，且局部有压痛；肋软骨炎引起的胸痛，常在第一、二肋软骨处见单个或多个隆起，局部有压痛，但无红肿表现；心绞痛和心肌梗死的疼痛多在胸骨后方和心前区或剑突下，可向左肩和左臂内侧放射；胸膜炎引起的疼痛多在胸侧部；食管及纵隔病变引起的胸痛多在胸骨后；肝胆疾病及膈下脓肿引起的胸痛多在右下胸。

3. 胸痛性质　带状疱疹呈刀割样或灼热样剧痛；食管炎多呈烧灼痛，肋间神经痛为阵发性灼痛或刺痛；心绞痛呈绞榨样痛并有重压窒息感，心肌梗死则疼痛更为剧烈并有恐惧、濒死感；肺梗死亦可突然发生胸部剧痛或绞痛，常伴呼吸困难与发绀。

4. 疼痛持续时间　平滑肌痉挛或血管狭窄缺血所致的疼痛为阵发性；炎症、肿瘤、栓塞或梗死所致疼痛呈持续性，如心绞痛发作时间短暂（持续1～5分钟），而心肌梗死疼痛持续时间数小时或更长，且不易缓解。

5. 影响疼痛的因素　心绞痛发作可在劳力或精神紧张时诱发，休息后或含服硝酸甘油或硝酸异山梨酯后1～2分钟内缓解，而心肌梗死所致疼痛则服上述药无效；食管疾病在进食时发作或加剧，服用抗酸药和促动力药物可减轻或消失；胸膜炎及心包炎的痛可因咳嗽或用力呼吸而加剧。

【诊断思路】

重点了解既往史、外伤史以及胸痛的部位、性质、程度、影响疼痛的因素、伴随症状以及体检发现的胸壁或肺部的体征等线索，开展实验室和其他检查，如血常规、心肌酶谱、痰培养、心电图、X胸部平片、B超、CT等检查，有助于明确病因。

第四节　腹　　痛

腹痛是临床十分常见的症状，多数由腹部脏器疾病所引起，但腹腔外疾病及全身性疾病也可引起。

【病因】

1. 腹腔脏器病变

（1）炎症：急性胃肠炎、急性胰腺炎、急性胆囊炎、急性阑尾炎、腹膜炎等。

（2）溃疡或穿孔：溃疡病、胃穿孔、肠穿孔。

（3）空腔脏器阻塞或扭转：如肠梗阻、肠套叠、肠扭转、卵巢扭转、胆道结石、泌尿系统结石梗阻。

（4）脏器破裂：如肝破裂、脾破裂，异位妊娠破裂等。

（5）血管病变：肠系膜动脉血栓形成、腹主动脉瘤、脾梗死等。

（6）其他：胃肠痉挛、痛经等。

2. 腹腔外脏器与全身性疾病　胸腔疾病所致的腹部牵涉性痛，如心绞痛、心肌梗死、胸膜炎等；全身性疾病所致的腹痛，如腹型过敏性紫癜、铅中毒、糖尿病酸中毒、尿毒症等。

【临床表现】

1. 腹痛部位　一般腹痛部位多为病变所在部位，如胃、十二指肠疾病、急性胰腺炎，疼痛多在中上腹部；胆囊炎、胆石症、肝脓肿等疼痛多在右上腹部；急性阑尾炎疼痛在右下腹McBurney点；小肠疾病疼痛多在脐部或脐周；结肠疾病、膀胱炎、盆腔炎及异位妊娠破裂等疼痛多在下腹部；弥漫性或部位不定的疼痛见于急性弥漫性腹膜炎、机械性肠梗阻、急性出血坏死性肠炎、血卟啉病、铅中毒、腹型过敏性紫癜等。

2. 腹痛性质和程度　慢性周期性上腹部烧灼痛或钝痛提示胃、十二指肠溃疡，突然加剧呈刀割样痛，可能为溃疡穿孔；中上腹持续性剧痛或阵发性加剧应考虑急性胃炎、急性胰腺炎；胆石症或泌尿系结石常为剧烈的阵发性绞痛；持续性、广泛性剧烈腹痛伴腹壁肌紧张或板样强直，提示为急性弥漫性腹膜炎；隐痛或钝痛多为内脏性疼痛，胀痛可能为实质脏器的包膜牵张所致。

3. **诱发因素**　胆囊炎或胆石症发作前常有进油腻食物史；急性胰腺炎发作前常有酗酒、暴饮暴食史；部分机械性肠梗阻多与腹部手术有关；腹部受暴力作用引起的剧痛并有休克者，可能是肝、脾破裂所致。

4. **发作时间**　餐后痛可能由于胆胰疾病、胃部肿瘤或消化不良所致；周期性节律性发作的饥饿痛见于十二指肠溃疡。

【诊断思路】

重点了解既往病史、外伤史以及腹痛的部位、性质与程度、节律、诱发因素和伴随症状以及腹部检查的体征等线索，开展有针对性的实验室和其他检查，如血常规、尿常规、大便常规、血淀粉酶、肝/肾功能检查、电子胃镜、肠镜检查、B 超、CT 等检查，对明确腹痛病因有重要意义。

第五节　腹　　泻

腹泻是指由于某种原因引起肠蠕动过快或肠黏膜的分泌与吸收功能异常，导致排便次数增多，粪便稀薄，或含有脓血、黏液等病理性内容而言。如排液状便，每日 3 次以上，或每天粪便总量大于 200 克，其中粪便含水量大于 80%，则可认为是腹泻。腹泻可根据病情急缓分为急性腹泻和慢性腹泻。

【病因】

（一）急性腹泻

1. **肠道疾病**　病毒、细菌、真菌、原虫、蠕虫等感染所引起的肠炎；急性出血性坏死性肠炎、Crohn 病或溃疡性结肠炎急性发作、急性肠道缺血等。

2. **急性中毒**　服食毒蕈、河豚、鱼胆及化学药物如砷、磷、铅、汞等引起的腹泻。

3. **其他**　变态反应性肠炎、过敏性紫癜、服用某些药物如氟尿嘧啶、新斯的明等可引起腹泻。

（二）慢性腹泻

1. **消化系统疾病**　胃部疾病，如慢性萎缩性胃炎、胃大部切除后胃酸缺乏等；肠道疾病，如感染、非感染性炎症、肿瘤；胰腺疾病，如慢性胰腺炎、胰腺癌、胰腺广泛切除等；肝胆疾病，如肝硬化、胆汁淤积性黄疸等。

2. **全身性疾病**　内分泌及代谢障碍疾病，如甲状腺功能亢进、血管活性肠肽瘤、类癌综合征等；其他系统疾病，如系统性红斑狼疮、硬皮病、尿毒症、放射性肠炎等；药物副作用及神经功能紊乱等。

【临床表现】

1. **起病及病程**　急性腹泻起病急，病程较短，多为感染或食物中毒所致；慢性腹泻起病缓慢，病程较长，多见于慢性感染、非特异性炎症、吸收不良、肠道肿瘤或神经功能紊乱等。

2. **腹泻次数及粪便性质**　急性感染性腹泻，每天排便次数可多达 10 次以上，如为细菌感染，常有黏液血便或脓血便；慢性腹泻，每天排便数次，可为稀便，亦可带黏液、脓血，见于慢性痢疾、炎症性肠病及结肠癌、直肠癌等；粪便中带黏液而无病理成分者常见于肠易激综合征。

3. **腹泻与腹痛的关系**　急性腹泻常有腹痛，尤以感染性腹泻较为明显；小肠疾病的腹泻疼痛常在脐周，便后腹痛缓解不明显；而结肠疾病则疼痛多在下腹，且便后腹痛常可缓解；分泌性腹泻往往无明显腹痛。

【诊断思路】

1. 询问病史　了解起病急缓、饮食情况、腹泻次数与性状、是否伴有腹痛及腹痛部位、有无服用可致腹泻的药物对判断腹泻的病因有帮助。

2. 伴随症状　结合伴随症状，有助于寻找腹泻病因。腹泻伴发热，可见于急性细菌性痢疾、伤寒或副伤寒、肠结核、肠道恶性淋巴瘤、溃疡性结肠炎急性发作期、败血症等；腹泻伴里急后重者，提示病变以直肠乙状结肠为主，如细菌性痢疾、直肠炎、直肠肿瘤等；腹泻伴明显消瘦者，多提示病变位于小肠，如胃肠道恶性肿瘤、肠结核及吸收不良综合征；腹泻伴腹部包块者，见于胃肠道恶性肿瘤、肠结核、Crohn 病及血吸虫病性肉芽肿等。

3. 实验室及其他检查　大便常规检查对腹泻病人是基本检查，观察大便性状和镜检粪便中的细胞、食物残渣、寄生虫和虫卵、隐血和细菌学等检查，有助于腹泻原因的诊断；对慢性腹泻，肠镜是最常用的检查，对直肠、结肠疾病诊断有重要诊断价值，必要时开展肝功能、B超等进一步检查，以明确诊断。

第六节　黄　　疸

由于胆红素代谢障碍，致血液中总胆红素增高，并渗入组织，致使巩膜、黏膜和皮肤染成黄色，称为黄疸。

【胆红素的正常代谢】

人体内的 80% ~85% 的胆红素来源于血红蛋白，由血液中衰老的红细胞经单核-吞噬细胞破坏、降解产生，这种胆红素称为游离胆红素或非结合胆红素，不溶于水，不能从肾小管滤过，故尿液中不出现非结合胆红素。非结合胆红素在肝细胞内与葡萄糖醛酸结合，形成结合胆红素。结合胆红素为水溶性，可通过肾小球滤过从尿液中排出。结合胆红素从肝细胞排泌经胆管进入肠道，在回肠末端及结肠经细菌酶的分解与还原作用，形成尿胆原。大部分尿胆原在肠道内进一步被氧化为尿胆素从粪便中排出（粪胆素），小部分经肠道吸收，经过门静脉回流到肝内，其中大部分再转化为结合胆红素随胆汁排入肠内，形成“胆红素肝肠循环"，小部分经体循环、经肾脏随尿液排出体外（图 2-1-1）。

【病因和发生机制】

根据黄疸的病因可分为：溶血性黄疸、肝细胞性黄疸、胆汁淤积性黄疸、先天性溶血性黄疸，以前三类最为多见，第四类较为罕见。

（一）溶血性黄疸

1. 病因　能引起溶血的疾病，均可产生溶血性黄疸。见于新生儿溶血、自身免疫性溶血、输血引起的溶血、蚕豆病、中毒等。

2. 发生机制　由于红细胞破坏过多，形成大量的非结合胆红素，超过肝细胞的摄取、结合及排泌能力，导致血中总胆红素和非结合胆红素明显升高，而结合胆红素代偿性升高，致肠内尿胆原增加，粪胆素随之增加。由于缺氧及毒素作用，肝脏处理增多的尿胆原的能力降低，致使血中尿胆原增加，并经肾脏排出，因而尿中尿胆原增加，但无胆红素（图 2-1-2）。

（二）肝细胞性黄疸

1. 病因　见于病毒性肝炎、中毒性肝炎、肝硬化、钩端螺旋体病、全身性感染等。

2. 发生机制　由于肝细胞损伤，使其对胆红素摄取、结合和排泌功能发生障碍，导致血中非结合胆红素增加，而未受损的肝细胞仍能将非结合胆红素转变为结合胆红素。而肝细胞肿胀、炎性细胞浸润以及胆栓形成使胆汁排泄受阻，反流进入血液循环中，血中结合胆红素增加而出现黄疸(图 2-1-3)。

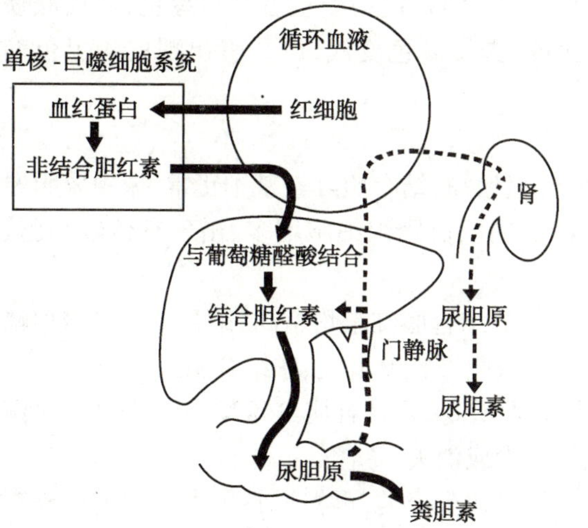

图 2-1-1　胆红素正常代谢示意图

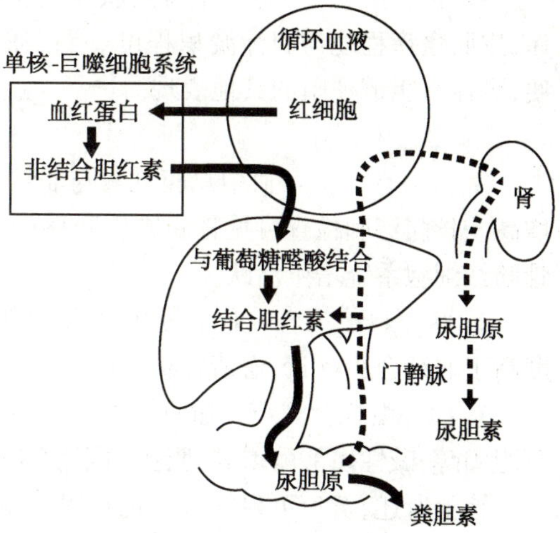

图 2-1-2　溶血性黄疸发生机制示意图

(三) 胆汁淤积性黄疸

1. 病因　见于肝内泥沙样结石、癌栓、寄生虫病、胆管癌、胆总管结石或狭窄、壶腹周围癌及胰头癌等。

2. 发生机制　各种病因引起的肝内或肝外胆管阻塞，均可导致阻塞的近端胆汁淤积、压力升高、胆管扩张，使小胆管和毛细胆管破裂，胆汁中的胆红素反流入血而出现黄疸(图 2-1-4)。

【临床表现】

1. 溶血性黄疸　一般为全身皮肤黏膜及巩膜轻度黄染，呈浅柠檬色，伴有血红蛋白尿，呈茶色，粪便颜色正常，不伴皮肤瘙痒。急性溶血时可出现发热、寒战、头痛、呕吐、腰痛。慢性溶血多为先天性疾病，可出现贫血及脾大。

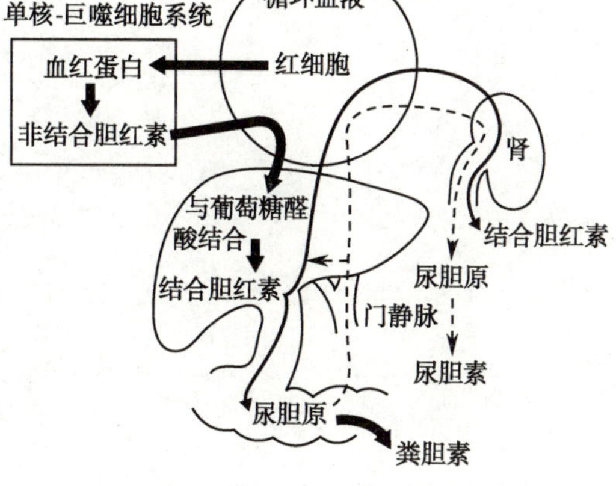

图 2-1-3　肝细胞性黄疸发生机制示意图

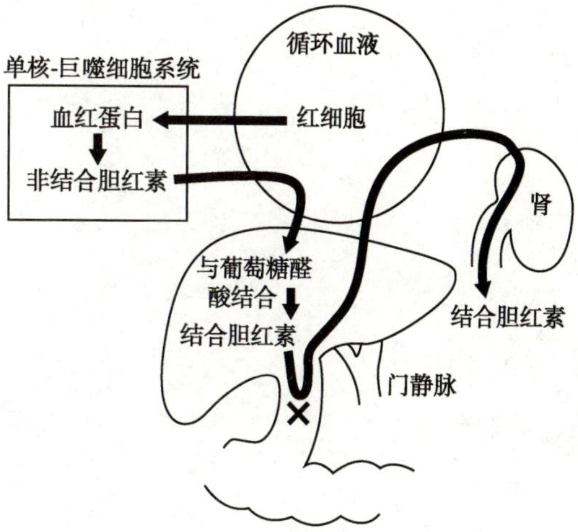

图 2-1-4　胆汁淤积性黄疸发生机制示意图

2. 肝细胞性黄疸　随肝细胞损害程度不同，表现为不同程度的全身皮肤黏膜及巩膜黄染，伴轻度皮肤瘙痒，尿色黄，粪便颜色正常。有乏力、食欲缺乏、腹胀等肝脏疾病表现，严重者有皮肤黏膜出血、消化道出血、腹腔积液、昏迷等。

3. 胆汁淤积性黄疸　全身皮肤黏膜及巩膜黄染，呈暗黄色，严重者呈黄绿色，伴皮肤瘙痒，皮肤瘙痒程度与胆汁淤积程度一致，尿色深黄，粪便颜色变浅，严重者出现白陶土色粪便，可伴有胆道梗阻的其他表现。

【实验室检查】

1. 溶血性黄疸　血中总胆红素与非结合胆红素增高，结合胆红素基本正常，尿中尿胆原增高。骨髓穿刺检查可见骨髓增生旺盛的表现，如周围血网织细胞增多、出现有核红细胞、骨髓红细胞系统增生活跃。

2. 肝细胞性黄疸　血总胆红素、结合胆红素与非结合胆红素均增高，结合胆红素增加幅度高于非结合胆红素，血清转氨酶明显增高。尿中尿胆原轻度增高、尿结合胆红素阳性。

3. 胆汁淤积性黄疸　血总胆红素与结合胆红素增高，非结合胆红素增高不明显。血清总胆固醇、碱性磷酸酶增高，脂蛋白阳性，尿胆原减少或消失。

综上所述，黄疸可根据血生化及尿常规检查作出初步分类，再根据临床表现和辅助检查确定病因和性质。

【诊断思路】

根据年龄和病史及黄疸发生发展情况、伴随症状，结合体格检查等线索，开展肝功能（含血总胆红素、结合胆红素、非结合胆红素）、尿胆红素、尿胆原检查、肝胆部位的 B 超、CT 或 MRI 检查，可以确定黄疸的病因。

（朱祖余）

第二章 问 诊

学习目标

1. 掌握:问诊的主要内容。
2. 熟悉:问诊的方法和技巧。
3. 了解:问诊的重要性。

问诊是医生通过患者或知情人系统询问获取病史资料,经过综合分析作出临床诊断的一种诊法,是病史采集的主要手段。只要患者神志清晰,无论在门诊还是在住院的场合下均要开展问诊。

第一节 问诊的重要性和方法

病史的完整性和准确性对疾病的诊断和处理非常重要,问诊是临床医生必须掌握的基本功。通过问诊所获取的资料对了解疾病的发生、发展、诊治经过,既往健康状态和曾患疾病情况对目前所患疾病的诊断具有极其重要的意义,也为随后对患者进行的体格检查和安排各种辅助检查提供了最重要的线索。问诊内容也是一种法律文书,作为医疗诉讼或者解决医疗纠纷的依据。临床上有些疾病的诊断仅通过问诊即可基本确定,如心绞痛、癫痫等。问诊是体格检查和各种器械检查无法替代的,遗漏重要病史或病史不准确会造成诊断和治疗方面的重大偏差。

要问好病史首先要做到态度和蔼、富有同情心和耐心,取得患者的信任;其次,语言要简单易懂,容易交流;三要抓住重点,把主要症状的特点问清楚,然后顺着线索往下问;四要注意时间顺序、因果关系和逻辑性。

第二节 问 诊 内 容

问诊内容包括:一般项目、主诉、现病史、既往史、个人史、婚姻史、月经史、生育史、家族史等内容。

(一) 一般项目

包括姓名、性别、年龄、籍贯、民族、婚姻、职业、工作单位、现在住址、就诊或入院日期、记录日期、病史陈述者、可靠程度等。其中年龄在一个月以下新生儿要注明多少天,一岁以下婴幼儿要注明几个月，一岁以上要注明实足年，不能用“儿童”或“成年”代替。

（二）主诉

是患者感受最痛苦、最感不适的主要症状、体征及其持续时间，也就是本次就诊的主要原因。主诉文字应简明扼要，若有几个主要症状则按照时间先后排列书写，如“寒战、高热、咳嗽三天，胸痛、咳铁锈色痰半天”。

（三）现病史

是指疾病的发生、发展、演变至就诊的全过程。

1. 起病情况　发病时有无原因或诱因，发病的急缓，与环境、职业或其他因素有无关联，发病的时间等。

2. 主要症状的特点　包括主诉症状发生的部位、性质、程度、时间、加剧或缓解因素等。

3. 伴随症状　指伴随主要症状并与其相关的其他症状。它是疾病诊断及鉴别诊断的重要依据。

4. 病情演变与诊治经过　病情演变是指主要症状的变化（加重或缓解）和新出现的相关症状。诊疗经过是指本次就诊前接受过的其他诊治情况。

5. 一般情况　患病后的精神状态、食欲与食量改变、体重、睡眠及大小便等情况。

（四）既往史

应仔细询问既往的健康状况和曾患过哪些疾病，特别是与现病史相关的疾病。另外还须询问传染病史、预防接种史、手术史、外伤史、过敏史等。为避免遗漏其他系统疾病，可将各系统所有症状逐个向患者询问。

（五）个人史

包括询问患者的社会经历、职业、工作环境、习惯与嗜好等；还包括调查有无冶游史、吸毒史。

（六）婚姻史

询问婚姻状况，包括未婚、已婚、或再婚，结（再）婚年龄，对方健康状况，若已故者应询问死因及时间。

（七）月经史

记述月经初潮年龄、月经周期、经期天数、经血的量与颜色、有无经期反应、末次月经日期、闭经日期、绝经年龄等。记录格式如下：

$$\text{初潮年龄}\frac{\text{行经期（天）}}{\text{月经周期（天）}}\text{末次月经时间（或闭经年龄）}$$

（八）生育史

包括生育次数、人工流产与自然流产次数，有无早产、难产、死产及计划生育情况等。

（九）家族史

询问父母、同胞兄弟、姐妹、子女等的健康状况，成员中有无类似疾病，已死亡者应追问死因及时间。

第三章 体格检查

学习目标

1. 掌握：知晓体格检查有几种检查方法、生命体征包含的内容。
2. 熟悉：心肺听诊的主要内容、脏器或包块触诊的主要内容。
3. 了解：体格检查的基本内容。

体格检查是医生运用自己的感官或借助简单的医疗器械（听诊器、叩诊锤、音叉等）对被检者进行身体检查的一种方法。体格检查的基本方法有视诊、触诊、叩诊、听诊和嗅诊。检查所获得的临床客观发现称为体征。

第一节 一般检查

一般检查是对患者或被检查者全身状态的概括性观察，以视诊为主，配合触诊、听诊、嗅诊等方法进行。

（一）全身状态检查内容

1. 性别与年龄

2. 生命体征 包括体温、脉搏、呼吸、血压，是评价生命活动与质量的指标，属体检必查项目。

3. 发育、体型与营养状态 发育情况是通过年龄、智力和体格成长状态（包括身高、体重及第二性征）之间的关系进行综合评价。体型是根据骨骼、肌肉的生长与脂肪分布的状态可分为瘦长型、匀称型和矮胖型。营养状态是根据皮肤、毛发、皮下脂肪、肌肉的发育情况进行综合判断，分为营养正常、营养不良、营养过度。

4. 面容与表情 某些疾病有些特殊的面容或表情，如甲亢面容、二尖瓣面容等。

5. 姿势、体位与步态 有些疾病可呈现特殊的姿势与步态，或者出现特殊体位。如左心衰的病人常为端坐呼吸体位、帕金森病人多有慌张步态。

6. 意识状态 意识是大脑功能的综合表现，是对自身和环境的知觉状态。正常人意识清晰，定向力正常，反应敏锐，思维和情感活动正常，语言流畅准确，表达良好。凡能影响大脑功能的疾病均可引起程度不等的意识改变，称为意识障碍。根据其程度可分为嗜睡、昏睡、意识模糊、昏迷等。

（二）皮肤与黏膜

皮肤、黏膜检查主要是视诊，有时配合触诊，检查应在自然光线下进行。主要检查内容有：

1. 皮肤的颜色、湿度与出汗、弹性改变。

2. 皮疹、皮下出血、皮肤脱屑。

3. 蜘蛛痣与肝掌　一般认为蜘蛛痣与肝掌的发生与肝脏对雌激素的灭活减弱有关，多见于肝硬化患者。

4. 皮下气肿与水肿。

5. 毛发及指(趾)甲。

(三) 浅表淋巴结

应注意描述部位、大小、数目、质地、压痛、活动度及有无粘连。

第二节　头部检查

头部检查的主要内容有：

1. **头颅**　头颅的大小异常或畸形可成为一些疾病的典型体征，如大脑发育不全的小儿头颅较小；脑积水小儿呈大头畸形；方形头多见于小儿佝偻病。

2. **眼**　注意检查眼睑有无水肿、闭合障碍及上眼睑下垂；眼球有无突出或下陷，运动有无异常；巩膜有无黄染；角膜有无混浊、白斑、云翳、软化、溃疡；两侧瞳孔是否对称、大小有无变化、对光和调节反射是否正常等。

3. **耳**　注意外耳道有无红肿、溢液、流脓；乳突有无压痛；听力有无障碍。

4. **鼻**　注意外形有无变化，有无鼻翼扇动，有无鼻出血等。

5. **口腔**　应注意口唇的颜色，有无口唇疱疹和口角糜烂；检查口腔黏膜有无溃疡、出血；注意有无龋齿、残根、义齿；注意舌的颜色、运动、舌苔；注意咽和扁桃体有无充血、溃疡、分泌物或假膜等。

第三节　颈部检查

颈部检查的主要内容有：

1. **外形与运动**　正常颈部左右对称，活动自如。注意颈项有无抵抗、活动有无受限。

2. **颈部血管**　注意颈动脉搏动情况，是否有颈静脉怒张。

3. **甲状腺**　检查甲状腺是否有肿大，应注意其大小、形态、质地、表面是否光滑，有无结节、压痛及震颤。

4. **气管**　正常气管位于颈前正中，注意是否有偏移。

第四节　胸部检查

胸部检查的主要内容有：

(一) 胸壁、胸廓及乳房

1. **胸壁检查**　应注意皮肤和营养状态，还应检查胸壁静脉有无曲张、皮下有无气肿、胸壁有无压痛。

2. **胸廓检查**　正常胸廓左右大致对称，成年人胸廓前后径与左右径之比约为1∶1.5。

注意有无扁平胸、桶状胸、佝偻病胸、胸廓一侧或局部变形、胸部畸形等。

3. 乳房检查 乳房大约位于锁骨中线第4肋间隙,正常儿童及男子乳房一般不明显,女性青春期乳房逐渐长大,呈半球形,乳头呈圆柱形,一般两侧对称。乳房视诊应注意两侧乳房大小、形状及乳头位置,应注意有无包块、结节等。

(二)肺和胸膜

检查顺序一般为先上后下,左右对比,先前胸后侧胸再背部。肺和胸膜检查内容包括视、触、叩、听四部分。

1. 视诊 静息状态下,健康人自主且有节律地呼吸,正常成人静息状态下,呼吸频率为16~18次/分,男性和儿童以腹式为主,女性呼吸以胸式呼吸为主。

2. 触诊

(1)胸廓扩张度:胸廓随吸气与呼气而产生扩大与回缩的活动度即胸廓扩张度。

(2)语音震颤(触觉语颤):发自被检者的语音声波沿其气管、支气管、肺泡传至胸壁产生振动,检查者可用手触及,称为语音震颤或触觉语颤。语颤增强见于肺实变、靠近胸壁的大空洞、压迫性肺不张;语颤减弱或消失常见于肺气肿、阻塞性肺不张、胸腔积液或积气、胸膜肥厚粘连、胸壁皮下水肿及气肿等。

(3)胸膜摩擦感:检查者双手分别平放在两侧腋下部,嘱被检者做深呼吸运动,此时两手能感觉到好似两层皮革相互摩擦,称为胸膜摩擦感,见于干性胸膜炎。

3. 叩诊 正常肺部叩诊呈清音;肺与肝、心交界处之重叠部分呈浊音;未被肺组织覆盖的心脏、肝体表区域呈实音;左胸下部肋弓上可有一个半月形鼓音区(胃泡所在)。当肺部出现器质性病理变化,导致肺和胸腔的组织密度发生变化后,就可出现病理性叩诊音,如过清音、浊音、实音和鼓音。

4. 听诊 呼吸时气流进出气道、肺泡产生振动发生声响,经肺泡传至胸壁,使用听诊器可在体表听到,听诊内容包括正常呼吸音、异常呼吸音、啰音、语音共振和胸膜摩擦音。

(1)正常呼吸音:①支气管呼吸音:此音颇似舌中部抬高经口腔呼出气流时发"哈"的音响。正常人在喉部、胸骨上窝、背部第6或7颈椎及第1或2胸椎附近均可听到。②肺泡呼吸音:此音类似上牙咬住下唇,经口向外呼气时发生的"夫"音,声音柔和似吹风样。所有肺组织的体表部位均能听到此种声响。③支气管肺泡呼吸音:吸气时类似发"夫"音,呼气时类似发"哈"音。此音在胸骨角两侧附近、肩胛间区3、4胸椎水平听到,此音又称为混合呼吸音。

(2)异常呼吸音:①异常肺泡呼吸音,包括肺泡呼吸音减弱或消失、肺泡呼吸音增强、呼气音延长、断续性呼吸音、粗糙性呼吸音;②异常支气管呼吸音;③异常支气管肺泡呼吸音。

(3)啰音:啰音是呼吸音以外的附加音,属病理性改变。按其性质可分为干啰音与湿啰音两种。干啰音是由于气管、支气管或细支气管狭窄或部分阻塞,空气吸入或呼出时发生湍流而产生的声音。湿啰音是因吸气时气体通过呼吸道内的分泌物(如渗出液、痰液等)形成的水泡破裂所产生的声音,故又称水泡音。双肺干啰音见于支气管哮喘、肺气肿、心源性哮喘等。恒定存在的局限性干啰音,见于支气管内膜结核或肿瘤等。湿啰音常见于肺炎、支气管肺炎、肺结核、肺淤血等。

(三)心脏检查

1. 视诊 其内容包括心前区的外形;心尖搏动的位置、范围、强度;心前区其他部位的搏动。

2. 触诊　检查内容包括心前区搏动、震颤、心包摩擦感：①触诊能准确判断心尖搏动及心前区其他搏动的位置、强弱、范围等；②震颤是器质性心血管疾病的特征性体征，有震颤必然能听到心脏杂音，但听到杂音不一定能触到震颤；③当心包炎症时，可在心前区触到与胸膜摩擦感相似的心包摩擦感，但不因屏住呼吸而停止。

3. 叩诊　目的在于确定心脏及大血管的大小、形状及其位置。叩诊顺序为先叩左界，后叩右界，自下而上，由外向内，使用间接叩诊法轻叩。

4. 听诊　听诊顺序通常按逆时针方向进行：即二尖瓣听诊区→肺动脉瓣区→主动脉瓣区→主动脉瓣第二听诊区→三尖瓣听诊区。听诊内容包括：

(1)心率与心律：正常成人心率在60～100次/分，节律规则。听诊能够发现的心律失常有心动过速、心动过缓、期前收缩、房颤等。

(2)心音：根据在心动周期中出现的次序共有4个，但一般只能听到第一心音(S_1)与第二心音(S_2)，部分儿童和青少年能听到第三心音(S_3)，第四心音(S_4)一般听不到，如听到则属于病理性。

(3)额外心音：是指在S_1和S_2之外，额外出现的病理性附加音。在舒张期出现的额外心音有奔马律、开瓣音、心包叩击音；在收缩期发生的额外心音有喷射音、喀喇音等。大多数由一个额外心音与S_1、S_2共同构成三音律，少数由两个额外心音与S_1、S_2共同构成四音律。

(4)心脏杂音：是指在心音和额外心音之外出现的具有不同频率，不同强度，持续时间较长的异常声音，杂音性质的判断对于心脏病的诊断具有重要的参考价值。听到杂音时要注意杂音的最响部位、发生在收缩期还是舒张期、强度、性质、传导方向等特征。

(5)心包摩擦音：因各种因素使心包的壁层和脏层之间纤维蛋白沉着而变得粗糙，在心脏搏动时，两层粗糙的心包互相摩擦而产生心包摩擦音。

第五节　腹部检查

(一) 视诊

患者应取仰卧位，暴露全腹。视诊时，室内应温暖，光线要充足，全面观察腹部的表面情况，必要时自侧面呈切线方向观察。视诊内容包括腹部外形、呼吸运动、腹部静脉、上腹部有无搏动、有无胃肠型及蠕动波、有无疝、皮疹、手术瘢痕及腹纹等。

(二) 触诊

腹部检查以触诊较重要，可进一步确定视诊、叩诊结果，发现诊断疾病的一些潜在新线索。

1. 腹部紧张度　正常情况下腹壁柔软。弥漫性腹膜炎时腹肌紧张触之硬如木板，称为板状腹；结核性腹膜炎时出现半抵抗感，称为揉面感。

2. 压痛及反跳痛　正常情况无明显压痛及反跳痛。若用手指由浅入深按压时发生疼痛，称为压痛。腹壁或腹腔内的病变均可引起压痛，所以压痛部位常提示存在相关脏器的病变。在压痛部位手指稍停片刻突然放手，患者疼痛加剧或出现痛苦表情，称为反跳痛，提示病变已波及腹膜壁层。

3. 肝脏触诊　正常情况肝脏不能被触及，若触到应注意了解肝脏下缘的位置、质地、表面及边缘状态、压痛及搏动情况等。

4. 胆囊触诊 正常胆囊不能被触及，当胆囊肿大时，可在右腹直肌外缘与肋缘交界处触到卵圆形或梨形柔软肿块。当急性胆囊炎症时，该处有明显压痛，称为 Murphy 征阳性。

5. 脾脏触诊 正常情况脾脏不能被触及，若触到脾脏后应注意描述其大小、切迹、边缘、质地、表面情况及有无压痛等。

6. 肾脏触诊 患者应取平卧位或立位，医生应用双手触诊，若能触到或夹住肾的下部分，患者有类似恶心的不适感。

7. 腹部包块 腹腔内脏器的肿大、移位、炎性组织、肿瘤、囊肿或肿大淋巴结均可形成包块，触到后须与正常脏器相鉴别，并应注意包块的部位、大小、形态、质地、压痛、搏动和移动度。

（三）叩诊

腹部叩诊可以验证和补充视诊和触诊的结果，其目的在于确定肝、脾等实质脏器的浊音界，有无叩痛、胃肠道充气状况、膀胱充盈状态、腹腔内有无积液、积气和包块等。一般常用间接叩诊法。叩诊内容有腹部叩诊、肝及胆囊叩诊、胃泡鼓音区叩诊、脾脏叩诊、移动性浊音叩诊、肾区叩诊及膀胱叩诊。

（四）听诊

主要听取肠鸣音、血管杂音等。

第六节 生殖器、肛门与直肠检查

（一）生殖器检查

男性生殖器检查包括阴茎、阴囊、前列腺等；女性生殖器检查，通常由妇产科医生根据病情需要进行检查。

（二）肛门和直肠检查

一般采用视诊和触诊，方法简单，但能为临床提供有关体征。视诊主要观察肛门有无闭锁或狭窄、肛门外伤与感染、肛裂、外痔、混合痔、肛瘘及直肠脱垂等。直肠触诊又称肛门指诊或直肠指诊，触诊时，患者可分别取仰卧位、左侧卧位或膝胸卧位，重点了解是否有内痔、包块和前列腺等情况。指诊后观察指套表面有无黏液、脓液或血液。

第七节 脊柱与四肢检查

（一）脊柱检查

脊柱检查方法通常采用视、触、叩诊。检查内容主要包括脊柱弯曲度、有无畸形、脊柱活动度及有无压痛、叩击痛等，四肢检查以视诊和触诊为主，两者应相互配合。

（二）四肢检查

应观察四肢的位置与形态、活动度有无异常等。四肢检查异常有：手指或关节变形肿胀、畸形、活动受限、压痛、包块，肌肉萎缩、水肿、静脉曲张、溃疡等。

第八节 神经系统检查

神经系统检查内容包括脑神经、感觉功能、运动功能、神经反射及自主神经检查，是全身体格检查中的一部分。本节简要介绍神经反射检查。神经反射分为生理反射和病理反射，生理反射有浅反射和深反射。

（一）浅反射

刺激皮肤、黏膜引起的反应称为浅反射。其内容包括角膜反射、腹壁反射、提睾反射、足跖反射。结果正常用反射存在表示，异常用反射消失、迟钝表示。

（二）深反射

刺激骨膜、肌腱引起的反射称为深反射，其内容包括肱二头肌反射、肱三头肌反射、桡骨膜反射、膝反射、跟腱反射。结果描述一般用消失、减弱、正常、增强、亢进来表示。

当出现深反射亢进时，用力使相关肌肉处于紧张状态，该群肌肉出现有节律的收缩运动称为阵挛，常见的阵挛有髌阵挛及踝阵挛，其临床意义与锥体束征相同。

（三）病理反射

当锥体束损害时，大脑失去了对脑干和脊髓的抑制功能而出现的异常反应。其内容包括霍夫曼征、巴宾斯基征、奥本海姆征、戈登征、查多克征，正常用阴性表示，异常用阳性表示。

（四）脑膜刺激征

为脑膜或附近病变刺激脑膜而出现的表现，常见于脑炎、脑膜炎、蛛网膜下腔出血等。主要脑膜刺激征有颈强直、克尼格征、布鲁津斯基征。

（朱祖余）

第四章　医学影像及器械检查

学习目标

1. 掌握：X 线、CT、MRI、超声、心电图、内镜检查在诊断疾病中的优势。
2. 熟悉：X 线、CT、MRI、超声、心电图、内镜检查的主要适应证。
3. 了解：X 线、CT、MRI、超声、心电图、内镜检查诊断疾病的基本原理。

第一节　X 线检查

X 线（X-ray examination）是德国物理学家伦琴在 1895 年发现的，被用于人体疾病的检查。应用 X 线能穿透人体的特性，能在荧光屏或胶片上显示出人体内部结构器官的影像，通过观察这些影像的形态和功能等改变而诊断疾病，它是现代临床诊断和预防工作中不可缺少的检查手段。

（一）传统 X 线检查

1. 透视　透视是最常用的 X 线检查方法。透视的主要优点有：可转动患者体位，改变方向进行观察，了解器官的动态变化。透视的设备简单，操作方便，费用较低，可立即得出结论等。主要缺点有荧屏亮度较低，影像对比度及清晰度较差，难于观察密度与厚度差别较少的器官以及密度与厚度较大的部位，且缺乏图像记录，不便于对患者的随访观察。

2. 摄片　摄片是应用最广泛的检查方法。优点是成像清晰，对比度及清晰度均较好，能使密度、厚度较大或密度、厚度差异较小部位的病变显影；可作为客观记录留存，便于复查时对照和会诊分析。缺点为每一张照片仅是一个方位和一瞬间的 X 线影像，为建立立体概念，常需作互相垂直的两个方位摄影，例如正位及侧位；对功能方面的观察，不及透视方便和直接，费用比透视略高。

3. 造影检查　造影检查指人体器官和结构缺乏自然对比的情况下，人为地将造影剂注入人体器官内或其周围间隙，产生人工对比，借以成像以达到诊断的目的。钡剂为医用硫酸钡粉末，主要用于食管和胃肠道造影。碘剂常用水溶性有机碘，主要用于血管造影和血管内介入技术和肾盂及尿路造影。

4. 临床应用

（1）呼吸系统疾病的诊断：X 线检查是呼吸系统最常用的检查，可清楚地显示胸（肺）部病灶的部位、形状、大小和密度，为各种呼吸系统疾病的诊断提供最重要的诊断依据（图 2-4-1）。

（2）消化系统疾病的诊断：通过食管吞钡诊断食管静脉曲张、食管癌、食管狭窄等疾病；钡餐检查可对胃、十二指肠溃疡诊断提供重要间接依据，目前基本被胃镜取代，仅用于不适宜胃镜检查的患者。腹部平片检查发现膈下游离气体可诊断胃肠穿孔。

（3）循环系统疾病的诊断：有助于判断心脏和大血管的形态。

（4）泌尿系统疾病的诊断：腹部平片是诊断泌尿系统结石最常用的检查之一（图 2-4-2），肾盂造影可诊断肾积水并了解肾脏功能。

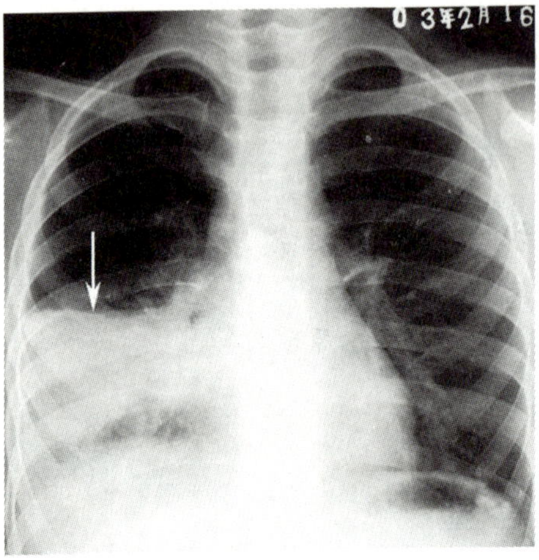

图 2-4-1　大叶性肺炎

X 线胸部正位片可见右肺中叶大片实变影，上缘清晰（↓）

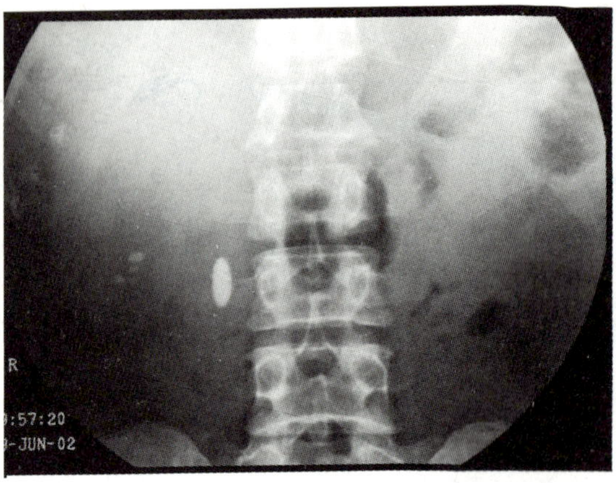

图 2-4-2　腹部平片（显示右侧输尿管结石，呈梭形高密度影）

（5）骨关节系统疾病的诊断：X 线检查是骨关节疾病最常用的检查，是确诊骨折、关节脱位最简便经济的检查方法（图 2-4-3），也是骨肿瘤、骨关节感染等疾病的重要诊断依据。

（二）计算机 X 线成像检查

计算机 X 线成像（computed radiography，CR）与传统的 X 线直接将暗盒中的胶片感光成像不同，是将 X 线摄照的影像信息记录在影像板（image plate，IP）上，经读取装置读取，由计算机计算出一个数字化图像，再经数字/模拟转换器转换，于荧屏上显示出灰阶图像。CR 是一种新的成像技术，在不少方面优于传统的 X 线成像，已基本取代了传统的 X 线摄片检查。

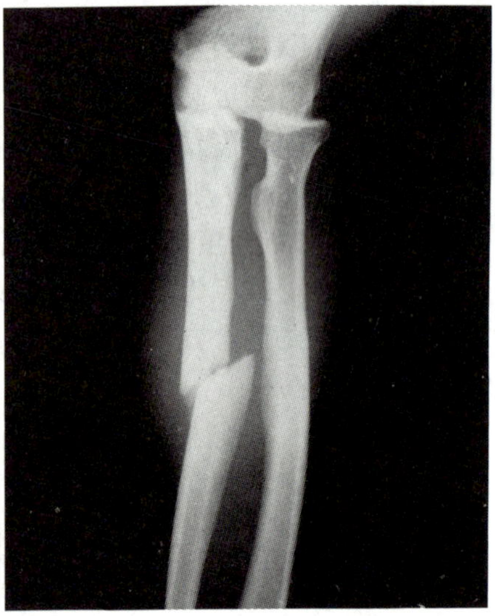

图 2-4-3　尺骨骨折（X 线平片）

尺骨上段斜行骨折，可见骨折线，断端移位并轻度成角

CR 的图像质量与所含的影像信息量可与传统的 X 线成像相媲美。图像处理系统可调节对比，故能达到最佳的视觉效果。摄照条件的宽容范围较大，患者接受的 X 线量减少。图像信息可由磁盘或光盘储存，并进行传输，激光照相机同自动洗片机联成一体，可减少操作程序，这些都是 CR 的优点。

CR 图像与传统 X 线图像都是所摄部位总体的

重叠影像，因此，传统 X 线能摄照的部位都可以用 CR 成像，检查前的各项准备工作和造影前过敏试验等与普通 X 线检查相同，而且对 CR 图像的诊断方法也与传统 X 线相同。

（三）数字化 X 线成像技术

数字化 X 线成像技术（DR）指在计算机控制下直接进行数字化 X 线摄影的一种新技术，即采用非晶硅平板探测器把穿透人体的 X 线信息转化为数字信号，并由计算机重建图像及进行一系列的图像后处理。DR 系统主要包括 X 线发生装置、直接转换平板探测器、系统控制器、影像监示器、影像处理工作站等几部分组成。DR 由于采用数字技术，因此可以根据临床需要进行各种图像后处理，如图像自动处理技术，边缘增强清晰技术、放大漫游、图像拼接、兴趣区窗宽窗位调节以及距离、面积、密度测量等丰富的功能。另外由于 DR 技术动态范围广，X 线光量子检出效能（DQE）高，具有很宽的曝光宽容度，即使曝光条件稍差，也能获得很好的图像。DR 的出现打破了传统 X 线图像的观念，实现了人们梦寐以求的由模拟 X 线图像向数字化 X 线图像的转变，与 CR 系统比较除具有 X 线曝光量更小、图像更加清晰，图像后处理功能强大，传输更快捷等优势外，还省去每次曝光需更换 IP 板的麻烦，工作效率更高。

（四）数字减影血管造影

数字减影血管造影（digital subtractive angiography，DSA）设备是计算机技术与传统血管造影设备相结合的产物。DSA 设备机架呈“C”形，故称之为“C 臂”。可分为单 C 臂或双 C 臂，依安装方式又分为悬吊式或落地式，也可为移动式或安装在复合手术室内。

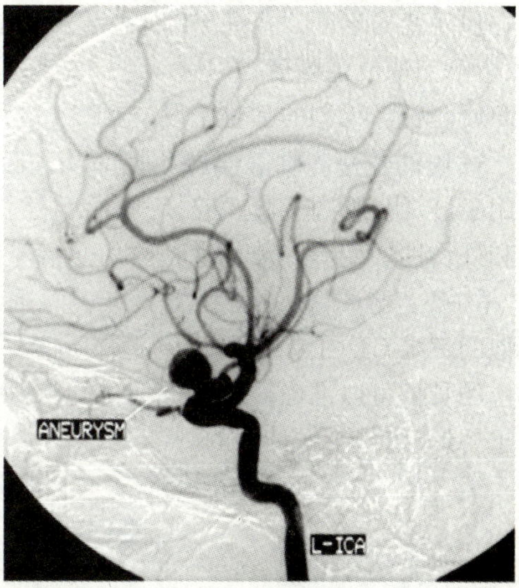

图 2-4-4　DSA 显示脑动脉瘤

经数字减影后颅骨和软组织的影像被消除，仅显示血管影像。本图清晰显示左颈内动脉虹吸段宽颈动脉瘤，瘤腔光滑

DSA 设备是一种特殊专用于心血管造影和介入治疗的数字化 X 线设备。既往，应用传统心血管造影设备进行心血管造影检查时，血管影和邻近骨和软组织影相重叠，影响了血管的显示。DSA 检查则可避免这种影像的重叠。数字减影方法有几种，常用的是时间减影法，即应用计算机对血管内含与不含对比剂图像的数字矩阵进行相减处理，如此可消除骨与软组织影像，仅留有清晰的血管影像（图 2-4-4）。应用 DSA 能够清晰显示直径 200μm 以上血管。目前，DSA 检查仍然是诊断心血管疾病的金标准，也是血管内介入治疗不可缺少的成像手段。

第二节　X 线计算机体层扫描

X 线计算机体层扫描（CT）是用 X 线束对人体特定层面进行扫描，取得信息，经计算机处理而获得的重建图像。CT 诊断的特点是检查方便、迅速而安全、易为患者所接受，辐射剂量低，为断面图像，密度分辨率高，可直接显示 X 线照片无法显示的器官和病变。病变的检出率和诊断的准确率较高，而且随访方便。常用设备有普通 CT、螺旋 CT 和电子束 CT 等。检查方法有平扫、对比增强扫描、造影扫描和高分辨力 CT 扫描，临床应用广泛。

1. 神经系统疾病 CT检查对中枢神经系统疾病有较高的诊断价值，应用普遍。对颅内肿瘤、外伤性血肿与脑损伤、脑梗死与脑出血以及椎管内肿瘤与椎间盘脱出等诊断效果良好，可靠性高。螺旋CT三维血管重建（CTA），可以获得比较清晰和精细的血管图像，为脑血管疾病诊断提供重要依据。

2. 头颈部疾病 CT对头颈部疾病诊断也很有价值。如对眶内占位性病变、早期鼻窦癌、中耳小胆脂瘤、听骨破坏与脱位、内耳骨迷路的轻微破坏、耳先天性发育异常以及鼻咽癌的早期发现等。

3. 胸部疾病 随着高分辨力CT检查的临床应用，日益显示出其优越性。通常采用对比增强扫描以明确纵隔和肺门有无肿块或淋巴结增大、支气管有无狭窄或阻塞，对原发和转移性纵隔肿瘤、淋巴结结核、中央型肺癌等的诊断均具有重要诊断价值。肺内间质、实质的病变也可以很好地显示。CT对X线平片检查较难显示的部分，如与心脏、大血管重叠病变的显示更具有优越性。对胸膜、膈、胸壁病变，也可清楚显示。

4. 心血管疾病 心脏及大血管的CT检查，尤其是后者，具有重要意义。心脏方面主要是心包病变的诊断。普通CT对心腔及心壁、冠状动脉的显示由于扫描时间一般长于心动周期，影响图像的清晰度；高速螺旋CT（128层）的应用大大改善了图像质量，CTA成为冠心病最简便、安全、无创的筛查手段，与DSA的阳性发现相接近。

5. 腹部及盆腔脏器疾病 腹部及盆腔脏器疾病的CT检查在临床的应用日益广泛，主要用于肝、胆、胰、脾、腹膜腔、腹膜后间隙及泌尿生殖系统的疾病诊断，尤其是占位性、炎症性和外伤性病变等。消化道腔内病变情况仍主要依赖钡剂造影和内镜检查及病理活检。

6. 骨关节疾病 螺旋CT三维表面重建可以将骨关节、脊柱形成与骨骼标本外观极为相似的三维CT图像，对肿瘤侵犯骨质情况的观察可以从多方向判断骨质破坏程度，对复杂部位的骨折可以准确显示骨折部位的解剖结构关系，并且有利于发现骨骼、椎体的畸形，有利于矫形、植骨手术计划的制订。

第三节 磁共振检查

磁共振成像（magnetic resonance imaging，MRI）是利用原子核在磁场内共振所产生的信号经电子计算机重建成像的一种成像技术，它提供的信息量大于医学影像学中的许多成像技术，成像清晰，在疾病诊断中具有很大的优越性。

MRI扫描技术有别于CT扫描，不仅可获得横断面图像、还可获得矢状面和冠状面图像，满足不同方位对病变的观察与分析（图2-4-5）；通过不同的序列扫描和特殊成像技术，可获得T_1和T_2加权像，弥散成像、水成像、血管成像（MRA）、灌注成像等等，对不同密度的组织病变选用不同成像方法达到较好的分辨率。另外，还可拍摄电影、电视，主要用于心血管疾病的动态观察与诊断。临床应用于：

1. 神经系统 对脑干、幕下区、枕骨大孔区、脊髓与椎间盘的显示明显优于CT。对脱髓鞘疾病、多发性硬化、脑梗死、脑与脊髓肿瘤、血肿、脊髓先天性异常与脊髓空洞症的诊断有较高价值。

2. 纵隔、肺疾患 纵隔在MRI上，脂肪与血管形成良好对比，易于观察纵隔肿瘤及其与血管间的解剖关系。对肺门淋巴结与中央型肺癌的诊断价值也较大。

3. 心脏、大血管 心脏、大血管在MRI上因可显示其内腔，用于心脏、大血管的形态学

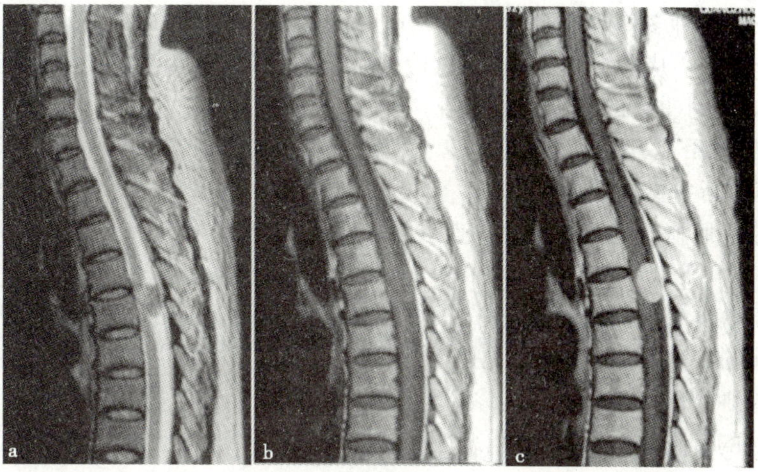

图 2-4-5　椎管内脊膜瘤

a. MRI T_2WI 平扫显示肿瘤与脊髓信号相等，肿瘤同侧蛛网膜腔增宽，提示肿瘤位于髓外硬膜内；b. T_1W 平扫肿瘤呈等信号；c. T_1WI 增强，肿瘤强化明显，脊髓前移

与动力学的研究，可在无创伤的情况下完成。

4. **腹部与盆腔器官**　对腹部与盆腔器官，如肝、肾、膀胱、前列腺和子宫，MRI 检查也有相当价值。在恶性肿瘤的早期显示、对血管的侵犯以及肿瘤的分期方面优于 CT。

5. **骨髓疾患**　骨髓在 MRI 上表现为高信号区，侵及骨髓的病变，如肿瘤、感染及代谢疾病，MRI 上可清楚显示。在显示关节内病变及软组织方面也有其优势。

CT 与 MRI 比较，CT 扫描时间较短，价格相对较低；MRI 由于可多方位成像，对有些部位的检查较 CT 有其独特的优势，但体内有金属材料的患者不宜做 MRI 检查。

第四节　超 声 检 查

超声检查是指运用超声波的物理特性和人体器官组织声学性质上的差异，以波形、曲线或图像的形式显示和记录，从而对人体组织的物理特征、形态结构、功能状态作出判断而进行疾病诊断的一种非创伤性检查方法。超声检查操作简便、可多次重复、能及时获得结论、无特殊禁忌证和放射性损伤，几乎可以用于全身所有脏器的检查，还可作为介入引导，对一些疾病进行治疗，是现代医学影像学的重要组成部分。

（一）超声检查的方法

1. **B 型诊断法**　即辉度调制型，是以不同亮度的光点表示界面反射信号的强弱，反射强则亮，反射弱则暗，称灰阶成像。根据探头及扫描方式不同，又可分为线型扫描、扇型扫描、凸弧扫描等，是目前临床应用最为广泛的超声诊断法，也是最重要、最基本的一种超声诊断法。

2. **M 型诊断法**　即活动显示型，将单声束取样获得活动界面回声，再以慢扫描方式将某活动界面展开获得“距离—时间”曲线。此法主要用于探测心脏，称 M 型超声心动图。本法常与扇形扫描心脏实时成像结合使用。

3. **D 型诊断法**　即频移回声型，是利用多普勒效应的基本原理探测血管、心脏内血液流动反射回来的各种多普勒频移信息，经处理后以频谱或色彩的形式显示，从而进行疾病诊断的一种检查方法。应用 D 型诊断法，可检测血流的方向、速度、性质、分布范围、有无反流及异常分流等，具有重要的临床应用价值。

（二）临床应用

B 型超声诊断主要用于：

1. 是诊断心脏血管病变的重要检查手段，是心脏瓣膜病和先天性心脏血管病等疾病的首选检查。
2. 是腹部脏器疾病的常规检查方法，如肝、胆、脾、胰腺、肾脏等病变的诊断。
3. 诊断眼科疾病，如眼内或眶内肿瘤性病变。
4. 甲状腺肿瘤的良性与恶性的诊断与鉴别。
5. 乳腺癌的普查及对乳腺良性、恶性肿瘤的鉴别。
6. 妇产科盆腔脏器检查。
7. 浆膜腔积液的检查与定位，如胸腔积液、心包积液及腹水等。
8. 介入性超声的应用。

第五节 心电图检查

心脏在机械收缩之前，首先产生电激动，心房和心室在电激动过程中所产生的微小生物电可经人体组织传导至全身各部，使体表的不同部位在每一心动周期都产生相应的电位变化。在体表连接一个具有放大并记录这种微小的心脏生物电流的心电图机则可将每一个心动周期中所产生的电位变化描记下来，形成一条连续的动态曲线即为心电图。

（一）心电图导联

在记录心电图时，引导电极安放的位置和连接方式称为导联。

1. **标准导联** Ⅰ导联、Ⅱ导联、Ⅲ导联。

2. **加压单极肢导联** aVR、aVL、aVF。

3. **单极胸导联** 常用的有 V_1、V_2、V_3、V_4、V_5、V_6。

（二）心电图各波、段、间期的命名

正常心电图每一心动周期中，随时间的变化出现一系列的波段，分别称为 P 波、QRS 波群、T 波、U 波和 PR 段、P-R 间期、S-T 段、Q-T 间期，这样每个心动周期都产生一组心电图波群，心电图各波、段、间期的命名见图 2-4-6。

（三）正常心电图波形特点和正常值

正常心电图各导联波形特点见图 2-4-7。

1. **P 波** 为心房的除极波形。时间≤0.11 秒，电压≤0.25mV，在Ⅰ、Ⅱ、aVF、V3 ~ V_5 导联直立，aVR 导联倒置，在Ⅲ、aVL、V_1 ~ V_2 可呈双向、倒置或低平。

2. **P-R 间期** 代表自心房开始除极至心室开始除极的时间，正常为 0.12 ~0.20 秒。

3. **QRS 波群** 代表心室肌除极电位和时间的变化。

（1）时间：正常成人为 0.06 ~0.10 秒，儿童为 0.04 ~0.08 秒。

（2）波形和振幅：$R_{aVL} \leq 1.2mV$，$R_{aVF} \leq 2.0mV$，$R_{aVR} \leq 0.5mV$。V_1、V_2 导联呈 rS 型，R/S <1，$Rv_1 \leq 1.0mV$，V_5、V_6 呈 qR、qRs、Rs 或 R 型，R/S > 1，R≤2.5mV，在 V_3 导联 R 波与 S 波的振幅大致相等。

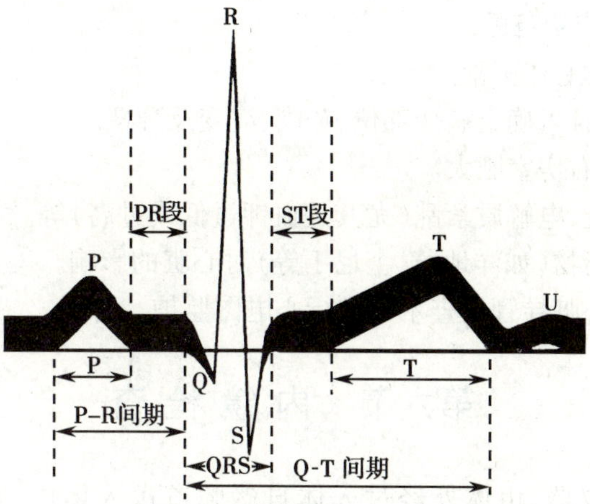

图 2-4-6 心电图各波段示意图

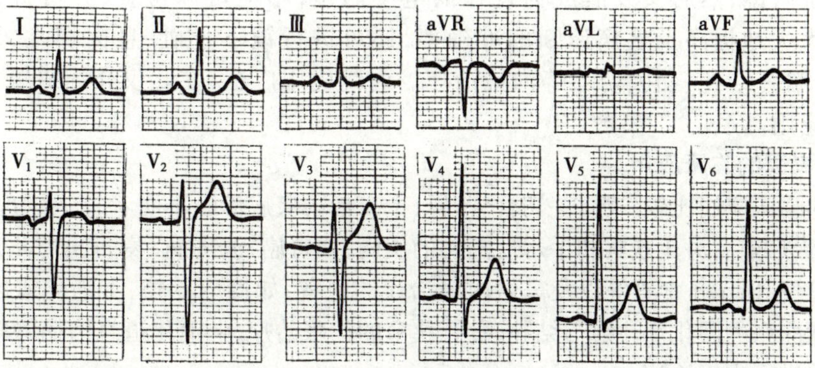

图 2-4-7 正常心电图

(3)Q 波:除Ⅲ、aVR、aVL 导联外,其他导联 Q 波的振幅不得超过同导联 R 波的 1/4,时间≤0.04 秒。正常人 V_1、V_2 导联不应有 q 波,但可以呈 QS 型,V_3 导联极少有 q 波,V_5、V_6 导联常可见正常范围的 q 波。超过正常范围的 Q 波称为异常 Q 波,常见于心肌梗死等。

4. S-T 段 正常的 S-T 段为一等电位线,可以轻微向上或向下偏移,但在任一导联 S-T 段向下偏移不应超过 0.05mV。S-T 段向上偏移,在肢导联与胸导联 V_4 ~ V_6 均不应超过 0.1mV,V_1 ~ V_3 导联不应超过 0.3mV。

5. T 波 T 波为心室复极的波形。

(1)方向:T 波的方向与 QRS 波群主波的方向相一致。在Ⅰ、Ⅱ、V_4 ~ V_6 导联直立,aVR 导联倒置,Ⅲ、aVL、aVF、V_1 ~ V_3 等导联可以直立、双向或倒置。但若在 V_1 导联直立,V_2、V_3 导联就不应倒置。

(2)振幅:在 R 波为主的导联中,T 波不应低于同导联 R 波的 1/10。胸导联的 T 波有时可高达 1.2 ~ 1.5mV,但 V_1 导联一般不超过 0.4mV。

6. Q-T 间期 正常范围应在 0.32 ~ 0.44 秒之间。

7. U 波 U 波是在 T 波后 0.02 ~ 0.04 秒出现的小波,与 T 波方向一致。振幅很小,在肢导联不易辨认,一般在胸导联特别是 V_1 较清楚,但不超过 0.2mV。

（四）心电图临床应用范围

1. 分析与鉴别各类心律失常。

2. 确诊心肌梗死，且可确定病变部位、范围、演变及分期。

3. 可提示心脏左、右房室肥大。

4. 协助诊断心包炎、电解质紊乱（尤其是血钾过低或过高）等。

5. 协助观测某些药物（如洋地黄、奎尼丁等）对心脏的影响。

6. 在心脏手术与心脏导管检查术中进行心电图监护。

第六节　内镜检查

内镜是一种光学仪器，由体外经过人体自然腔道送入体内，对体内疾病进行检查，可以直接观察到脏器内腔病变，确定其部位、范围。内镜经历了由硬式内镜演变成为可弯曲的纤维内镜，然后又发展成为现在的电子内镜，不但可以检查，并可进行照相、录相、活检，大大地提高了疾病诊断的准确率，还可进行镜下止血、息肉切除、异物取出、支架放置、圈套结扎、黏膜切除等内镜治疗。内镜应用广泛，在此仅介绍胃镜、肠镜和支气管镜的应用。

（一）胃镜的临床应用

胃镜的临床应用比较广泛，一切食管、胃、十二指肠疾病诊断不明者，需要随访观察的病变，或药物治疗前后对比观察和手术后随访的疾病，如胃癌、溃疡病、萎缩性胃炎、胃手术后、反流性食管炎、Barrett 食管等以及需做内镜治疗的患者，如摘取异物、上消化道出血的止血及食管静脉曲张的硬化剂注射与结扎、食管狭窄的扩张治疗、上消化道息肉摘除等均可进行此项检查并进行内镜治疗。

（二）结肠镜的临床应用

1. 不明原因的便血，大便习惯改变、腹痛、腹块、消瘦、贫血等征象，怀疑有结肠、直肠、末端回肠病变者。

2. 钡灌肠或乙状结肠镜检查有狭窄、溃疡、息肉、癌肿、憩室等病变，需进一步确诊者。

3. 转移性腺癌、癌胚抗原、糖链抗原 19-9 升高，需寻找原发病灶者。

4. 炎症性肠病、结肠癌的诊断与随访。

5. 用于止血、息肉摘除、整复肠套叠、肠扭转、扩张肠狭窄及放置支架解除肠梗阻等治疗。

（三）纤维支气管镜的临床应用

纤维支气管镜（或电子支气管镜）是呼吸系统疾病诊疗的重要方法之一。纤支镜因管径细，可弯曲，易插入段支气管和亚段支气管，同时可在直视下作活检或刷检，亦可作支气管灌洗和支气管肺泡灌洗，行细胞学或液性成分检查，并可摄影或录像作为科研或教学资料，已成为支气管、肺和胸腔疾病诊断、治疗和抢救上的一项重要手段。纤支镜检查常用于：

1. 不明原因咯血、肺不张或胸腔积液、喉返神经麻痹和膈神经麻痹、干咳或局限性喘鸣，需明确诊断者。

2. X 线胸片示块影、肺不张、阻塞性肺炎，疑为肺癌者。

3. X 线胸片阴性，但痰细胞学阳性的“隐性肺癌”者。

4. 性质不明的弥漫性病变、孤立性结节或肿块,需钳取或针吸肺组织作病理切片或细胞学检查者。

5. 吸收缓慢或反复发作性肺炎。

6. 需用双套管吸取或刷取肺深部细支气管的分泌物作病原学培养,也用于治疗,如取支气管异物、肺化脓症吸痰及局部用药、手术后痰液潴留吸痰、肺癌局部瘤体的放疗和化疗等。

（朱祖余）

第三篇　内科常见病

第一章　呼吸系统疾病

学习目标

1. 掌握：支气管哮喘、呼吸衰竭和肺炎球菌肺炎、COPD、肺源性心脏病、支气管哮喘、肺炎球菌肺炎、呼吸衰竭的临床表现、实验室检查。
2. 熟悉：支气管哮喘、肺炎球菌肺炎的病因、治疗要点。
3. 了解：肺源性心脏病、呼吸衰竭病因与发病机制、临床表现、治疗；肺炎、呼吸衰竭的病理。

走入现场

刘某，男，16岁，一天在进食海鲜约1小时后突然出现张口喘息，呼吸困难，大汗淋漓，休息后仍难以缓解，请问刘某发生了什么情况？

呼吸系统疾病的发病率约占内科疾病的25%，病死率较高，其中支气管肺癌的死亡率已位居国内城市死亡率的首位，慢性阻塞性肺疾病（COPD）居农村死亡病因的首位。儿童及老年人易罹患呼吸系统疾病，以炎症性疾病为主，治疗比较困难。大气污染、吸烟、院内获得性感染的上升、自身免疫系统疾病增多和人口老龄化倾向加重等，均是呼吸系统疾病发病率和病死率增加的重要因素。

第一节　慢性阻塞性肺疾病

慢性阻塞性肺疾病（COPD）是一组气流受限为特征的肺部疾病，气流受限不完全可逆，呈进行性发展。COPD是呼吸系统疾病中的常见病和多发病，患病率和病死率均居高不下。COPD因肺功能进行性减退，严重影响患者的劳动力。

【病因与发病机制】

确切的病因不清楚。但认为与肺部对香烟烟雾等有害气体或有害颗粒的异常炎症反应有关。

1. 吸烟　为重要的发病因素，烟龄越长，吸烟量越大，COPD患病率越高。

2. 职业粉尘和化学物质　长时间接触职业粉尘及化学物质，浓度过高或时间过长时，可能产生与吸烟类似的 COPD。

3. 空气污染　大气中的有害气体可使气道纤毛清除功能下降，黏液分泌增加，为细菌感染增加条件。

4. 感染因素　与慢性支气管炎类似，感染亦是 COPD 发生发展的重要因素之一。主要为病毒和细菌感染，鼻病毒、流感病毒和呼吸道合胞病毒为多见。

5. 其他　如蛋白酶-抗蛋白酶失衡、自主神经功能失调、营养不良、气温变化等都有可能参与 COPD 的发生、发展。

【临床表现】

(一) 症状

1. 咳嗽　随病程发展可终身不愈。常晨间咳嗽明显，夜间有阵咳或排痰。

2. 咳痰　一般为白色黏液或浆液性泡沫性痰，偶可带血丝，清晨排痰较多。急性期可有脓性痰。

3. 气短或喘息　早期在劳力时出现，后逐渐加重，以致在日常活动甚至休息时也感到气短，是 COPD 的标志性症状。

4. 其他　晚期患者有体重下降，食欲减退等。

(二) 体征

早期体征可无异常，随疾病进展出现以下体征：胸廓前后径增大，肋间隙增宽，称为桶状胸。部分患者呼吸变浅，频率增快，严重者可有缩唇呼吸等，双侧语颤减弱。肺部过清音，心浊音界缩小，肺下界和肝浊音界下降。两肺呼吸音减弱，呼气延长，部分患者可闻及湿性啰音和(或)干性啰音。

【并发症】

慢性呼吸衰竭、自发性气胸、慢性肺源性心脏病。

【实验室检查和其他检查】

(一) 实验室检查

1. COPD 合并细菌感染时，外周血白细胞增高，核左移。痰培养可能查出病原体；常见病原体为肺炎链球菌、流感嗜血杆菌、卡他莫拉菌、肺炎克雷伯杆菌等。

2. 血气分析　对确定发生低氧血症、高碳酸血症、酸碱平衡失调以及判断呼吸衰竭的类型有重要价值。

(二) 其他检查

1. 胸部 X 线检查　COPD 早期胸片可无变化，以后可出现肺纹理增粗、紊乱等非特异性改变，也可出现肺气肿改变。X 线胸片改变对 COPD 诊断特异性不高，主要作为确定肺部并发症及与其他肺疾病鉴别之用。

2. 胸部 CT 检查　CT 检查不应作为 COPD 的常规检查。高分辨 CT，对有疑问病例的鉴别诊断有一定意义。

3. 肺功能检查　是判断气流受限的主要客观指标，对 COPD 诊断、严重程度评价、疾病进展、预后及治疗反应等有重要意义。

(1)第一秒用力呼气容积占用力肺活量百分比(FEV_1/FVC)是评价气流受限的一项敏感指标。吸入支气管舒张药后 $FEV_1/FVC < 70\%$ 及 $FEV_1 < 80\%$ 预计值者，可确定为不能完全可逆的气流受限。

(2)肺总量(TLC)、功能残气量(FRC)和残气量(RV)增高,肺活量(VC)减低,表明肺过度充气,有参考价值。由于 TLC 增加不及 RV 增高程度明显,故 RV/TLC 增高。

(3)一氧化碳弥散量(DLco)及 DLco 与肺泡通气量(VA)比值(DLco/VA)下降,该项指标对诊断有参考价值。

【诊断及鉴别诊断】

主要根据吸烟等高危因素、临床症状、体征及肺功能检查等综合分析确定。不完全可逆的气流受限是 COPD 诊断的必备条件。吸入支气管舒张药 $FEV_1/FVC < 70\%$ 及 $FEV_1 < 80\%$ 预计值可确定为不完全可逆性气流受限。如果患者无咳嗽、咳痰症状,仅在肺功能检查时 $FEV_1/FVC < 70\%$,而 $FEV_1 \geq 80\%$ 预计值,在除外其他疾病后,亦可诊断为 COPD。

本病应与支气管哮喘、支气管扩张、肺结核、支气管肺癌等鉴别。

【治疗】

(一) 稳定期治疗

1. **戒烟** 因职业或环境粉尘、刺激性气体所致者,应脱离污染环境。

2. **支气管舒张药** 包括短期按需应用以暂时缓解症状,及长期规则应用以减轻症状。主要有沙丁胺醇、异丙托溴铵、氨茶碱。

3. **祛痰药** 对痰不易咳出者可应用。常用药物有盐酸氨溴索、N-乙酰半胱氨酸、羧甲司坦。

4. **糖皮质激素** 对重度和极重度患者,反复加重的患者。

5. **长期家庭氧疗 (LTOT)** 对 COPD 慢性呼吸衰竭者可提高生活质量和生存率。

(二) 急性加重期治疗

急性加重是指咳嗽、咳痰、呼吸困难比平时加重或痰量增多或成黄痰;或者是需要改变用药方案。

1. **支气管舒张药** 药物同稳定期。

2. **低流量吸氧** 发生低氧血症者可鼻导管吸氧,一般吸入氧浓度为 25%。

3. **抗生素** 当患者呼吸困难加重,咳嗽伴痰量增加、有脓性痰时,应根据患者所在地常见病原体类型及药物敏感情况积极选用抗生素治疗。

4. **糖皮质激素** 对需住院治疗的急性加重期患者可考虑口服泼尼松龙或静脉给予甲泼尼龙。

【预后】

COPD 是慢性进行性发展的疾病,目前还没有办法可以逆转其进行性发展的趋势,但积极的综合治疗可以延缓其发展速度。FEV_1 测定值对于预后的判断意义较大。晚期常继发慢性肺源性心脏病。

第二节 支气管哮喘

支气管哮喘简称哮喘,是由嗜酸性粒细胞、肥大细胞、T 淋巴细胞、中性粒细胞等炎性细胞参与的气道慢性炎症性疾病。这种慢性炎症与气道高反应性相关,通常出现广泛多变的可逆性气流受阻,并引起反复发作性的喘息、气急、胸闷或咳嗽等症状,多数患者可自行缓解或经治疗缓解。一般认为儿童患病率高于青壮年。约 40% 的患者有家族史。

【病因和发病机制】

（一）病因

哮喘的病因还不十分清楚，患者个体过敏体质及外界环境的影响是发病的危险因素。哮喘与多基因遗传有关，同时受遗传因素和环境因素的双重影响。

1. 遗传因素　许多调查资料表明，哮喘患者亲属患病率高于群体患病率，并且亲缘关系越近，患病率越高；患者病情越严重，其亲属患病率也越高。

2. 环境因素　主要包括某些激发因素，如尘螨、花粉、真菌、动物毛屑、二氧化硫、氨气等各种特异和非特异性吸入物；感染，如细菌、病毒、原虫、寄生虫等；食物，如鱼、虾、蟹、蛋类、牛奶等；药物，如普萘洛尔（心得安）、阿司匹林等；气候变化、运动、妊娠等都可能是哮喘的激发因素。

（二）发病机制

哮喘的发病机制不完全清楚。变态反应、气道炎症、气道反应性增高及神经等因素及相互作用被认为与哮喘的发病关系密切。其中气道慢性炎症被认为是哮喘的本质，而气道高反应性是哮喘的重要特征。

有过敏体质的人接触抗原后，在 B 细胞介导下，浆细胞产生 IgE，后者附着在肥大细胞上。当再次接触抗原时，钙离子进入肥大细胞内，细胞释放组胺、嗜酸性粒细胞趋化因子等，使平滑肌立即发生痉挛，此为速发性哮喘反应。更常见的是不少患者在接触抗原数小时乃至数十小时后方发作哮喘，称为迟发性哮喘反应，这是气道变应性炎症的结果。此时，支气管壁内有大量炎性细胞（巨噬细胞、嗜酸性粒细胞、中性粒细胞等），释放出多种炎性介质，如白三烯、前列腺素等，引起微小血管渗漏、支气管黏膜水肿、腺体分泌增加以及渗出物阻塞气道，导致通气障碍。

【临床表现】

1. 症状　为发作性伴有哮鸣音的呼气性呼吸困难或发作性胸闷和咳嗽。严重者被迫采取坐位或呈端坐呼吸，干咳或咳大量白色泡沫痰，甚至出现发绀等，有时咳嗽可为唯一的症状（咳嗽变异型哮喘）。哮喘症状可在数分钟内发作，经数小时至数天，用支气管舒张药或自行缓解。某些患者在缓解数小时后可再次发作。在夜间及凌晨发作和加重常是哮喘的特征之一。有些青少年，其哮喘症状表现为运动时出现胸闷、咳嗽和呼吸困难（运动性哮喘）。

2. 体征　发作时胸部呈过度充气状态，有广泛的哮鸣音，呼气音延长。但在轻度哮喘或非常严重哮喘发作，哮鸣音可不出现。心率增快、奇脉、胸腹反常运动和发绀常出现在严重哮喘患者中。非发作期体检可无异常。

【实验室和其他检查】

1. 痰液检查　如患者无痰咳出时可通过诱导痰方法进行检查。涂片在显微镜下可见较多嗜酸性粒细胞。

2. 呼吸功能检查　通气功能检测在哮喘发作时呼气流速指标均显著下降，1 秒钟用力呼气容积（FEV_1）、1 秒钟用力呼气量占用力肺活量比值（$FEV_1/FVC\%$）以及最高呼气流量（PEF）均减少。肺容量指标可见用力肺活量减少、残气量增加、功能残气量和肺总量增加，残气占肺总量百分比增高。缓解期上述通气功能指标可逐渐恢复。

3. 动脉血气分析　哮喘发作时由于气道阻塞且通气分布不均，通气/血流比值失衡，可致肺泡-动脉血氧分压差（$A\text{-}aDO_2$）增大，严重发作时可有缺氧，PaO_2 降低，由于过度通气可使 $PaCO_2$ 下降，pH 上升，表现呼吸性碱中毒。若重症哮喘，病情进一步发展，气道阻塞严重，

可有缺氧及 CO_2 潴留，$PaCO_2$ 上升，表现呼吸性酸中毒。若缺氧明显，可合并代谢性酸中毒。

4. 胸部X线检查　早期在哮喘发作时可见两肺透亮度增加，呈过度通气状态；在缓解期多无明显异常。如并发呼吸道感染，可见肺纹理增加及炎性浸润阴影。

5. 特异性变应原的检测　哮喘患者大多数伴有过敏体质，对众多的变应原和刺激物敏感。测定变应性指标结合病史有助于对患者的病因诊断和脱离致敏因素的接触。用放射性变应原吸附试验（RAST）测定特异性 IgE，过敏性哮喘患者血清特异性 IgE 可高于正常人 2～6 倍。缓解期检查有利于判断变应原，但应防止发生过敏反应。

【并发症】

发作时可并发气胸、纵隔气肿、肺不张；长期反复发作和感染可并发慢支、肺气肿、支气管扩张、间质性肺炎、肺纤维化和肺源性心脏病。

【诊断】

（一）诊断标准

1. 反复发作喘息、气急、胸闷或咳嗽，多与接触变应原、冷空气、物理、化学性刺激、病毒性上呼吸道感染、运动等有关。

2. 发作时在双肺可闻及散在或弥漫性，以呼气相为主的哮鸣音，呼气相延长。

3. 上述症状可经治疗缓解或自行缓解。

4. 除外其他疾病所引起的喘息、气急、胸闷和咳嗽。

5. 临床表现不典型者（如无明显喘息或体征）应有下列三项中至少一项阳性：①支气管激发试验或运动试验阳性；②支气管舒张试验阳性；③昼夜 PEF 变异率≥20%。

符合 1～4 条或 4、5 条者，可以诊断为支气管哮喘。

本病应与左心衰竭引起的喘息样呼吸困难（心源性哮喘）、慢性阻塞性肺疾病（COPD）、支气管肿瘤等引起的气道狭窄引起的喘鸣等鉴别。

【治疗】

目前尚无特效的治疗方法，但长期规范化治疗可使哮喘症状能得到控制，减少复发乃至不发作。

（一）脱离变应原

部分患者能找到引起哮喘发作的变应原或其他非特异刺激因素，立即使患者脱离变应原的接触是防治哮喘最有效的方法。

（二）药物治疗

治疗哮喘药物主要分为两类：

1. 缓解哮喘发作　此类药物主要作用为舒张支气管，故也称支气管舒张药。

（1）β_2 肾上腺素受体激动剂（简称 β_2 激动剂）：是控制哮喘急性发作的首选药物。常用的短效 β 受体激动剂有沙丁胺醇、特布他林和非诺特罗，作用时间约为 4～6 小时。长效 β_2 受体激动剂有福莫特罗、沙美特罗及丙卡特罗，作用时间为 10～12 小时。用药方法可采用吸入，包括定量气雾剂（MDI）吸入、干粉吸入、持续雾化吸入等，也可采用口服或静脉注射。首选吸入法。

（2）抗胆碱药：吸入抗胆碱药如异丙托溴铵；近年发展的选择性 M_1、M_3 受体拮抗剂如泰乌托品作用更强，持续时间更久（可达 24 小时）、不良反应更少。

（3）茶碱类：是目前治疗哮喘的有效药物。茶碱与糖皮质激素合用具有协同作用。口服给药：包括氨茶碱和控（缓）释茶碱，后者且因其昼夜血药浓度平稳，不良反应较少。

2. 控制或预防哮喘发作 此类药物主要治疗哮喘的气道炎症，亦称抗炎药。

(1)糖皮质激素：吸入治疗是目前推荐长期抗炎治疗哮喘的最常用方法。常用吸入药物有倍氯米松、布地奈德、氟替卡松、莫米松等。通常需规律吸入一周以上方能生效。

(2)LT 调节剂：常用半胱氨酸 LT 受体拮抗剂。

(3)其他药物：酮替酚和新一代组胺 H1 受体拮抗剂阿司咪唑、曲尼斯特、氯雷他定在轻症哮喘和季节性哮喘有一定效果，也可与 β_2 受体激动剂联合用药。

（三）免疫疗法

分为特异性和非特异性两种，前者又称脱敏疗法（或称减敏疗法）。采用特异性变应原（如螨、花粉、猫毛等）作定期反复皮下注射，剂量由低至高，以产生免疫耐受性，使患者脱（减）敏。非特异性疗法，如注射卡介苗、转移因子、疫苗等生物制品抑制变应原反应的过程，有一定辅助的疗效。

【预后】

部分儿童期哮喘随着年龄的增长可以自愈，成人哮喘经正规治疗可长期控制，有并发症的哮喘患者预后较差。

第三节 慢性肺源性心脏病

肺源性心脏病简称肺心病是指由支气管-肺组织、胸廓或肺血管病变致肺血管阻力增加，产生肺动脉高压，继而右心室结构或（和）功能改变的疾病。根据起病缓急和病程长短，可分为急性和慢性肺心病两类。临床上以后者多见。

慢性肺源性心脏病简称慢性肺心病，是由肺组织、肺血管或胸廓的慢性病变引起肺组织结构和（或）功能异常，产生肺血管阻力增加，肺动脉压力增高，使右心室扩张（和）肥厚，伴或不伴右心功能衰竭的心脏病，并排除先天性心脏病和左心病变引起者。慢性肺心病是我国呼吸系统的一种常见病。

【病因】

按原发病的不同部位，可分为三类：

1. 支气管、肺疾病 以慢性阻塞性肺疾病（COPD）最为多见，约占 80% ~90%，其次为支气管哮喘、支气管扩张、重症肺结核、肺尘埃沉着症、结节病等。

2. 胸廓运动障碍性疾病 较少见，严重的脊椎后凸、侧凸、脊椎结核、类风湿关节炎、胸膜广泛粘连及胸廓成形术后造成的严重胸廓或脊椎畸形，均可引起胸廓活动受限、肺受压、支气管扭曲或变形，导致肺功能受损。

3. 肺血管疾病 慢性血栓栓塞性肺动脉高压、肺小动脉炎、累及肺动脉的过敏性肉芽肿病，以及原因不明的原发性肺动脉高压，均可引起肺血管阻力增加、肺动脉高压和右心室负荷加重，发展成慢性肺心病。

4. 其他 原发性肺泡通气不足及先天性口咽畸形、睡眠呼吸暂停低通气综合征等均可产生低氧血症，引起肺血管收缩，导致肺动脉高压，发展成慢性肺心病。

【发病机制】

引起右心室扩大、肥厚的因素很多。但先决条件是肺功能和结构的不可逆性改变，发生反复的气道感染和低氧血症，导致一系列体液因子和肺血管的变化，使肺血管阻力增加，肺动脉血管的结构重塑，产生肺动脉高压。

（一）肺动脉高压的形成

1. 肺血管阻力增加的功能性因素　缺氧、高碳酸血症和呼吸性酸中毒使肺血管收缩、痉挛，其中缺氧是肺动脉高压形成最重要的因素。

2. 肺血管阻力增加的解剖学因素　解剖学因素系指肺血管解剖结构的变化，形成肺循环血流动力学障碍。

（二）心脏病变和心力衰竭

肺循环阻力增加时，右心发挥其代偿功能，以克服肺动脉压升高的阻力而发生右心室肥厚。肺动脉高压早期，右心室尚能代偿，舒张末期压仍正常。随着病情的进展，特别是急性加重期，肺动脉压持续升高，超过右心室的代偿能力，右心失代偿，右心排出量下降，右心室收缩末期残留血量增加，舒张末压增高，促使右心室扩大和右心室功能衰竭。

【临床表现】

本病发展缓慢，临床上除原有肺、胸疾病的各种症状和体征外，主要是逐步出现肺、心功能衰竭以及其他器官损害的征象。按其功能的代偿期与失代偿期进行分述。

（一）肺、心功能代偿期

1. 症状　咳嗽、咳痰、气促，活动后可有心悸、呼吸困难、乏力和劳动耐力下降。急性感染可使上述症状加重。少有胸痛或咯血。

2. 体征　可有不同程度的发绀和肺气肿体征。偶有干、湿性啰音，剑突下心脏搏动增强，提示有右心室肥厚。部分患者因肺气肿使胸膜腔内压升高，阻碍腔静脉回流，可有颈静脉充盈。

（二）肺、心功能失代偿期

1. 呼吸衰竭

（1）症状：呼吸困难加重，夜间为甚，常有头痛、失眠、食欲下降，但白天嗜睡，甚至出现表情淡漠、神志恍惚、谵妄等则是肺性脑病的表现。

（2）体征：明显发绀，球结膜充血、水肿，严重时可有视网膜血管扩张、视乳头水肿等颅内压升高的表现。腱反射减弱或消失，出现病理反射。

2. 右心衰竭

（1）症状：气促更明显，心悸、食欲缺乏、腹胀、恶心等。

（2）体征：发绀更明显，颈静脉怒张，心率增快，可出现心律失常，剑突下可闻及收缩期杂音。肝大且有压痛，肝颈静脉回流征阳性，下肢水肿，重者可有腹水。

【并发症】

有肺性脑病、酸碱失衡及电解质紊乱、心律失常、休克、消化道出血、弥散性血管内凝血（DIC）等。

【实验室和其他检查】

1. X线检查　除肺、胸基础疾病及急性肺部感染的特征外，尚有肺动脉高压征，如右下肺动脉干扩张，其横径≥15mm；其横径与气管横径比值≥1.07；肺动脉段明显突出或其高度≥3mm；中央动脉扩张，外周血管纤细，形成“残根”征（图3-1-1），皆为诊断慢性肺心病的主要依据。个别患者心力衰竭控制后可见心影有所缩小。

2. 心电图检查　主要表现有右心室肥大改变，如电轴右偏、额面平均电轴≥+90°、重度顺钟向转位、$RV_1+SV_5\geq1.05mV$ 及肺型P波。也可见右束支传导阻滞及低电压图形，可作为诊断慢性肺心病的参考条件。典型慢性肺心病的心电图表现见图3-1-2。

3. 超声心动图检查 通过测定右心室流出道内径(≥30mm),右心室内径(≥20mm)、右心室前壁的厚度、右心室内径比值(<2)、右肺动脉内径或肺动脉干及右心房增大等指标,可诊断慢性肺心病。

4. 血气分析 慢性肺心病肺功能失代偿期可出现低氧血症或合并高碳酸血症,当 PaO_2 <60mmHg、$PaCO_2$ >50mmHg 时,表示有呼吸衰竭。

5. 血液检查 红细胞及血红蛋白可升高。全血黏度及血浆黏度可增加,红细胞电泳时间常延长;合并感染时白细胞总数增高,中性粒细胞增加。部分患者血清学检查可有肾功能或肝功能改变;血清钾、钠、氯、钙、镁均可有变化。

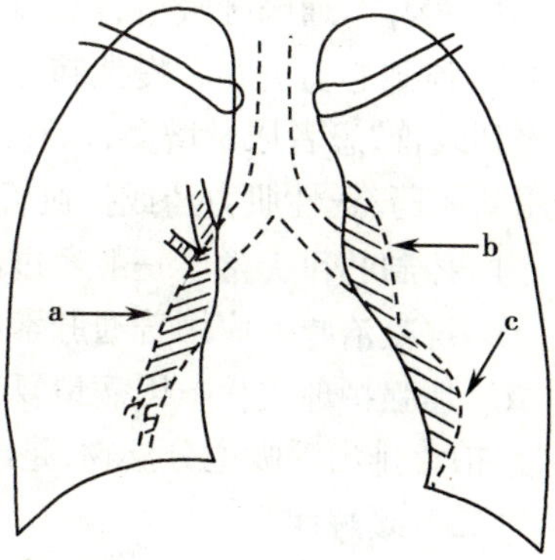

图 3-1-1 慢性肺源性心脏病 X 线胸片(正位)

右下肺动脉干增宽(a),肺动脉段凸出(b),心尖上凸(c)

【诊断及鉴别诊断】

根据患者有慢性支气管炎、肺气肿、其他胸肺疾病或肺血管病变,并已引起肺动脉高压、右心室增大或右心功能不全,如 $P_2 > A_2$、颈静脉怒张、肝大压痛、肝颈静脉反流征阳性、下肢水肿及体静脉压升高等,心电图、X 线胸片、超声心动图有右心室增大肥厚的征象,可以作出诊断。

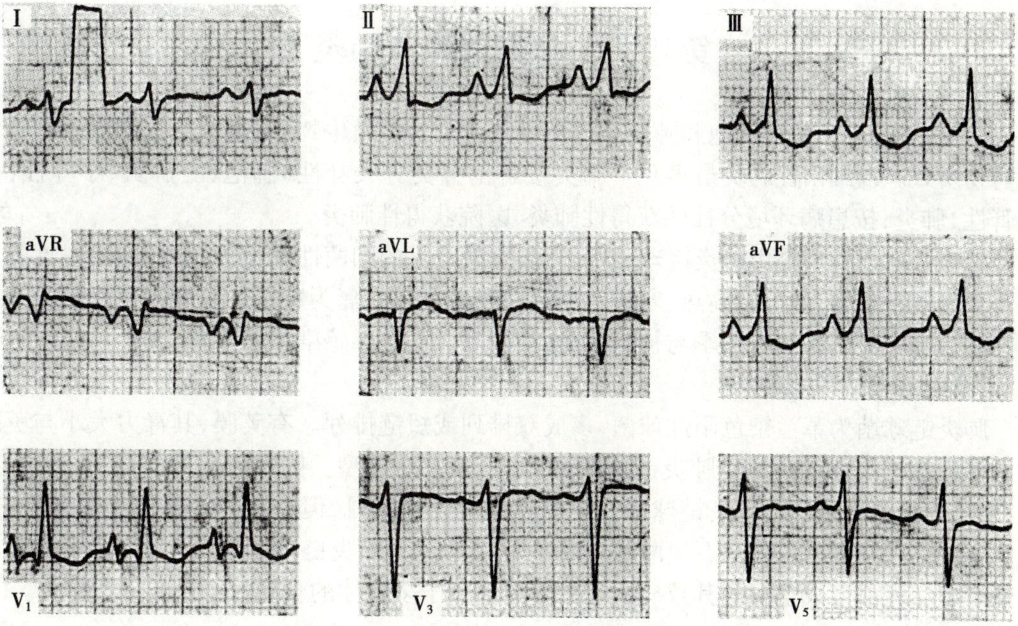

图 3-1-2 典型慢性肺心病的心电图表现

电轴右偏,顺钟向转位,肺型 P 波,V_1 导联 QRS 波群呈 qR,V_5R/S<1,RV_1+SV_5=1.5mV

本病须和冠状动脉粥样硬化性心脏病(冠心病)、风湿性心脏病、原发性心肌病相鉴别。

【治疗】

(一)急性加重期

1. 控制感染 参考痰菌培养及药敏试验选择抗生素。在还没有培养结果前,根据感染的环境及痰涂片革兰染色选用抗生素。

2. **氧疗** 通畅呼吸道，纠正缺氧和二氧化碳潴留，可用鼻导管吸氧或面罩给氧。

3. **控制心力衰竭** 慢性肺心病患者一般在积极控制感染、改善呼吸功能后心力衰竭便能得到改善，患者尿量增多，水肿消退，不需加用利尿药。但对治疗无效的重症患者，可适当选用利尿药、正性肌力药或扩血管药物。

4. **控制心律失常** 一般经过治疗肺心病的感染、缺氧后，心律失常可自行消失。

5. **抗凝治疗** 应用普通肝素或低分子肝素防止肺微小动脉原位血栓形成。

6. **加强护理工作** 因病情复杂多变，必须严密观察病情变化，宜加强心肺功能的监护。翻身、拍背排出呼吸道分泌物，是改善通气功能的一项有效措施。

（二）缓解期

原则上采用中西医结合综合治疗措施，目的是增强患者的免疫功能，去除诱发因素，减少或避免急性加重期的发生，希望使肺、心功能得到部分或全部恢复，如长期家庭氧疗、调整免疫功能等。

【预后】

肺心病为慢性阻塞性肺疾病的晚期表现，病情严重，多反复发作，肺、心功能呈进行性损害。病死率在10%～15%左右，这与肺心病发病年龄偏大、多脏器损害常见、总体免疫力下降、感染源改变等因素有关。主要死因依次为肺性脑病、呼吸衰竭、心力衰竭、休克、消化道出血、弥散性血管内凝血等。

第四节 肺炎链球菌肺炎

肺炎是指终末气道、肺泡和肺间质的炎症。可由病原微生物、理化因素、免疫损伤、过敏及药物所致。以细菌性肺炎最多见。肺炎按解剖分类分大叶性（肺泡性）肺炎、小叶性（支气管性）肺炎；按患病环境分社区获得性肺炎、医院获得性肺炎。

肺炎链球菌肺炎是由肺炎链球菌所引起，是最常见的细菌性肺炎，约占社区获得性肺炎的半数。通常急骤起病，以高热、寒战、咳嗽、铁锈色痰及胸痛为特征。X线胸片呈肺段或肺叶急性炎性实变。本病以冬季与初春多见，常与呼吸道病毒感染相伴行。

【病因和发病机制】

肺炎链球菌为革兰染色阳性球菌，多成双排列或短链排列。有荚膜，其毒力大小与荚膜中的多糖结构及含量有关。肺炎链球菌可分为86个血清型。成人致病菌多属1～9及12型，以第3型毒力最强。肺炎链球菌在干燥痰中能存活数月，但在阳光直射1小时，或加热至52℃10分钟即可杀灭，对石炭酸等消毒剂亦甚敏感。肺炎链球菌不产生毒素，不引起原发性组织坏死或形成空洞。其致病力是由于有高分子多糖体的荚膜对组织的侵袭作用。

【病理】

病理改变有充血期、红肝变期、灰肝变期及消散期。表现为肺组织充血水肿，肺泡内浆液渗出及红、白细胞浸润，白细胞吞噬细菌，继而纤维蛋白渗出物溶解、吸收、肺泡重新充气。在肝变期病理阶段实际上并无确切分界，经早期应用抗菌药物治疗，病变消散后肺组织结构多无损坏，不留纤维瘢痕。

【临床表现】

1. **症状** 发病前常有受凉、淋雨、疲劳、醉酒、病毒感染史，多有上呼吸道感染的前驱症状。起病多急骤，高热、寒战，全身肌肉酸痛，体温通常在数小时内升至39～40℃，高峰在下午或傍晚，或呈稽留热，脉率随之增速。可有患侧胸部疼痛，放射到肩部或腹部，咳嗽或深呼吸时加剧。痰少，可带血或呈铁锈色，胃纳锐减，偶有恶心、呕吐、腹痛或腹泻，易被误诊为急腹症。

2. 体征 患者呈急性热病容。早期肺部体征无明显异常，听诊可有呼吸音减低及胸膜摩擦音。肺实变时叩诊浊音、触觉语颤增强并可闻及支气管呼吸音。消散期可闻及湿啰音。

【并发症】

肺炎链球菌肺炎的并发症有感染性休克、胸膜炎、脓胸、心包炎、脑膜炎和关节炎等。

【实验室检查】

1. 血液检查 血白细胞计数（10～20）$\times 10^9$/L，中性粒细胞多在80%以上，并有核左移，细胞内可见中毒颗粒。年老体弱、酗酒、免疫功能低下者的白细胞计数可不增高，但中性粒细胞的百分比仍增高。

2. 痰液检查 痰直接涂片作革兰染色及荚膜染色镜检，如发现典型的革兰染色阳性、带荚膜的双球菌或链球菌，即可初步作出病原诊断。痰培养24～48小时可以确定病原体。

3. X线检查 早期仅见肺纹理增粗，或受累的肺段、肺叶稍模糊。随着病情进展，肺泡内充满炎性渗出物，表现为大片炎性浸润阴影或实变影，在实变阴影中可见支气管充气征，肋膈角可有少量胸腔积液。在消散期，X线显示炎性浸润逐渐吸收，可有片状区域吸收较快，呈现"假空洞"征，多数病例在起病3～4周后才完全消散。老年患者肺炎病灶消散较慢，容易出现吸收不完全而成为机化性肺炎。

【诊断及鉴别诊断】

根据典型症状与体征，结合胸部X线检查，易作出初步诊断。年老体衰、继发于其他疾病、或呈灶性肺炎改变者，临床表现常不典型，需认真加以鉴别。病原体检测是确诊本病的主要依据。本病应注意和干酪性肺炎、其他病原体引起的肺炎、急性肺脓肿等疾病鉴别。

【治疗】

首选青霉素G，用药途径及剂量视病情轻重及有无并发症而定：对于成年轻症患者，可肌注。病情稍重者，宜分次静脉滴注。对青霉素过敏者，或耐青霉素或多重耐药菌株感染者，可用氟喹诺酮类、头孢噻肟或头孢曲松等药物，多重耐药菌株感染者可用万古霉素、替考拉宁等。

【预后】

本病通常预后好，但存在下列因素则预后较差，如年老体弱，原有心、肺、肝、肾及代谢疾病者，体温、血白细胞计数不高者及免疫缺陷者，病变广泛、多叶受累者，严重并发症者。

第五节 慢性呼吸衰竭

呼吸衰竭是指各种原因引起的肺通气和（或）换气功能严重障碍，以致在静息状态下亦不能维持足够的气体交换，导致低氧血症伴（或不伴）高碳酸血症，进而引起一系列病理生理改变和相应临床表现的综合征。其临床表现缺乏特异性，明确诊断有赖于动脉血气分析：在海平面、静息状态、呼吸空气条件下，动脉血氧分压（PaO_2）<60mmHg，伴或不伴二氧化碳分压（$PaCO_2$）>50mmHg，并排除心内解剖分流和原发于心排出量降低等因素，可诊为呼吸衰竭。临床上按发病急缓可分为急性呼吸衰竭和慢性呼吸衰竭。本节介绍临床常见的慢性呼吸衰竭。

【病因】

1. 气道阻塞性病变　如慢性阻塞性肺疾病（COPD）、重症哮喘等引起气道阻塞和肺通气不足，或伴有通气/血流比例失调，导致缺氧和 CO_2 潴留，发生呼吸衰竭。

2. 肺组织病变　各种累及肺泡和（或）肺间质的病变，均导致肺泡减少、有效弥散面积减少、肺顺应性减低、通气/血流比例失调，导致缺氧或合并 CO_2 潴留。

3. 肺血管疾病　肺栓塞、肺血管炎等可引起通气/血流比例失调，或部分静脉血未经过氧合直接流入肺静脉，导致呼吸衰竭。

4. 胸廓与胸膜病变　可影响胸廓活动和肺脏扩张，造成通气减少及吸入气体分布不均，导致呼吸衰竭。

5. 神经肌肉疾病　脑血管疾病、神经病变均可累及呼吸肌，造成呼吸肌无力、疲劳、麻痹，导致呼吸动力下降而引起肺通气不足。

【发病机制和病理生理】

（一）低氧血症和高碳酸血症的发生机制

临床上单一机制引起的呼吸衰竭很少见，往往是多种机制并存或随着病情的发展先后参与发挥作用。

1. 肺通气不足　肺泡通气量减少会引起 PaO_2 下降和 $PaCO_2$ 上升，从而引起缺氧和 CO_2 潴留。

2. 弥散障碍　系指 O_2、CO_2 等气体通过肺泡膜进行交换的物理弥散过程发生障碍。O_2 的弥散能力仅为 CO_2 的 1/20，故在弥散障碍时，通常以低氧血症为主。

3. 通气/血流比例失调　正常成人静息状态下，通气/血流比值约为 0.8。通气/血流比例失调通常仅导致低氧血症，而无 CO_2 潴留。严重的通气/血流比例失调亦可导致 CO_2 潴留。

4. 肺内动-静脉解剖分流增加　肺动脉内的静脉血未经氧合直接流入肺静脉，导致 PaO_2 降低，是通气/血流比例失调的特例。常见于肺动-静脉瘘。

5. 氧耗量增加　发热、寒战、呼吸困难和抽搐均增加氧耗量。氧耗量增加的患者，若同时伴有通气功能障碍，则会出现严重的低氧血症。

（二）低氧血症和高碳酸血症对机体的影响

呼吸衰竭时发生的低氧血症和高碳酸血症能够影响全身各系统器官的代谢、功能甚至使组织结构发生变化。

1. 对中枢神经系统的影响　脑组织耗氧量大，约占全身耗氧量的 1/5～1/4。中枢皮质神经元细胞对缺氧最为敏感。通常完全停止供氧 4～5 分钟即可引起不可逆的脑损害。

缺氧和 CO_2 潴留均会使脑血管扩张，血流阻力降低，血流量增加，通透性增高，导致脑水肿，严重时出现脑疝。

2. 对循环系统的影响　一定程度的 PaO_2 降低和 $PaCO_2$ 升高，可以引起反射性心率加快、心肌收缩力增强，使心排出量增加，长期慢性缺氧可导致心肌纤维化、心肌硬化。在呼吸衰竭的发病过程中，缺氧、肺动脉高压以及心肌受损等多种病理变化导致肺源性心脏病。

3. 对呼吸系统的影响　呼吸衰竭患者的呼吸变化受到 PaO_2 降低和 $PaCO_2$ 升高所引起的反射活动及原发疾病的影响，低氧血症对呼吸的影响远较 CO_2 潴留的影响为小。低 PaO_2 可反射性兴奋呼吸中枢，增强呼吸运动，甚至出现呼吸窘迫。当 $PaO_2 < 30mmHg$ 时，抑制作

用大于反射性兴奋作用而使呼吸抑制。

CO_2 是强有力的呼吸中枢兴奋剂，$PaCO_2$ 急骤升高，呼吸加深加快，当 $PaCO_2>80mmHg$ 时，会对呼吸中枢产生抑制和麻醉效应，因此对这种患者进行氧疗时，如吸入高浓度氧，由于解除了低氧对呼吸的刺激作用，可造成呼吸抑制，应注意避免。

4. 对肾功能的影响　呼吸衰竭的患者常常合并肾功能不全，若及时治疗，随着外呼吸功能的好转，肾功能可以恢复。

5. 对消化系统的影响　呼吸衰竭的患者常合并消化道功能障碍，表现为消化不良、食欲缺乏，甚至出现胃肠黏膜糜烂、坏死、溃疡和出血。缺氧可直接或间接损害肝细胞使丙氨酸氨基转移酶上升，若缺氧能够得到及时纠正，肝功能可逐渐恢复正常。

6. 对酸碱平衡及电解质的影响　呼吸性酸中毒及电解质紊乱。

【临床表现】

1. 呼吸困难　慢性阻塞性肺疾病所致的呼吸衰竭，病情较轻时表现为呼吸费力伴呼气延长，严重时发展成浅快呼吸。若并发 CO_2 潴留，$PaCO_2$ 升高过快或显著升高以致发生 CO_2 麻醉时，患者可由呼吸过速转为浅慢呼吸或潮式呼吸。

2. 神经症状　慢性呼吸衰竭伴 CO_2 潴留时，随 $PaCO_2$ 升高可表现为先兴奋后抑制现象。兴奋症状包括失眠、烦躁、躁动、夜间失眠而白天嗜睡（昼夜颠倒现象）。但此时切忌用镇静或催眠药，以免加重 CO_2 潴留，发生肺性脑病。

3. 循环系统表现　CO_2 潴留使外周体表静脉充盈、皮肤充血、温暖多汗、血压升高、心排出量增多而致脉搏洪大，多数患者有心率加快。

【诊断】

呼吸衰竭的诊断除原发疾病和低氧血症及 CO_2 潴留导致的临床表现外，主要依靠血气分析。结合肺功能、胸部影像学和纤维支气管镜等检查对于明确呼吸衰竭的原因至为重要。但在临床上Ⅱ型呼吸衰竭患者还常见于另一种情况，即吸氧治疗后，$PaO_2>60mmHg$，但 $PaCO_2$ 仍高于正常水平。

（一）动脉血气分析

对于判断呼吸衰竭和酸碱失衡的严重程度及指导治疗具有重要意义。需要指出，由于血气受年龄、海拔高度、氧疗等多种因素的影响，在具体分析时一定要结合临床情况。

（二）肺功能检测

通过肺功能的检测能判断通气功能障碍的性质（阻塞性、限制性或混合性）及是否合并有换气功能障碍，并对通气和换气功能障碍的严重程度进行判断。而呼吸肌功能测试能够提示呼吸肌无力的原因和严重程度。

（三）胸部影像学检查

包括普通X线胸片、胸部CT和放射性核素肺通气/灌注扫描、肺血管造影等。

（四）纤维支气管镜检查

【治疗】

治疗原发病、保持气道通畅、恰当的氧疗等治疗原则。

1. 氧疗　一般给予低浓度持续给氧。若吸入高浓度氧，使血氧迅速上升，解除了低氧对外周化学感受器的刺激，便会抑制患者呼吸，造成通气状况进一步恶化，CO_2 上升，严重时陷入 CO_2 麻醉状态。

2. 机械通气　根据病情选用无创机械通气或有创机械通气。

3. 抗感染　慢性呼吸衰竭急性加重的常见诱因是感染，一些非感染因素诱发的呼吸衰竭也容易继发感染。抗感染治疗抗生素的选择可以参考相关章节。

4. 呼吸兴奋剂的应用　需要时，慢性呼吸衰竭患者可服用呼吸兴奋剂阿米三嗪。

5. 纠正酸碱平衡失调　在纠正呼吸性酸中毒的同时，应当注意同时纠正潜在的代谢性碱中毒，通常给予患者盐酸精氨酸和补充氯化钾。

【预后】

决定于慢性呼吸衰竭患者原发病的严重程度及肺功能状态。应加强慢性胸肺疾病的防治，阻止肺功能逐渐恶化和呼吸衰竭的发生。

学习小结

慢性阻塞性肺疾病与慢性支气管炎和肺气肿密切相关，发病与吸烟、感染、职业粉尘和化学物质、大气污染、蛋白酶-抗蛋白酶平衡失衡等因素有关。临床主要表现是长期咳嗽、咳痰、喘息、气促。肺功能检查是重要的评估指标。治疗主要是低浓度、低流量（1～2L/min）经鼻导管持续给氧、控制感染、祛痰、平喘等。

支气管哮喘的病因较复杂，受遗传因素和环境因素的双重影响。临床上表现为反复发作性的喘息、呼气性呼吸困难、胸闷或咳嗽等症状。控制急性发作措施主要有脱离诱发因素，应用β受体激动剂、茶碱类药物等以扩张支气管，应用糖皮质激素、色甘酸钠等以控制气道慢性炎症。

肺炎球菌肺炎是由肺炎链球菌引起。临床典型表现有寒战、高热、胸痛、咳嗽、咯铁锈色痰等症状和肺实变体征，严重者可出现感染性休克。典型X线检查呈肺段、肺叶分布一致的片状均匀致密的阴影。治疗主要是抗感染，首选青霉素G。

慢性肺源性心脏主要是由慢性阻塞性肺疾病等病因引起，肺动脉高压的形成在其发病机制中起主要作用，晚期主要出现呼吸衰竭和右心衰竭等临床表现。X线、心电图、超声心动图等检查有肺动脉高压征，右心室增大或肥厚等征象。急性加重期的治疗措施有控制感染、氧疗、控制心力衰竭等。缓解期用中西医结合综合治疗措施。

慢性呼吸衰竭主要是由慢性阻塞性肺疾病等病因引起肺泡通气不足、弥散障碍、肺泡通气/血流比例失调等机制，使通气和（或）换气过程发生障碍，导致呼吸衰竭。临床主要表现为呼吸困难、兴奋症状。忌用镇静或催眠药，以免发生肺性脑病。治疗上以治疗原发病、保持气道通畅、恰当的氧疗为主。

病例分析

病例1：男性，63岁，工人，发热、咳嗽五天

患者五天前洗澡受凉后，出现寒战，体温高达40℃，伴咳嗽、咳痰，痰量不多，为白色黏痰。无胸痛，无痰中带血，无咽痛及关节痛。门诊给双黄连及退热止咳药后，体温仍高，在38～40℃之间波动。病后纳差，睡眠差，大小便正常，体重无变化。既往体健，个人史、家族史无特殊。

查体：T 38.5℃，P 100次/分，R 20次/分，Bp 120/80mmHg。发育正常，营养中等，神清，无皮疹，浅表淋巴结不大，头部器官大致正常，咽无充血，扁桃体不大，颈静脉无怒张，气

管居中，胸廓无畸形，呼吸平稳，左上肺叩浊，语颤增强，可闻湿性啰音，心界不大，心率100次/分，律齐，无杂音，腹软，肝脾未及。

化验：Hb 130g/L，WBC 11.7 $\times 10^9$/L，N 79%，E 1%，L 20%，PLT 210 $\times 10^9$/L，尿常规(－)，便常规(－)。

请问：

(1)诊断及诊断依据是什么？

(2)进一步检查是什么？

(3)治疗原则是什么？

病例2：张××，男性，71岁，农民。因咳嗽、喘息30余年，心悸活动后气短10年，近期出现周身水肿，神志不清入院。

患者有慢性咳嗽，咳痰病史30余年。每遇感冒常引起咳嗽、咳痰、喘息发作，以冬春季节为甚，且逐年加重。近十年来，犯病时上述症状加重，并出现心悸气短，双下肢水肿。入院前2周，因受凉感冒后上述症状明显加重，痰量加多，呈黏液脓性痰，不易咳出，出现明显呼吸困难、发绀，不能平卧。入院前1天因为头痛、烦躁谵妄，夜间不能睡觉，家属给其2片安定片，服后即入睡不醒。

既往吸烟40年，40支/日。无其他慢性病史。

查体：神志不清，压眶有反应，慢性病容，体温37.2℃，脉搏112次/分，律齐，呼吸24次/分，血压140/90mmHg，皮肤潮红，湿润，巩膜无黄染，瞳孔等大，球结膜轻度水肿，充血。唇指明显发绀，颈静脉怒张。桶状胸，叩诊过清音，心浊音界缩小，剑突下可见明显心脏搏动，肺动脉瓣区第二心音亢进，三尖瓣区闻及2/6级收缩期杂音。两肺广泛存在湿啰音及散在喘鸣音。腹软，肝大肋下4cm，质地中等，触痛阳性，肝颈静脉回流征阳性，脾不大。双下肢轻度水肿。病理反射未引出。

化验：血常规示：血红蛋白(Hb)18.0g/L，红细胞(RBC)6.2 $\times 10^{12}$/L，白细胞(WBC)12.3 $\times 10^9$/L，中性粒细胞(N)86%；血清钾离子(K^+)4.2mmol/L，钠离子(Na^+)139mmol/L，氯化物(Cl^-)102mmol/L；血pH 7.39，动脉血氧分压(PaO_2)46mmHg，二氧化碳分压($PaCO_2$)71.3mmHg，碳酸氢根离子(HCO_3^-)42mmol/L，碱剩余(BE)12.2mmol/L。

心电图窦性心动过速，肺性P波，重度顺钟向转位，心肌劳损；X线胸片：两肺透过度增强，肺动脉段突出，右肺下动脉干横径17mm，右心室增大。

请问：

(1)请提出诊断及诊断依据。

(2)治疗原则是什么？

(吴荣叶)

第二章　循环系统疾病

学习目标

1. 掌握：心力衰竭、原发性高血压、冠心病的临床表现；上述疾病的实验室检查及原发性高血压的预防。
2. 熟悉：心力衰竭、冠状动脉粥样硬化性心脏病、原发性高血压的治疗要点。
3. 了解：心律失常、冠状动脉粥样硬化性心脏病、原发性高血压、慢性心力衰竭的病因与发病机制。

走入现场

张某，男性，58岁，一天晨练时突觉左胸前剧烈疼痛，并伴有压迫感，出汗，同时还感觉左肩背部疼痛，持续数分钟，休息后才缓解。你认为张某可能患有什么疾病？今后要注意什么？

循环系统疾病包括心脏疾病和血管疾病，合称心血管疾病，是现代社会严重威胁人类健康的主要疾病。因此，掌握循环系统疾病的相关知识具有重要的现实意义。

第一节　心力衰竭

心力衰竭是各种心脏结构或功能性疾病导致心室充盈及（或）射血能力受损而引起的一组综合征。心排血量不能满足机体代谢的需要，组织器官血液灌注不足，同时出现肺循环和（或）体循环淤血，临床表现主要是呼吸困难、体力活动受限和水肿等症状。临床上一般可分为急性心力衰竭和慢性心力衰竭。

一、慢性心力衰竭

【病因和发病机制】

（一）基本病因

1. 原发性心肌损害　缺血性心肌损害：冠心病心肌缺血和（或）心肌梗死是引起心力衰竭的最常见的原因之一。各种类型的心肌炎及心肌病均可导致心力衰竭，以病毒性心肌炎及原发性扩张型心肌病最为常见。心肌代谢障碍性疾病，以糖尿病心肌病最为常见。

2. 心脏负荷过重

(1)压力负荷(后负荷)过重：见于高血压、主动脉瓣狭窄、肺动脉高压、肺动脉瓣狭窄等左、右心室收缩期射血阻力增加的疾病。

(2)容量负荷(前负荷)过重：见于以下两种情况：①心脏瓣膜关闭不全，血液反流；②左、右心或动静脉分流性先天性心血管病等。

（二）诱因

1. 感染　呼吸道感染是最常见，最重要的诱因。感染性心内膜炎作为心力衰竭的诱因也不少见。

2. 心律失常　心房颤动是器质性心脏病最常见的心律失常之一，也是诱发心力衰竭最重要的因素。

3. 血容量增加　如摄入钠盐过多，静脉输入液体过多、过快等。

4. 过度体力劳累或情绪激动　如妊娠后期及分娩过程，暴怒等。

5. 治疗不当　如不恰当停用利尿药物或降血压药等。

6. 原有心脏病变加重或并发其他疾病　如冠心病发生心肌梗死，风湿性心瓣膜病出现风湿活动，合并甲状腺功能亢进或贫血等。

（三）发病机制

当各种心脏病变损及心脏舒缩功能时，机体通过增加心脏前负荷、代偿性心肌肥厚，交感-肾上腺素能系统(SAS)活性增高和肾素-血管紧张素-醛固酮系统(RAAS)激活等多种代偿机制，可使心功能在一定时间内维持相对正常水平，此时心功能属于代偿期；但这些代偿机制均有其负面的效应，引起心肌结构和功能的变化，最后导致心脏泵血功能低下而发生心衰，即心衰发生、发展的基本机制是心脏重塑。在心衰发生的慢性过程中，多种内源性神经内分泌和细胞因子的长期激活，如去甲肾上腺素(NE)、血管紧张素原、醛固酮、内皮素、精氨酸加压素和肿瘤坏死因子等，促进心肌重塑，加速心肌细胞凋亡，使心功能进行性恶化。后者又进一步激活上述神经内分泌系统及细胞因子，形成恶性循环。因此心衰治疗的关键是阻断神经内分泌系统的激活，从而阻断心脏重塑和心肌细胞凋亡，改善心衰患者的预后。

【临床表现】

临床上左心衰竭最为常见，单纯右心衰竭较少见。左心衰竭后继发右心衰竭而致全心衰者，以及由于严重广泛心肌疾病同时波及左、右心而发生全心衰者临床上更为多见。

（一）左心衰竭

以肺淤血及心排血量降低表现为主：

1. 症状

(1)不同程度的呼吸困难　是左心衰竭最早出现的症状，可表现为劳力性呼吸困难、端坐呼吸，夜间阵发性呼吸困难。

(2)咳嗽、咳痰、咯血　开始常于夜间发生，坐位或立位时咳嗽可减轻，白色浆液性泡沫状痰为其特点。偶可见痰中带血丝，严重时可引起大咯血。

(3)乏力、疲倦、头晕、心慌　这些是心排血量不足，器官、组织灌注不足及代偿性心率加快所致的主要症状。

(4)少尿及肾功能损害症状：严重的左心衰竭血液进行再分配时，首先是肾的血流量明显减少，患者可出现少尿。

2. 体征　肺部可闻及湿性啰音。除基础心脏病的固有体征外，一般有心脏扩大、肺动脉瓣区第二心音亢进及舒张期奔马律。

（二）右心衰竭

以体静脉淤血的表现为主：

1. 症状

（1）消化道症状：胃肠道及肝脏淤血引起腹胀、食欲缺乏、恶心、呕吐等是右心衰最常见的症状。

（2）劳力性呼吸困难：继发于左心衰的右心衰呼吸困难业已存在。单纯性右心衰也可有明显的呼吸困难。

2. 体征

（1）水肿：其特征为首先出现于身体最低垂的部位，常为对称性可压陷性。病情严重时可出现胸腔积液、腹水。

（2）颈静脉征：颈静脉搏动增强、充盈、怒张是右心衰时的主要体征，肝颈静脉反流征阳性则更具特征性。

（3）肝脏肿大：肝脏因淤血肿大常伴压痛，持续慢性右心衰可致心源性肝硬化，晚期可出现黄疸、肝功能受损及大量腹水。

（4）心脏体征：除基础心脏病的相应体征之外，右心衰时可因右心室显著扩大而出现三尖瓣关闭不全的反流性杂音。

（三）全心衰竭

右心衰继发于左心衰而形成的全心衰，当右心衰出现之后，右心排血量减少，因此阵发性呼吸困难等肺淤血症状反而有所减轻。扩张型心肌病等表现为左、右心室同时衰竭者，肺淤血症状往往不很严重，左心衰的表现主要为心排血量减少的相关症状和体征。

【实验室及其他检查】

（一）X 线检查

1. 心影大小及外形为心脏病的病因诊断提供重要的参考资料，根据心脏扩大的程度和动态改变也间接反映心脏功能状态。

2. 肺淤血的有无及其程度直接反映心功能状态。早期肺静脉压增高时，主要表现为肺门血管影增强，上肺血管影增多与下肺纹理密度相仿，甚至多于下肺。由于肺动脉压力增高可见右下肺动脉增宽，进一步出现间质性肺水肿可使肺野模糊，Kerley B 线是在肺野外侧清晰可见的水平线状影，是肺小叶间隔内积液的表现，是慢性肺淤血的特征性表现。急性肺泡性肺水肿时肺门呈蝴蝶状，肺野可见大片融合的阴影（图 3-2-1）。

（二）超声心动图

是心衰诊断中常用的无创伤性检查。

评估心脏功能

（1）收缩功能：以收缩末及舒张末的容量差计算左室射血分数（LVEF 值），虽不够精确，但方便实用。正常 LVEF 值 >50%，LVEF≤40% 为收缩期心力衰竭的诊断标准。

（2）舒张功能：超声多普勒是临床上最实用的判断舒张功能的方法，心动周期中舒张早期心室充盈速度最大值为 E 峰，舒张晚期（心房收缩）心室充盈最大值为 A 峰，E/A 为两者之比值。正常人 E/A 值不应小于 1.2,中青年应更大。舒张功能不全时,E 峰下降,A 峰增高,E/A 比值降低。如同时记录心音图则可测定心室等容舒张期时间(C-D 值),它反映心室主动的舒张功能。

(三)放射性核素检查

放射性核素心血池显影,除有助于判断心室腔大小外,以收缩末期和舒张末期的心室影像的差别计算 EF 值,同时还可通过记录放射活性-时间曲线计算左心室最大充盈速率以反映心脏舒张功能。

(四)有创性血流动力学检查

对急性重症心力衰竭患者必要时采用漂浮导管在床边进行,经静脉插管直至肺小动脉,测定各部位的压力及血液含氧量,计算心脏指数(CI)及肺小动脉楔压(PCWP),直接反映左心功能,正常时 CI > 2.5L/(min · m^2);PCWP < 12mmHg。

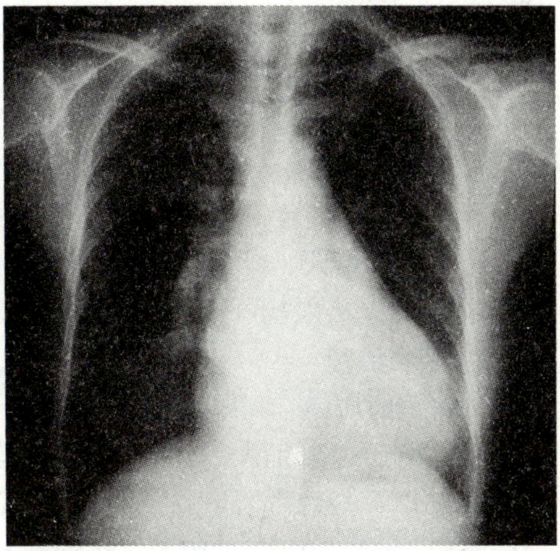

图 3-2-1　肺淤血

正位片示双肺淤血,主动脉结缩小,肺动脉段突出,左房右室增大

【诊断及鉴别诊断】

(一)诊断

心衰的症状、体征是诊断心衰的重要依据,根据原有心脏病伴有肺淤血和(或)体循环静脉淤血的症状和体征,尤其是左心衰肺淤血引起的不同程度的呼吸困难,右心衰体静脉淤血引起的颈静脉怒张、肝大、水肿等表现,结合超声心动图等检查可明确心衰的诊断,并明确其病因、病理解剖、病理生理及心功能级别的诊断。

通常采用 1928 年美国纽约心脏病协会(NYHA)分级评定心脏功能,主要根据患者自觉的活动能力划分为四级

Ⅰ级:体力活动不受限制,日常活动不引起疲乏、心悸或呼吸困难。

Ⅱ级:体力活动轻度受限,休息时无自觉症状,但日常活动可引起疲乏、心悸或呼吸困难。

Ⅲ级:体力活动明显受限,休息时无自觉症状,低于日常活动量即出现上述症状。

Ⅳ:不能进行任何体力活动,休息时可出现上述症状,任何体力活动都可使症状加重。

(二)鉴别诊断

应注意与支气管哮喘、心包积液、缩窄性心包炎、限制性心肌病、肾源性水肿、门脉性肝硬化等疾病相鉴别。

【治疗】

心衰的治疗原则应包括防止和延缓心衰的发生;缓解临床心衰患者的症状,改善其长期预后和降低死亡率。

(一)病因治疗

1. 基本病因的治疗　对所有有可能导致心脏功能受损的常见疾病如高血压、冠心病、糖尿病、代谢综合征等,在尚未造成心脏器质性改变前即应早期进行有效的治疗。

2. 消除诱因　常见的诱因为感染,特别是呼吸道感染,应积极选用适当的抗菌药物治疗。心律失常特别是心房颤动也是诱发心力衰竭的常见原因,对心室率很快的心房颤动应

尽快控制心室率，如有可能应及时复律。

（二）一般治疗

1. **休息**　控制体力活动，避免精神刺激。但长期卧床易发生静脉血栓形成甚至肺栓塞，同时也使消化功能减低，肌肉萎缩。因此，应鼓励心衰患者主动运动，根据病情轻重不同，从床边小坐开始逐步增加症状限制性有氧运动，如散步等。

2. **控制钠盐摄入**　减少钠盐的摄入有利于减轻水肿等症状，但应注意在应用强效排钠利尿剂时，过分严格限盐可导致低钠血症。

（三）药物治疗

1. **利尿剂的应用**　利尿剂是心力衰竭治疗中最常用的药物。对慢性心衰患者原则上利尿剂应长期维持，水肿消失后，应以最小剂量无限期使用，这种用法不必加用钾盐。但是不能将利尿剂作单一治疗。常用的利尿剂有氢氯噻嗪、呋塞米、螺内酯（安体舒通）等。

2. **肾素-血管紧张素-醛固酮系统抑制剂**

（1）血管紧张素转换酶抑制剂：血管紧张素转换酶（ACEI）抑制剂用于心力衰竭时，能扩血管，改善心衰时的血流动力学、减轻淤血症状、维护心肌的功能，降低远期死亡率的目的。ACEI 抑制剂目前常用的制剂有卡托普利、培哚普利。

（2）血管紧张素受体阻滞剂（ARBs）：当心衰患者因 ACEI 抑制剂引起的干咳不能耐受者可改用 ARBs，如坎地沙坦、氯沙坦、缬沙坦等。

（3）醛固酮受体拮抗剂：常用的有螺内酯等，但必须注意血钾的监测。对近期有肾功能不全，血肌酐升高或高钾血症以及正在使用胰岛素治疗的糖尿病患者不宜使用。

3. **β 受体阻滞剂**　目前认为在临床上所有有心功能不全且病情稳定的患者均应使用 β 受体阻滞剂，除非有禁忌或不能耐受。常用药物有美托洛尔、比索洛尔等。

4. **洋地黄类药物**　具有正性肌力作用，抑制心脏传导系统，兴奋迷走神经作用。常用的洋地黄制剂为地高辛、洋地黄毒苷及毛花苷丙、毒毛花苷 K 等。

5. **其他药物**　慢性心衰还可酌情选用血管扩张剂、环腺苷酸依赖性正性肌力药物及抗凝、抗血小板等药物。

（四）其他治疗

对于重症心衰，经药物治疗效果不明显的，可以考虑进行心脏再同步化治疗（CRT），长期进行双心室同步起搏，至终末期心衰只能进行心脏移植治疗。

二、急性心力衰竭

急性心力衰竭（AHF）是指由于急性心脏病变引起心排血量显著、急骤降低导致的组织器官灌注不足和急性淤血综合征。急性右心衰即急性肺源性心脏病，主要为大块肺梗死引起。临床上急性左心衰较为常见，以肺水肿或心源性休克为主要表现，是严重的急危重症，抢救是否及时合理与预后密切相关。

【病因和发病机制】

心脏解剖或功能的突发异常，使心排血量急剧降低和肺静脉压突然升高均可发生急性左心衰竭。常见的病因有：

1. 与冠心病有关的急性广泛前壁心肌梗死、乳头肌梗死断裂、室间隔破裂穿孔等。

2. 感染性心内膜炎引起的瓣膜穿孔、腱索断裂所致瓣膜性急性反流。

3. **其他**　高血压心脏病血压急剧升高，原有心脏病的基础上快速心律失常或严重缓慢性心律失常，输液过多过快等。

【临床表现】

突发严重呼吸困难，呼吸频率常达每分钟 30～40 次，强迫坐位、面色灰白、发绀、大汗、烦躁，同时频繁咳嗽，咳粉红色泡沫状痰。发病开始可有一过性血压升高，病情如不缓解，血压可持续下降直至休克。

听诊时两肺满布湿性啰音和哮鸣音，心尖部第一心音减弱，舒张早期奔马律，肺动脉瓣第二心音亢进。

胸部 X 线片显示早期间质水肿时，上肺静脉充盈、肺门血管影模糊、小叶间隔增厚；肺水肿时表现为蝶形肺门；严重肺水肿时，为弥漫满肺的大片阴影。

【诊断及鉴别诊断】

根据典型症状与体征，一般不难作出诊断。注意与支气管哮喘、与肺水肿并存的心源性休克和其他原因所致休克相鉴别。

【治疗】

急性左心衰竭时的缺氧和高度呼吸困难是致命的威胁，必须尽快使之缓解。

1. 调整体位　患者取坐位，双腿下垂，以减少静脉回流。

2. 吸氧　立即高流量鼻管给氧，对病情特别严重者应采用面罩呼吸机持续加压(CPAP)或双水平气道正压(BiPAP)给氧。

3. 吗啡　吗啡 3～5mg 静脉注射不仅可以使患者镇静，减少躁动所带来的额外的心脏负担，同时也具有小血管舒张的功能而减轻心脏的负荷。

4. 快速利尿　呋塞米，除利尿作用外，本药还有静脉扩张作用，有利于肺水肿缓解。

5. 血管扩张剂　硝酸甘油、硝普钠或 rhBNP 静脉滴注。

6. 洋地黄类药物　可考虑用毛花苷丙静脉给药。

7. 机械辅助治疗　主动脉内球囊反搏(IABP)和临时心肺辅助系统，对极危重患者，有条件的医院可采用。

第二节　心律失常

心律失常是指心脏冲动的频率、节律、起源部位、传导速度或激动次序的异常。按其发生原理，可分为冲动形成异常和冲动传导异常两大类。

【分类】

(一) 冲动形成异常

1. 窦性心律失常　①窦性心动过速；②窦性心动过缓；③窦性心律不齐；④窦性停搏。

2. 异位心律

(1) 被动性异位心律：①逸搏(房性、房室交界区性、室性)；②逸搏心律(房性、房室交界区性、室性)。

(2) 主动性异位心律：①期前收缩(房性、房室交界区性、室性)；②阵发性心动过速(房性、房室交界区性、房室折返性、室性)；③心房扑动、心房颤动；④心室扑动、心室颤动。

(二) 冲动传导异常

1. 生理性　生理性干扰及房室分离。

2. 病理性　①窦房传导阻滞；②房内传导阻滞；③房室传导阻滞；④束支或分支阻滞

(左、右束支及左束支分支传导阻滞)或室内阻滞。

3. 房室间传导途径异常 预激综合征。

心律失常的诊断可根据病史和体格检查作出初步诊断,确诊主要依靠心电图。

一、窦性心动过速

【病因】

窦性心动过速可见于健康人吸烟、饮茶或咖啡、饮酒、体力活动及情绪激动时。某些病理状态,如发热、甲状腺功能亢进、贫血、休克、心肌缺血、充血性心力衰竭以及应用肾上腺素、阿托品等药物亦可引起窦性心动过速。

【心电图检查】

心电图符合窦性心律的特征,成人窦性心律的频率超过100次/分,为窦性心动过速(图3-2-2)。刺激迷走神经可使其频率逐渐减慢,停止刺激后又加速至原先水平。

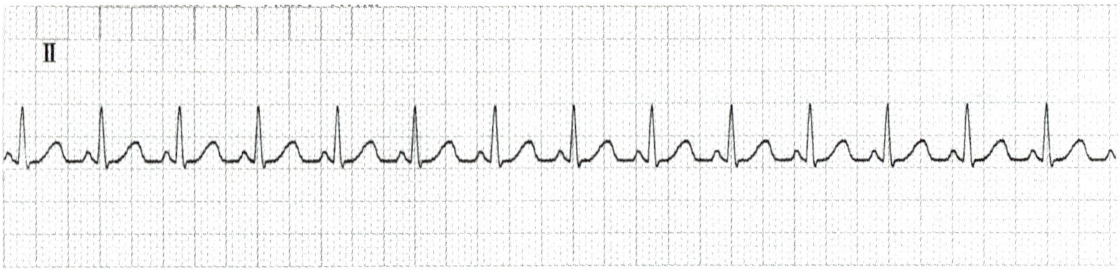

图3-2-2 窦性心动过速

【治疗】

窦性心动过速的治疗应针对病因和去除诱发因素,如治疗心力衰竭、纠正贫血、控制甲状腺功能亢进等。必要时β受体阻滞剂或非二氢吡啶类钙通道阻滞剂(如地尔硫䓬)可用于减慢心率。

二、窦性心动过缓

【病因】

窦性心动过缓常见于健康的青年人、运动员与睡眠状态。其他原因包括颅内疾患、严重缺氧、低温、甲状腺功能减退、阻塞性黄疸,以及应用拟胆碱药物、胺碘酮、β受体阻滞剂、非二氢吡啶类的钙通道阻滞剂或洋地黄等药物。窦房结病变和急性下壁心肌梗死亦常发生窦性心动过缓。

【心电图检查】

成人窦性心律的频率低于60次/分,称为窦性心动过缓(图3-2-3)。窦性心动过缓常同时伴有窦性心律不齐(不同PP间期的差异大于0.12秒)。

【治疗】

无症状的窦性心动过缓通常无须治疗。如因心率过慢,出现心排血量不足症状,可应用阿托品、麻黄碱或异丙肾上腺素等药物,但长期应用往往效果不确定,易发生严重副作用,故应考虑心脏起搏治疗。

三、病态窦房结综合征

病态窦房结综合征(SSS)简称病窦综合征,是由窦房结病变导致功能减退,产生多种心

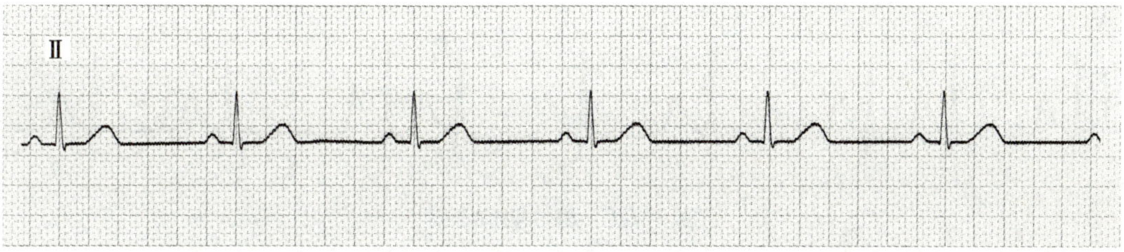

图 3-2-3　窦性心动过缓

律失常的综合表现。患者可在不同时间出现一种以上的心律失常。病窦综合征经常同时合并心房自律性异常。部分患者同时有房室传导功能障碍。

【病因】

众多病变过程，如淀粉样变性、甲状腺功能减退、某些感染（布氏杆菌病、伤寒）、硬化与退行性变等，均可损害窦房结，导致窦房结起搏与窦房传导功能障碍；窦房结周围神经和心房肌的病变，窦房结动脉供血减少亦是 SSS 的病因。

【临床表现】

患者出现与心动过缓有关的心、脑等脏器供血不足的症状，如发作性头晕、黑矇、乏力等，严重者可发生晕厥。如有心动过速发作，则可出现心悸、心绞痛等症状。

【心电图检查】

心电图主要表现包括：①持续而显著的窦性心动过缓（50 次/分以下），且并非由于药物引起；②窦性停搏与窦房传导阻滞；③窦房传导阻滞与房室传导阻滞同时并存；④心动过缓-心动过速综合征（图 3-2-4）。

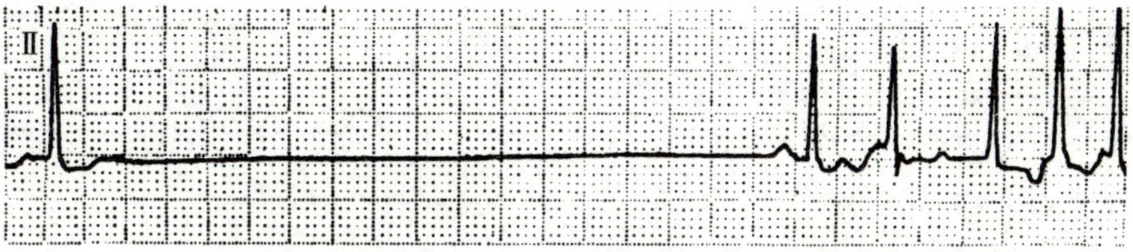

图 3-2-4　病态窦房结综合征

【治疗】

若患者无心动过缓有关的症状，不必治疗，仅定期随诊观察。对于有症状的病窦综合征患者，应接受起搏器治疗。

四、房性期前收缩

【病因】

房性期前收缩可见于正常人，也可见于各种心脏病患者。

【心电图检查】

提前出现的异位 P 波，形态与正常窦性 P 波不同；PR 间期≥0.12 秒；QRS 波群一般呈室上性；不完全性代偿间歇，即期前收缩前后两个窦性 P 波间距短于正常 PP 间距的两倍（图 3-2-5）。

【治疗】

无症状者通常无须治疗，症状明显者可用 β 受体阻滞剂及病因治疗。

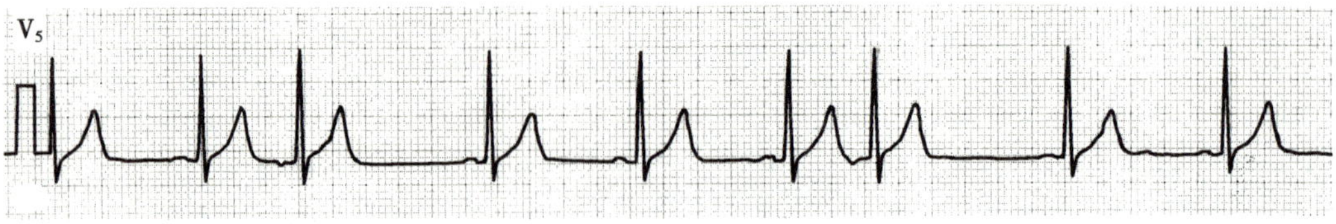

图 3-2-5　房性期前收缩

五、室性期前收缩

【病因】

正常人与各种心脏病患者均可发生室性期前收缩。电解质紊乱(低钾、低镁等)、精神不安、过量烟、酒、咖啡亦能诱发室性期前收缩。室性期前收缩常见于高血压、冠心病、心肌病、风湿性心脏病与二尖瓣脱垂患者。

【临床表现】

患者是否有症状或症状的轻重程度与期前收缩的频发程度和个人敏感度相关。患者可感到心悸,类似电梯快速升降的失重感。

听诊时,室性期前收缩后出现较长的停歇,室性期前收缩之第二心音强度减弱,仅能听到第一心音。桡动脉搏动减弱或消失。

【心电图检查】

提前发生的 QRS 波群,时限通常超过 0.12 秒、宽大畸形,前无相关 P 波,T 波的方向与 QRS 主波方向相反(图 3-2-6)。

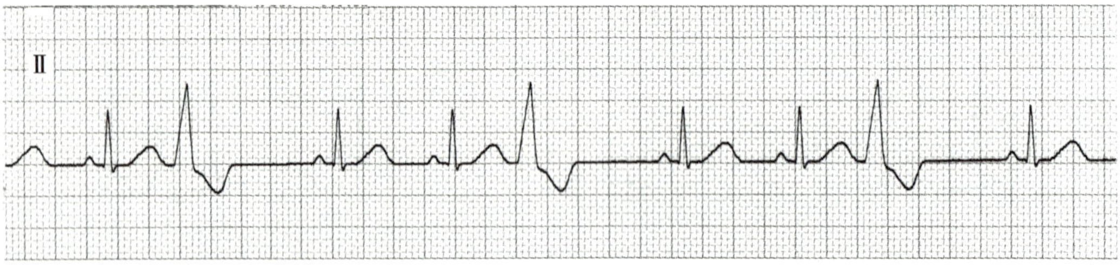

图 3-2-6　室性期前收缩

【治疗】

首先应对患者室性期前收缩的类型、症状及其原有心脏病变作全面的了解;然后,根据不同的临床状况决定是否给予治疗,采取何种方法治疗以及确定治疗的终点。

六、阵发性室上性心动过速

【病因】

主要见于正常人情绪激动、劳累、烟酒过量等,也可见于器质性心脏病及洋地黄中毒。

【临床表现】

心动过速发作突然开始与终止,持续时间长短不一。发作时间长与程度重者可出现心悸、眩晕、晕厥、心绞痛,甚至出现心力衰竭及休克。心脏听诊心率在 150~250 次/分,心尖部第一心音强度恒定,心律规则。

【心电图检查】

①心率一般在 150~250 次/分,节律绝对匀齐;②QRS 形态及时限一般正常(当伴有室

内差异性传导或束支传导阻滞时，可呈宽 QRS 波群）；③逆行 P波常埋藏于 QRS 波群内或位于其终末部分，并与 QRS 波群保持固定关系；④常伴有继发性 ST-T 改变（图 3-2-7）。

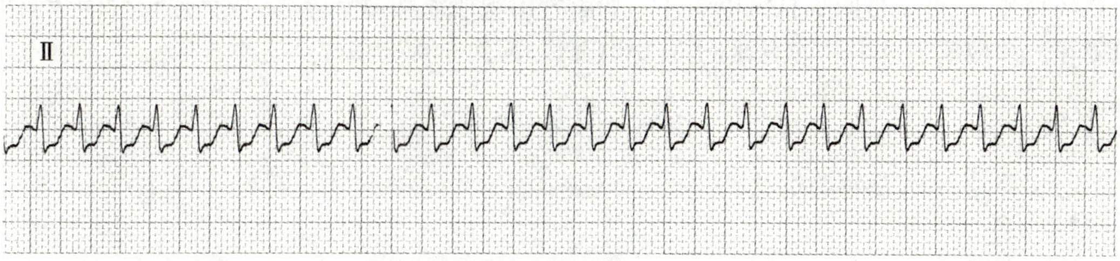

图 3-2-7　阵发性室上性心动过速

【治疗】

1. **机械刺激迷走神经**　方法包括刺激咽部、颈动脉窦按摩、冷水浸脸及 Valsalva 动作（深吸气后屏气，再用力呼气）等，注意颈动脉窦按摩时不要双侧同时进行。

2. **药物治疗**　主要用药有腺苷、维拉帕米、洋地黄制剂、β 受体阻滞剂、胺碘酮等。

3. **电复律或快速心房起搏**　症状较重而且血流动力学不稳定，或经药物治疗无效时，首选同步直流电复律，如不能进行复律，可行快速心房起搏。

4. **根治治疗**　射频消融术。

七、室性心动过速

室性心动过速（VT）简称室速。

【病因】

室速常见于各种器质性心脏病，冠心病最常见，其次是心肌病、心力衰竭、二尖瓣脱垂等，偶可见于无器质性心脏病者。

【临床表现】

室速的临床症状轻重与发作时心室率、持续时间、基础心脏疾病和心功能状况有关。非持续性室速的患者通常无症状；持续性室速常伴有明显血流动力学障碍与心肌缺血表现，可有心悸、乏力、眩晕、心绞痛，严重者可发生低血压、晕厥、休克、急性肺水肿等。

【心电图检查】

①QRS 波群呈宽大畸形，其时间 >0.12 秒，并有继发性 ST-T 改变；②心室率为 140 ~ 200 次/分，节律略有不规则；③QRS 波与 P 波无固定关系（房室分离），P 波频率慢于 QRS 波频率，此可明确诊断；④心室夺获或室性融合波，更支持室性心动过速诊断（图 3-2-8）。

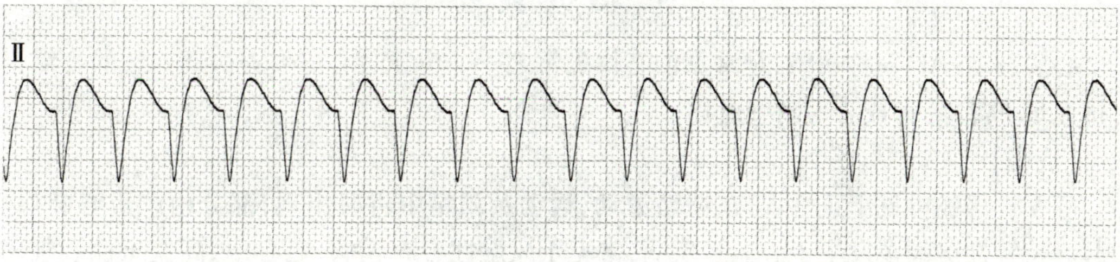

图 3-2-8　室性心动过速

【治疗】

无器质性心脏病患者发生非持续性室速，无症状，无须治疗。持续性室速，无论有无器质性心脏病,均应治疗。

如无显著的血流动力学障碍,首先给予利多卡因或普鲁卡因胺、普罗帕酮、胺碘酮等,如上述药物无效,可进行同步直流电复律。如患者出现血流动力学障碍,应迅速进行同步直流电复律。洋地黄中毒引起的室速,不宜用电复律,应给予药物治疗。

八、心房扑动

心房扑动(AF)简称为房扑。

【病因】

阵发性房扑可见于非器质性心脏病,持续性房扑多见于心瓣膜病、冠心病、高血压心脏病等心脏疾病,还可见于甲状腺功能亢进、酒精中毒、心包炎等。

【临床表现】

症状与基础心脏疾病、心室率快慢等有关。心室率不快者无症状,心室率快者可诱发心绞痛、心力衰竭、低血压和休克。房扑时按压颈动脉窦能突然减慢心室率,停止按压又恢复至原先水平。房扑具有不稳定倾向,可恢复窦性心律或进展为心房颤动,也可持续数月或数年。

【心电图检查】

①窦性 P 波消失,代之以连续的大锯齿状 F 波(扑动波),F 波间无等电位线,其波幅、间距、形态相同;F 波频率为 240 ~ 350 次/分;②F 波多不能全部下传,常以固定房室传导比例(如 2∶1、3∶1 或 4∶1)下传,因而心室律规则(如果房室传导比例不固定,心室律可不规则);③QRS 波群形态时限正常(图 3-2-9)。

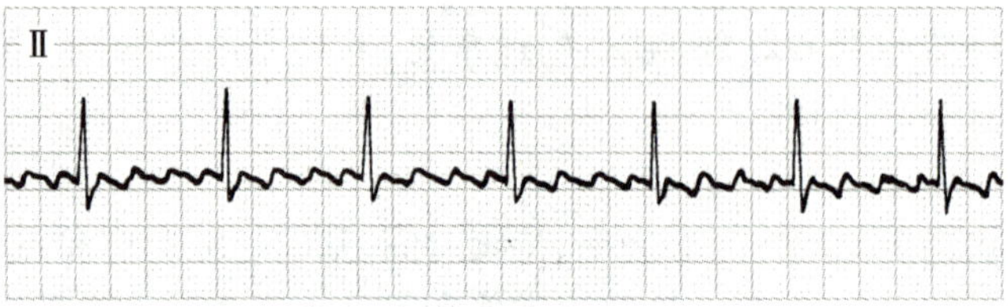

图 3-2-9 心房扑动

【治疗】

应针对原发病治疗。最有效的终止方法是同步直流电复律,也可经食管心房调搏或药物复律。同时注意控制心室率和抗凝治疗。射频消融术是根治房扑的有效方法。

九、心房颤动

心房颤动(Af)简称房颤,是常见的心律失常之一。房颤时心房失去协调一致的收缩,使心排血量下降,易形成心房附壁血栓。

【病因】

阵发性房颤可见于正常人,在情绪激动、运动及酒精中毒时出现,部分由严重心肺疾病引起。持续性房颤多发生于心血管疾病,常见于风湿性心瓣膜病、冠心病、高血压性心脏病、甲状腺功能亢进等。

【临床表现】

房颤患者症状的轻重与心室率快慢有关。心室率慢者可无明显症状,心室 >150 次/

分，可有心悸、胸闷，甚至发生心绞痛、心力衰竭。房颤时心房失去协调一致的收缩，易形成心房附壁血栓，血栓脱落易导致动脉栓塞，最多见是脑动脉栓塞。

房颤的典型体征是第一心音强弱不等，心律绝对不规则及短绌脉。

【心电图检查】

①各导联 P 波消失，代之以大小不等、形态各异、频率不规则的颤动波（f 波），频率为 350～600 次/分，以 V_1 导联最明显；②RR 间距绝对不规则，心室率快者居多；③如无差异性传导 QRS 波一般不增宽（图 3-2-10）。

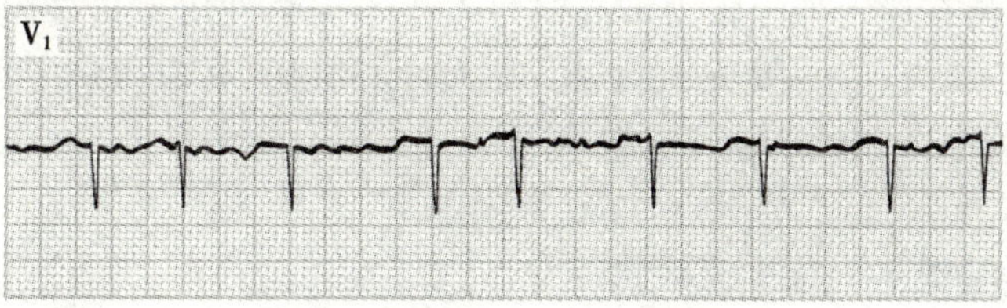

图 3-2-10　心房颤动

【治疗】

对阵发性房颤和心室率不快的房颤，一般不针对性治疗，仅对原发病治疗；对心室率快或持续性房颤可通过使用洋地黄、钙离子拮抗剂等控制心律及药物复律、同步直流电复律和射频消融等方法治疗。

十、心室扑动与心室颤动

心室扑动简称室扑，是心室快而弱的无效性收缩。心室颤动简称室颤，是心室肌纤维快速而不协调的乱颤，心脏完全丧失了排血功能，易产生心脏停搏。室扑是室颤的前奏，而室颤则是导致心源性猝死的常见原因。

【病因】

室扑、室颤常见于冠心病，严重缺氧、缺血、预激综合征合并房颤、电击伤等亦可引起。

【临床表现】

发生室扑和室颤时，患者很快出现阿一斯综合征的一系列表现，如意识丧失、抽搐、呼吸停顿甚至死亡。听诊心音消失，脉搏触不到，血压测不出。

【心电图检查】

室扑时心电图表现为 P-QRS-T 波群消失，代之出现连续快速的相对规则的振幅较大的正弦波，波幅宽大而规则，频率为 150～300 次/分（图 3-2-11）。室颤时 P-QRS-T 波群消失代之出现大小不等，极不规则的低小室颤波（图 3-2-12）。

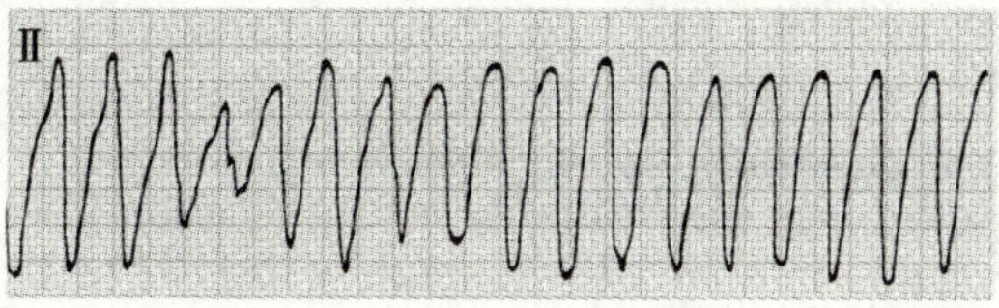

图 3-2-11　心室扑动

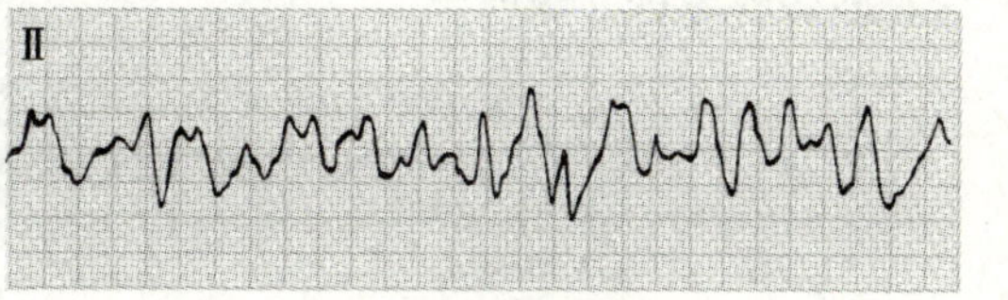

图 3-2-12　心室颤动

【治疗】

立即行直流非同步电复律,并配合心脏按压、人工呼吸等心肺复苏术。

十一、房室传导阻滞

房室传导阻滞是临床上最常见的一种传导阻滞,指房室交界区脱离了生理不应期后,心房冲动传导延迟或不能传到心室。

【病因】

正常人或运动员在迷走神经张力增高时可发生不完全性房室传导阻滞;器质性心脏病如急性心肌梗死、心肌炎、心内膜炎、心肌病、先天性心脏病、高血压病等可导致房室传导阻滞,亦可见于洋地黄中毒、电解质紊乱、缺氧等。

【临床表现】

1. 一度房室传导阻滞　很少有症状。

2. 二度房室传导阻滞　可有心悸和心搏脱漏感。

3. 三度房室传导阻滞　取决于心室率的快慢,轻者可出现疲乏、晕厥、心绞痛、心力衰竭等症状,重者可出现暂时性意识丧失、抽搐等阿 - 斯综合征表现,乃至发生猝死。

【心电图检查】

1. 一度房室传导阻滞　PR 间期超过正常范围,成年人 PR≥0.20 秒,或在前后两次心电图检查中,出现心率相同而 PR 间期延长超过 0.04 秒;不出现心脏漏搏(图 3-2-13)。

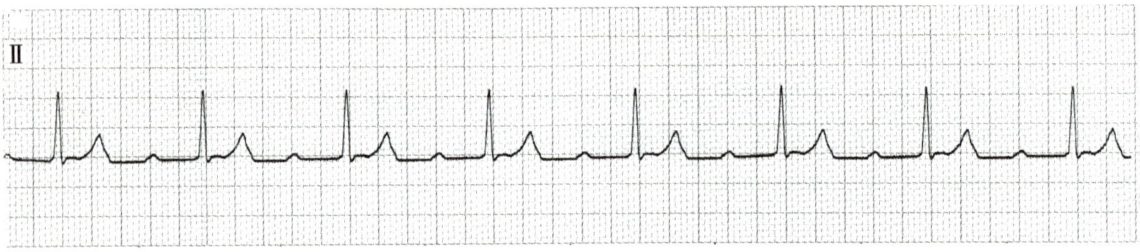

图 3-2-13　一度房室传导阻滞

2. 二度房室传导阻滞　主要表现为部分 P 波后出现 QRS 波群脱落。按脱落的特点分为两型

二度Ⅰ型房室传导阻滞(称 Morbiz Ⅰ型)心电图表现为 P 波规律出现,PR 间期逐渐延长直至 P 波后 QRS 波群脱落,脱落后的第一个 PR 间期最短,以后又逐渐延长,直至 P 波后再有 QRS 波脱落,如此周而复始出现,亦称为文氏现象(图 3-2-14)。

二度Ⅱ型房室传导阻滞(称 MorbizⅡ型)心电图表现为 PR 间期恒定(正常或延长),有部分 P 波后无 QRS 波(图 3-2-15)。凡连续两次或两次以上的 P 波后出现 QRS 波脱落者,称为高度房室传导阻滞。

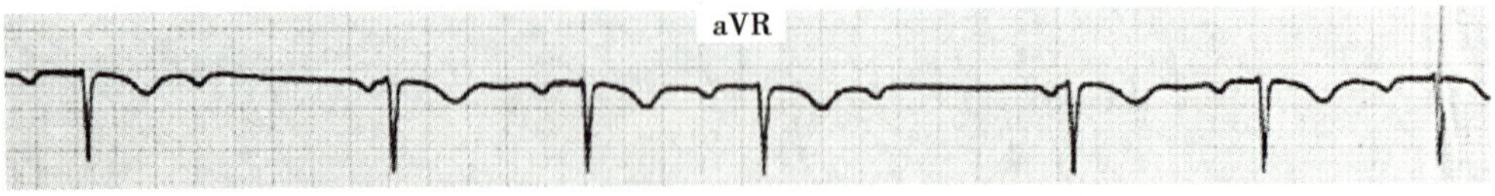

图 3-2-14　二度Ⅰ型房室传导阻滞

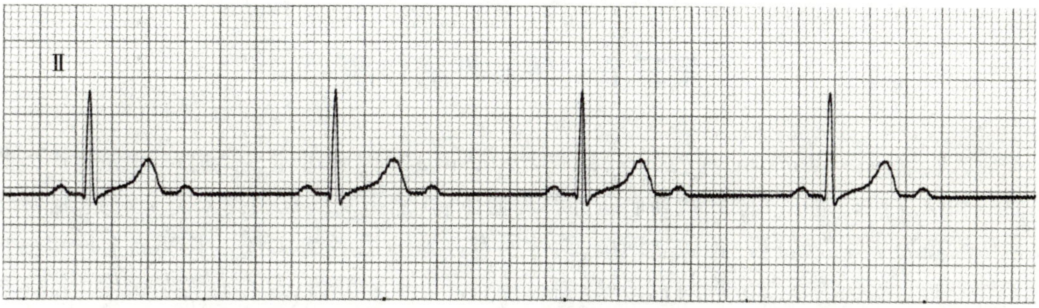

图 3-2-15　二度Ⅱ型房室传导阻滞

3. 三度房室传导阻滞　又称完全性房室传导阻滞（图 3-2-16）。心电图表现为 P 波与 QRS 波毫无关系（PR 间期不固定），各自保持固有节律，心房率快于心室率；QRS 波的形态取决于起搏点的位置，起搏点在房室束分叉以上，出现交界性逸搏心律，则 QRS 波形态正常，QRS 波频率一般在 40～60 次/分；起搏点在房室束分叉以下，出现室性逸搏心律，则 QRS 波增宽畸形，QRS 波频率一般在 20～40 次/分（图 3-2-16）。

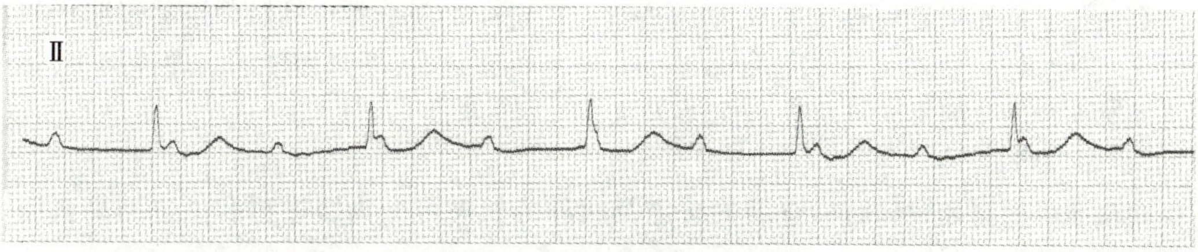

图 3-2-16　三度房室传导阻滞

【治疗】

首先针对病因进行治疗。一度或二度Ⅰ型房室传导阻滞心室率不过慢者，无须治疗。二度Ⅱ型与三度房室传导阻滞，心室率过慢，可用阿托品、异丙肾上腺素等药物治疗；如心室率显著缓慢，且症状明显，应首选临时或永久性心脏起搏治疗。

知识链接

心脏起搏治疗

心脏起搏器是一种医用电子仪器，它通过发放一定形式的电脉冲，刺激心脏，使之激动和收缩，用以治疗由于某些心律失常所致的心脏功能障碍。

植入永久性心脏起搏器的适应证为：①伴有临床症状的任何水平的完全或高度房室传导阻滞；②束支-分支水平阻滞，间歇发生二度Ⅱ型房室阻滞，有症状者；③病窦综合征或房室传导阻滞，心室率经常低于 50 次/分，有明确的临床症状；④有窦房结功能障碍及/或房室传导阻滞的患者，因其他情况必须采用具有减慢心率的药物治疗时，为了保证适当的心室率，应植入起搏器。起搏器有不同的起搏方式，应根据病人的心律失常的种类选用合适起搏方式的起搏器。

第三节 原发性高血压

成人收缩压≥140mmHg 和(或)舒张压≥90mmHg 即为高血压。高血压可分为原发性高血压和继发性高血压。原发性高血压亦称高血压病,是指发病机制尚未完全清楚,临床上以血压增高为主要表现的一种独立疾病,约占所有高血压患者的95%。长期高血压可能成为多种心血管疾病的重要危险因素,并影响心、脑、肾等重要脏器,是心血管疾病死亡的主要原因。

【病因与发病机制】

原发性高血压的原因和发病机制尚未完全阐明。一般认为,它是遗传与环境因素的综合作用的结果。各种外界的和内在的不良刺激,如精神紧张、情绪激动、高血脂、缺乏适当休息和运动、摄入过多的食盐、肥胖等,导致交感神经系统活性亢进、肾性水钠潴留、肾素-血管紧张素-醛固酮系统激活、细胞膜离子转运异常、胰岛素抵抗,引起全身小动脉的痉挛,周围血管阻力持续增高等,长期就形成了高血压。

高血压早期无明显病理改变,后期因持续血压增高出现全身小动脉中层平滑肌增殖与纤维化、管壁增厚、管腔狭窄,进而导致脑、心、肾等器官缺血,不同程度的病理性损害,还可促进动脉粥样硬化的形成与发展,主要累及大、中动脉。

【临床表现】

高血压病根据起病和病情进展的缓急及病程的长短可分为缓进型和急进型高血压两大类。

1. 缓进型高血压 又称良性高血压,绝大部分属此型。多为中年后起病,病情发展慢,病程长。早期多无症状,偶尔体检时发现血压增高,或在精神紧张、情绪激动或劳累后感头晕、头痛、眼花、耳鸣、失眠、乏力、注意力不集中等症状。早期血压仅暂时升高,随病程进展血压持续升高,脏器受累。听诊时主动脉瓣区第二心音亢进、收缩期杂音或收缩期喀喇音。

因长期高血压的直接损害和动脉粥样硬化后期可出现脑部、心血管和肾脏并发症。累及脑部可出现短暂性脑缺血发作、脑血栓形成、脑出血。累及心脏表现为左心室肥厚、扩张,发生心力衰竭,还可出现心绞痛、心肌梗死、猝死等。累及肾脏出现夜尿、多尿、蛋白尿,但出现肾衰竭不多见。

2. 急进型高血压 也称恶性高血压,占高血压病的1%~5%,可发生在任何年龄,但以30~40岁为最多见。血压明显升高,舒张压多在130mmHg以上。视力迅速减退眼底有视网膜出血及渗出,常有双侧视乳头水肿。迅速出现蛋白尿、血尿及肾功能不全。也可发生心力衰竭、高血压脑病和高血压危象,病程进展迅速,多死于尿毒症。

3. 高血压危急症 在缓进型高血压各期和急进型高血压可出现危急症,如全身小动脉发生暂时性强烈痉挛,周围血管阻力明显上升,致使血压急骤上升而出现一系列临床表现时称为高血压危象。如发生脑血液循环障碍,出现脑水肿、颅内压增高,临床上有严重头痛、呕吐、烦躁、意识模糊,严重昏迷、抽搐,称高血压脑病。

【实验室及其他检查】

1. 实验室检查 常规检查尿常规、血电解质、血糖、血胆固醇、血甘油三酯、肾功能、血尿酸和心电图检查、超声心动图及眼底检查等，以发现靶器官损害和危险因素。

2. **特殊检查** 24 小时动态血压监测（ABPM）可助判断血压升高程度、昼夜变化和降压治疗的指导及疗效评价。

【诊断及鉴别诊断】

高血压病诊断主要根据诊所测量的血压值，在未服降压药、休息 15 分钟，非同日三次测量血压成人收缩压≥140mmHg 和（或）舒张压≥90mmHg 即为高血压。

一旦诊断高血压，必需鉴别是原发性还是继发性。原发性高血压患者需作有关实验室检查，评估靶器官损害和相关危险因素。

【治疗与预防要点】

原发性高血压诊断一经确立，通常需要终身治疗。血压水平越高，其他心血管病危险因素越多，靶器官损害越明显，治疗的迫切性和重要性越大。一般（包括老年患者）血压控制目标为 140/90mmHg 以下，中、青年患者或伴有糖尿病者应在 130/80mmHg 以下。

1. **一般治疗** 改善生活行为是降压治疗的基础，适用于所有高血压患者。控制体重。尽量使体重指数（体重 kg/身高 m^2，正常为 20～24）＜25；限制钠盐摄入＜6g/d；戒烟和限制饮酒，饮酒量＜相当于酒精量 50g/d 的酒；也应注意劳逸结合，保持健康心理状态，可根据患者具体情况选择慢跑或步行。

2. **降压药物治疗**

（1）药物降压适应证：①收缩压≥160mmHg，或舒张压≥100mmHg；②高血压合并糖尿病，或已有心脑肾靶器官损害和并发症；③凡血压持续升高 6 个月以上，改善生活行为仍未能有效控制者。

（2）常用降压药物：①利尿降压药，常用有噻嗪类（氢氯噻嗪）、氨苯蝶啶、吲达帕胺；②钙拮抗剂，包括二氢吡啶类钙拮抗剂，如硝苯地平、尼群地平、氨氯地平、拉西地平；非二氢吡啶类钙拮抗剂，如维拉帕米和地尔硫䓬缓释剂等；③血管紧张素转换酶抑制剂（ACEI），如卡托普利、依那普利、贝那普利、西拉普利、培哚普利等；④β 受体阻滞剂，常用的有美托洛尔、阿替洛尔、比索洛尔、卡维洛尔、拉贝洛尔等；⑤心血管紧张素Ⅱ受体阻滞剂，如氯沙坦、缬沙坦、伊贝沙坦、替米沙坦、坎地沙坦等。

（3）降压药物用药原则：①个性化：降压药物选用要考虑靶器官损害情况、其他危险因素、伴随疾病、治疗反应、经济等因素，单独或联合使用上述降压药物；②治疗宜从小剂量开始，逐渐增加剂量；③联合用药：血压≥160mmHg 患者治疗可采用两种降压药物联合治疗。比较合理联合治疗方案：利尿剂与 β 受体阻滞剂，利尿剂与 ACEI 或血管紧张素Ⅱ受体阻滞剂，二氢吡啶类钙拮抗剂与 β 受体阻滞剂，钙拮抗剂与 ACEI 或血管紧张素Ⅱ受体阻滞剂。三种药物联合治疗若无禁忌必须包括利尿剂；④长期用药：高血压患者需长期降压治疗，不要随意停止治疗或频繁更换有效的治疗方案，多数停用降压药患者半年内回复到治疗前水平。

3. **高血压急症治疗** 高血压急症的处理原则查找病因、判断靶器官损害程度的同时尽快降压，制止抽搐和防治并发症。

（1）尽快降压：尽快将血压降至 160～170/100～110mmHg。常用药物如下：硝普钠、硝酸甘油、尼卡地平、酚妥拉明。根据病情选择用药常为静脉给药，根据血压调节滴速。血压降至适当水平后，宜口服降压药长期治疗以防复发。

(2)降低颅内压、制止抽搐:有颅内高压症状时应用20%甘露醇快速静滴;亦可用呋塞米20~40mg加入50%葡萄糖溶液20ml中静脉推注。出现抽搐时地西泮静注,或10%水合氯醛保留灌肠等。

(3)处理出现的心、脑、肾、眼等器官的损害和功能障碍。

4. 高血压病的预防要点　定期健康检查,以早期发现、早期治疗。按三级预防:

一级预防,针对高血压病危险因素,如精神因素、钠盐摄入过多、肥胖等进行个体或群体的预防。健康的生活方式是最好的预防。

二级预防是指已发生高血压的人们所采取的预防措施,防止高血压进一步发展及早期并发症的发生。改变不良生活方式则是首选的预防措施。包括加强锻炼、节制饮食。减轻体重,控制酒精的摄入量、减少食盐的摄入量;劳逸结合,参加体育锻炼、从事有意义的文娱活动,避免长期紧张、焦虑,保持适当的睡眠和心情愉快。

三级预防主要是对高血压患者的并发症预防。积极治疗、防止病情恶化,预防心、脑、肾等并发症的发生,可以提高生活质量,延长寿命。

【预后】

高血压的预后与血压升高水平、心血管危险因素以及靶器官损害程度有关。

第四节　冠状动脉粥样硬化性心脏病

冠状动脉粥样硬化性心脏病(简称冠心病),是指冠状动脉粥样硬化导致心肌缺血缺氧或坏死而引起的心脏病。WHO将冠心病分为五型,即无症状性心肌缺血、心绞痛、心肌梗死、缺血性心肌病和猝死。本节仅介绍心绞痛、心肌梗死。

一、心　绞　痛

心绞痛是冠状动脉供血不足,心肌急剧的、暂时性缺血与缺氧所引起的临床综合征。其特点为阵发性的前胸压榨性疼痛。本病男性多于女性,多数患者在40岁以上。

【病因与发病机制】

心脏对机械性刺激并不引起疼痛,但心肌缺血与缺氧则引起疼痛。当冠状动脉的供血与心肌的需血之间发生矛盾,冠状动脉血流量不能满足心肌代谢的需要,引起心肌急剧的、暂时的缺血与缺氧时,心肌内积聚过多的代谢产物,刺激心脏内自主神经的传入纤维末梢,经1~5胸交感神经节和相应的脊髓段,传至大脑,产生疼痛感觉。

【临床表现】

典型心绞痛发作是突然发生的位于胸骨体上段或中段之后的压榨性、闷胀性或窒息性疼痛,可放射至左肩、左臂内侧,达无名指和小指,偶可伴有濒死的恐惧感觉,往往迫使患者立即停止活动,重者出汗。疼痛持续1~5分钟,很少超过15分钟;休息或含化硝酸甘油片,在1~2分钟内消失。常在体力劳累、情绪激动、受寒、饱食、吸烟时发生,贫血、心动过速或休克亦可诱发。发作时有表情焦虑、面色苍白,心率增快、血压升高,心尖区可听及舒张期奔马律和收缩期杂音。

【实验室及其他检查】

心电图是发现心肌缺血、诊断心绞痛最常用检查,发作时可见在以R波为主的导联中,

ST 段压低，T 波平坦或倒置，发作过后数分钟内逐渐恢复。心电图无改变的患者可考虑作负荷试验或 24 小时动态心电图连续监测。诊断有困难者可作放射性核素检查，高速螺旋 CT 进行 CTA 检查及冠脉造影可发现冠脉狭窄部位和程度。

【诊断及鉴别诊断】

根据典型心绞痛的发作特点和体征，含用硝酸甘油后缓解，结合年龄和存在冠心病危险因素，除外其他原因所致的心绞痛，一般即可建立诊断。

本病注意与急性心肌梗死、其他疾病引起的心绞痛、肋间神经痛和肋软骨炎、心脏神经症等相鉴别。

【治疗与预防】

1. 发作时的治疗

(1)休息：发作时立刻休息，一般患者在停止活动后症状即可消除。

(2)药物治疗：心绞痛较重的发作，可用硝酸甘油或硝酸异山梨醇(消心痛)舌下含化，1 ~3分钟内可缓解。

2. 缓解期治疗　避免各种诱发因素，避免进食过饱，戒烟禁酒。调整生活与工作，减轻精神负担保持适当的体力活动。可单独选用、交替应用或联合应用作用持久的药物，以防心绞痛发作。

(1)硝酸酯制剂：常用有硝酸异山梨醇酯及缓释制剂，戊四硝酯制剂，用 2% 硝酸甘油软膏或膜片制剂涂或贴在胸前或上臂皮肤。

(2)β 受体阻滞剂：常用有普萘洛尔、氧烯洛尔、阿普洛尔、吲哚洛尔、索他洛尔、美托洛尔、阿替洛尔、醋丁洛尔、纳多洛尔等。

(3)钙通道阻滞剂：治疗变异型心绞痛疗效最好，可与硝酸酯同服。常用制剂有维拉帕米、硝苯地平、地尔硫䓬，新的制剂有尼可地平、尼索地平、氨氯地平、非洛地平、苄普地尔等。

3. 中医中药治疗　根据中医学辨证论治。在疼痛期主要治标，以“通”为主；一般在缓解期治本，以调整阴阳、脏腑、气血为主。

4. 其他治疗　抗凝剂如肝素、溶血栓药和抗血小板药可用于治疗不稳定型心绞痛。

5. 外科手术　冠脉造影有严重狭窄者可考虑 PTCA 或冠状动脉搭桥术。

【预后】

心绞痛患者大多能生存很多年，但有发生急性心肌梗死或猝死的危险，有室性心律失常或传导阻滞者预后较差。

二、心肌梗死

急性心肌梗死大多数是由冠状动脉急性血栓性闭塞引起持久而严重的心肌缺血坏死。是冠心病的严重类型，病死率很高。

【病因与发病机制】

急性心肌梗死绝大多数是冠状动脉内粥样斑块破裂、迅速增大或斑块内出血、血栓形成等突然发生阻塞，局部心肌由于血供中断而发生缺血坏死。少数可由冠状动脉痉挛引起。休克、脱水、出血、外科手术、严重心律失常等，引起心排血量下降，冠状动脉总流量锐减；重体力劳动、情绪激动、饱餐或用力大便后，心肌需血量剧增，致冠状动脉供血明显不足，均是引起急性心肌梗死的诱因。

【临床表现】

急性心肌梗死的临床表现与梗死面积大小、部位及侧支循环建立情况等密切有关。半数以上患者可有乏力、烦躁、心绞痛加重等先兆。

1. 症状

(1)胸痛:是常见的最早症状,多位于胸骨后的压榨样沉重感,可放射至心前区、左上臂内侧、左背肩胛及上腹部,持续时间长达 15～30 分钟以上,含硝酸甘油不能缓解。常伴有头晕、气短、大汗、恶心、呕吐、焦虑、濒死感。少数患者以左心衰竭、不明原因的血压下降、心律失常、猝死为首发症状,无胸痛,多见于糖尿病患者和老年人。

(2)心律失常:75%～95%患者可出现,多在发病 1～2 周内,24 小时内最多见。以室性期前收缩最常见,房室传导阻滞和束支传导阻滞也较常见。

(3)低血压和休克:胸痛时常有血压下降,但未必是休克。但在发病后数小时至 1 周内发生休克,提示心肌梗死范围较大,心排血量下降剧烈。

(4)左心衰竭:发生率约为 32%～48%,急性左心衰竭,可在起病最初几天内发生或在疼痛、休克好转阶段出现,严重者出现肺水肿,可出现右心衰竭。

2. 体征　患者多表现为第一心音减弱,可有第二心音分裂,可闻及舒张期奔马律。心尖部发现新的收缩期杂音,提示乳头肌功能不全或断裂。有时可出现心包摩擦音。发病后第 1 周内体温可升至 38℃,多数透壁性梗死患者,收缩压较梗死前下降 10～15mmHg.

3. 并发症　梗死后早期(1 周内)可出现乳头肌功能失调或断裂、心脏破裂。在梗死后 1～2 周附壁血栓脱落则引起脑、肾、脾或肢体动脉栓塞。后期可有心室壁瘤、心肌梗死后综合征(梗死后数周至数月出现心包炎、胸膜炎或肺炎)等。

【实验室及其他检查】

1、心电图检查　急性心肌梗死心电图具有特征性、动态性、定位性改变。起病 1～2 小时内可出现异常高大的 T 波,数小时后弓背向上 ST 段明显抬高≥0.1mV,与直立的 T 波形成单向曲线,发病数小时至 2 天内出现病理性 Q 波,同时 R 波变小。1～2 天后 ST 段逐渐恢复至等电位线,T 波倒置。可以根据病理性 Q 波出现的导联判断心肌梗死部位和范围。

2. 心肌酶检查　对急性心肌梗死诊断有重要价值。常在梗死发生后数小时开始上升,可达正常值的 2～10 倍以上。临床上常测定磷酸肌酸激酶(CK)、天门冬氨酸氨基转移酶(AST)、乳酸脱氢酶(LDH)。其中 CK 的同工酶 CK-MB 和 LDH 的同工酶 LDH,诊断的特异性最高。

3. 血心肌坏死标记物　①肌红蛋白起病后 2 小时内升高,12 小时内达高峰;24～48 小时内恢复正常。②肌钙蛋白 I(cTnI)或 T(cTnT)起病 3～4 小时后升高,cTnI 于 11～24 小时达高峰,7～10 天降至正常,cTnT 于 24～48 小时达高峰,10～14 天降至正常。这些心肌结构蛋白含量的增高是诊断心肌梗死的敏感指标。③肌酸激酶同工酶 CK-MB 升高。在起病后 4 小时内增高,16～24 小时达高峰,3～4 天恢复正常,其增高的程度能较准确地反映梗死的范围,其高峰出现时间是否提前有助于判断溶栓治疗是否成功。

4. 超声心动图　切面和 M 型超声心动图有助于了解心室壁的运动和左心室功能,诊断室壁瘤和乳头肌功能失调等。

5. 冠状动脉造影　在作冠状动脉内溶栓治疗、经皮冠脉成形术加血管内支架前,需冠状动脉造影确定冠状动脉闭塞的程度和范围，并评价疗效。

【诊断及鉴别诊断】

根据典型的临床表现，特征性的心电图改变以及实验室检查发现，诊断本病并不困难。鉴别诊断要考虑心绞痛、主动脉夹层、急性肺动脉栓塞、急腹症、急性心包炎等。

【治疗与预防要点】

及早发现，及早住院，并加强住院前的就地处理。治疗原则为保护和维持心脏功能，挽救濒死的心肌，防止梗死扩大，缩小心肌缺血范围，及时处理严重心律失常、泵衰竭和各种并发症，防止猝死。

1. 一般处理

(1)休息：卧床休息1周，保持环境安静。减少探视，防止不良刺激，解除焦虑。少食多餐。保持大便通畅。

(2)吸氧：最初几日间断或持续通过鼻管面罩吸氧。

(3)监测：在冠心病监护室进行心电图、血压和呼吸的监测5~7天，必要时监测肺毛细血管楔压和静脉压。

2. 解除疼痛　哌替啶50~100mg肌内注射或吗啡5~10mg皮下注射，必要时1~2小时后再注射一次，注意呼吸功能抑制。疼痛较轻者，可用可待因或罂粟碱肌内注射或口服。

3. 再灌注治疗　包括药物溶栓治疗和冠状动脉介入治疗(PCI)，在梗死3~6小时内，使闭塞的冠状动脉再通，心肌得到再灌注，挽救濒死心肌或使坏死范围缩小，改善预后。常用溶栓药物有尿激酶、链激酶、重组组织型纤维蛋白溶酶原激活剂(rt-PA)。若经溶解血栓治疗，冠状动脉再通后又堵塞，或虽再通但仍有重度狭窄者，如无出血禁忌可紧急施行经皮穿刺腔内冠状动脉成形术，并可安装支架。

4. 消除心律失常　急性心肌梗死心律失常可演变为严重心律失常甚至猝死，须及时处理：①心室颤动应尽快非同步直流电除颤。②室性期前收缩或室性心动过速，立即用利多卡因50~100mg静脉注射，每5~10分钟重复1次，有效或总量达300mg后以1~3mg/min静脉滴注维持，情况稳定后改服美西律维持。室性心动过速药物治疗无效时应尽早同步直流电复律。③室上性快速心律失常用洋地黄制剂、维拉帕米等药物治疗，不能控制者，可考虑用同步直流电复律或抗快速心律失常起搏治疗。对缓慢性心律失常可用阿托品0.5~1mg肌肉或静脉注射。房室传导阻滞发展到二度或三度，伴有血流动力学障碍者，宜用临时人工心脏起搏治疗。

5. 控制休克　采取适当补充血容量、使用升压药、血管扩张剂等综合措施抗休克治疗。有条件的医院在主动脉气囊反搏的支持下，行急诊冠状动脉内溶栓、经皮冠状动脉腔内成形术、冠状动脉旁路移植术。

6. 治疗心力衰竭　以应用吗啡和利尿剂为主，亦可选用血管扩张剂减轻左心室的负荷，或多巴酚丁胺静脉滴注等治疗。洋地黄制剂可能引起室性心律失常，宜慎用，尤其在梗死发生后24小时内应尽量避免使用。有右心室梗死的患者应慎用利尿剂。

7. 其他治疗　极化液疗法、促进心肌代谢药物、右旋糖酐。抗凝治疗目前多用在溶解血栓疗法之后，单独应用者少，在梗死范围较广、复发性梗死、或有梗死先兆而又有高凝状态者可考虑应用。

知识链接

冠心病的介入(PCI)治疗

PCI是用心导管技术疏通狭窄甚至闭塞的冠状动脉管腔,从而改善心肌的血流灌注的方法。它属血管再通术的范畴,是心肌血流重建术中创伤性最小的一种。常用的方法有经皮冠状动脉腔内成形术(PTCA)、冠状动脉内支架植入术。PCI术前需做一些准备工作,如碘过敏试验,凝血功能检查、肝肾功能检查等。PCI术后应终生口服阿司匹林等药物。PCI主要适应于稳定型心绞痛经药物治疗后仍有症状者、有轻度心绞痛症状但狭窄病变显著者、介入治疗后心绞痛复发,管腔再狭窄的患者、急性ST段抬高心肌梗死发病12小时内者、主动脉-冠状动脉旁路移植术后复发心绞痛的患者等。

学习小结

心力衰竭的基本病因是原发心肌损害、心脏负荷过重。左心衰竭主要为肺循环淤血和重要脏器供血不足的表现,右心衰竭为体循环淤血的表现。治疗包括针对病因治疗,休息、控制钠盐摄入、利尿、扩血管等减轻心脏负荷,应用洋地黄类、非洋地黄类正性肌力药物加强心肌收缩力。

急性心力衰竭主要表现左心衰竭引起急性肺水肿。治疗主要是减轻心脏负荷,增加心排血量,缓解肺淤血,改善和维持组织的充分供氧。

心律失常可见于各种器质性心脏病,也见于非器质心脏病和健康人。本节仅介绍窦性心律失常、阵发性心动过速、室扑与室颤、房室传导阻滞,临床表现各异,可有心悸、心率或节律异常,严重者血压下降、昏厥、抽搐、心绞痛或心力衰竭。诊断主要靠心电图检查。心律失常治疗包括发作时治疗与预防发作,除病因治疗外,尚可分抗心律失常药物治疗与非药物治疗。

原发性高血压以急进型高血压多见。早期多无症状,偶尔体检时发现血压增高,或头晕、头痛、眼花、注意力不集中等症状。血压持续升高出现心、脑、肾等脏器受累的表现。原发性高血压需要终身治疗,一般需把血压控制在140/90mmHg以下,改善生活行为,选用利尿剂、钙拮抗剂、ACEI、β受体阻滞药、血管紧张素Ⅱ受体阻滞剂等治疗。

冠心脏病心绞痛典型表现胸骨后中上段发作性、压榨性疼痛,一般不过15分钟,休息、含化硝酸甘油缓解,治疗原则为改善冠状动脉供血、减少心肌氧耗、治疗动脉粥样硬化。急性心肌梗死临床表现为持久的胸骨后剧痛、心律失常、心力衰竭、心源性休克等,心电图特征呈进行性改变和血清心肌酶增高。早期溶栓治疗能降低急性期和远期病死率,改善其预后。

病例分析

病例1:男性,65岁,持续心前区痛4小时。

4小时前即午饭后突感心前区痛,伴左肩臂酸胀,自含硝酸甘油1片未见好转,伴憋气、乏力、出汗，二便正常。既往高血压病史6年，最高血压160/100mmHg，未规律治疗，糖尿病病史5年，一直口服降糖药物治疗，无药物过敏史，吸烟10年，每日20支左右，不饮酒。

查体：T 37℃，P 100次/分，R 24次/分，Bp 150/90mmHg，半卧位，无皮疹及出血点，全身浅表淋巴结不大，巩膜无黄染，口唇稍发绀，未见颈静脉怒张，叩诊心界不扩大，心率100次/分，律齐，心尖部Ⅱ/6级收缩期吹风样杂音，两肺叩清，两肺底可闻及细小湿啰音，腹平软，肝脾未及，双下肢不肿。

化验：Hb 134g/L，WBC 9.6×10^9/L，分类：中性分叶粒细胞72%，淋巴细胞26%，单核细胞2%，血小板 250×10^9/L，尿蛋白微量，尿糖(+)，尿酮体(-)，镜检(-)。

请问：

(1)诊断及诊断依据是什么？

(2)进一步检查是什么？

(3)治疗原则是什么？

病例2：女性，68岁，间断性头晕10年，活动后胸闷、气短1个月。

患者10年前因经常头晕，检查发现血压增高：160/100mmHg，此后感头晕时测血压多在160~170/100~105mmHg左右，间断服用降压0号。近1个月出现活动后胸闷，心悸、气短，休息可以缓解。偶有四肢乏力，无发作性头痛和呕吐，二便正常。既往无糖尿病、冠心病史、无药物过敏史，吸烟20年，每天1包，少量饮酒，父54岁时死于高血压病、脑出血。

查体：T 36.5℃，P 89次/分，R 18次/分，BP160/100mmHg，神志清，巩膜无黄染，口唇无发绀，双肺底可闻及湿性啰音，心尖呈抬举性搏动，心界向左下扩大，心率89次/分，律齐，心尖部2/6级SM，A_2亢进，$A_2>P_2$，腹平软，肝脾肋下未及，腹部未闻及血管杂音，双下肢不肿。

辅助检查：血常规：Hb 138g/L，WBC 6.8×10^9/L，PLT 160×10^9/L，尿常规：蛋白(+)、尿糖(-)；血肌酐88μmol/L，BUN 7mmol/L，血 K^+ 5.0mmol/L，空腹血糖5.6mmol/L，总胆固醇6.1mmol/L。

请问：

(1)诊断及诊断依据是什么？

(2)进一步检查是什么？

(3)治疗原则是什么？

（吴荣叶）

第三章　消化系统疾病

学习目标

1. 掌握：消化性溃疡、肝硬化的主要临床表现和并发症、急性胰腺炎临床表现。
2. 熟悉：消化性溃疡、急性胰腺炎的首选检查项目和治疗原则、肝硬化主要实验室检查及临床意义。
3. 了解：消化性溃疡大便隐血试验的临床意义、肝硬化病因及治疗原则、急性胰腺炎的病因。

走入现场

某男 54 岁，间歇性上腹痛已 5 年，食用辛辣食物后症状加重，偶尔夜间痛，服药后可缓解，不伴反酸、嗳气……

问：1. 患者可能得什么病？

2. 可采取的治疗措施有哪些？

消化系统疾病属于常见病，包括食管、胃、肠、肝、胆、胰以及腹膜、肠系膜、网膜等脏器的疾病，其中消化性溃疡是最常见的消化系统疾病之一，由于近年来根除幽门螺杆菌治疗方法的普及而致复发率降低。慢性乙型病毒性肝炎和肝炎后肝硬化在我国一直相当普遍。消化系统疾病常见症状、体征包括恶心与呕吐、呕血与便血、腹泻与便秘、黄疸等。本章节将重点介绍消化性溃疡、肝硬化、急性胰腺炎三种临床常见疾病。

第一节　消化性溃疡

消化性溃疡（peptic uler，PU）是指发生在胃和十二指肠的慢性溃疡，即胃溃疡（gastric ulcer，GU）、十二指肠球部溃疡（duodenal ulcer，DU）。因溃疡的形成与胃酸/胃蛋白酶的消化作用有关而得名。

【病因和发病机制】

消化性溃疡的形成，是胃、十二指肠黏膜的自身防御-修复（保护）因素和侵袭（损害）因素平衡失调所导致。

（一）幽门螺杆菌感染

大量研究表明幽门螺杆菌感染是消化性溃疡的主要病因：①本病患者的幽门螺杆菌检

出率显著高于普通人群，DU 和 GU 患者的检出率分别约为 90% ~100% 和 80% ~90%；②成功根除幽门螺杆菌后愈合的溃疡复发率显著降低，在 5% 以下，而用常规抑酸治疗后愈合的溃疡年复发率为 50% ~70%。

（二）胃酸和胃蛋白酶

消化性溃疡的最终形成是由于胃酸-胃蛋白酶对黏膜的自身消化所致。因胃蛋白酶的活性受到胃酸制约，当胃液 pH >4 时，胃蛋白酶失去活性。在无酸情况下罕有溃疡发生以及抑制胃酸分泌的药物能促进溃疡愈合，这些事实均证实胃酸的存在是溃疡形成的直接原因。

（三）药物

长期服用 NSAIDs、糖皮质激素、化疗等药物的患者可以发生溃疡。

（四）其他因素

吸烟、遗传、应激和心理因素、胃十二指肠运动异常等也是引起溃疡形成的因素。

【病理】

溃疡多呈圆形或椭圆形，多数直径 <1cm，累及黏膜肌层，少数可深及肌层甚至浆膜层，边缘整齐，规则，底部平整，干净或有灰黄色渗出物。溃疡修复愈合，一般需 4 ~8 周；溃疡发展损伤血管导致上消化道出血；溃疡穿破浆膜层则引起穿孔，若穿孔后壁与胰、肝、横结肠粘连称为穿透性溃疡；当溃疡愈合瘢痕形成并收缩时可以使幽门狭窄导致幽门梗阻。

【临床表现】

（一）症状

1. 上腹部疼痛　上腹部疼痛是消化性溃疡的主要症状。

(1)疼痛部位：GU 在剑突下，DU 在剑突下稍偏右。

(2)疼痛性质：多为灼痛，也可为钝痛、剧痛或饱胀感、饥饿样不适感。

(3)疼痛特点：①慢性病程，病程可达数年甚至数十年；②周期性发作，发作与缓解交替出现，以秋冬和冬春之交发作多见，可因精神情绪不良或过劳而诱发；③疼痛呈现出与饮食有关的节律性特征，GU 常在餐后 1/2 ~1 小时出现，1 ~2 小时后逐渐缓解，即进食-疼痛-缓解（餐后痛）；DU 常在餐后 2 ~4 小时后出现，进食后可缓解或消失，即疼痛-进食-缓解（空腹痛），约半数 DU 患者可出现夜间痛。当出现并发症时，疼痛的性质和规律可发生改变。

少数患者无上述典型的上腹疼痛，仅表现为无规律性的上腹部隐痛或不适；或以出血、穿孔等并发症为首发症状。

2. 其他表现　部分患者可伴有食后饱胀、嗳气、反酸等消化不良症状。

（二）体征

发作时剑突下可有局限性压痛，缓解后无明显体征。

（三）常见特殊类型的消化性溃疡

1. 复合性溃疡　指胃和十二指肠同时发生的溃疡，约占全部消化性溃疡的 5%。DU 往往先于 GU 出现；易并发幽门梗阻。

2. 球后溃疡　指发生在十二指肠降段、水平段的溃疡。具有 DU 的临床特点，夜间痛和背部放射痛更为常见，药物治疗效果差，易并发出血。

3. 幽门管溃疡　常缺乏典型溃疡的周期性和节律性疼痛，制酸剂治疗效果差，呕吐较多见；易出现幽门梗阻、出血及穿孔等并发症。

4. 巨大溃疡　指直径大于 2cm 的溃疡。常见于有 NSAIDs 服用史及老年患者，愈合时间较慢，对药物治疗反应较差，易发生穿孔，巨大胃溃疡应注意与恶性溃疡鉴别。

5. 无症状性溃疡　可见于任何年龄，以长期服用 NSAIDs 患者及老年人多见。

（四）并发症

1. 上消化道出血　上消化道出血是消化性溃疡最常见的并发症，约 20%～25% 的患者可并发出血，十二指肠球部溃疡较胃溃疡更易发生。

2. 穿孔　溃疡向深部侵蚀，穿透浆膜层则并发穿孔。

3. 幽门梗阻　约 2%～4% 的患者可并发幽门梗阻，大多由 DU 或幽门管溃疡引起。幽门梗阻有水肿型和瘢痕型两种类型，前者是由于溃疡急性发作引起周围炎症水肿或幽门痉挛所致，随着炎症的好转，梗阻可缓解或消失；后者为溃疡反复发作，形成瘢痕收缩所致，内科治疗无效，常需手术治疗。

4. 癌变　少数 GU 可发生癌变，癌变率在 1% 左右；DU 至今无癌变报道。对 45 岁以上、有长期 GU 病史、无并发症而疼痛的节律性改变、大便隐血试验持续阳性、经一个疗程（6～8 周）的严格内科治疗，症状无好转者应警惕癌变可能。胃镜取多点活检作病理检查可进一步诊断。

【实验室及其他检查】

（一）胃镜及胃黏膜活组织检查

胃镜是消化性溃疡诊断的首选方法和主要方法，其目的在于：①确定有无病变、部位及分期；②鉴别良、恶性溃疡；③治疗效果的评价；④对合并出血者给予止血治疗。

知识链接

胶囊胃镜的四大特点

1. 扩展视野　全小肠段真彩图像清晰微观，突破了小肠检查的盲区，大大提高消化道疾病诊断的检出率。

2. 安全卫生　胶囊为一次性使用，避免交叉感染，检查过程无痛无创，胶囊为不能被消化液腐蚀的医用高分子材料，对人体无毒，能安全排出体外。

3. 舒适自如　患者无须麻醉、无须住院，行动自如，不影响正常工作和生活。

4. 操作简单　整个检查仅为吞服胶囊、记录与回放观察三个过程。医生通过拍摄到的图片对病情作出判断。

（二）X 线钡餐检查

X 线钡餐适用于对胃镜检查有禁忌、不愿接受胃镜检查者或没有胃镜时。溃疡的直接征象为龛影，间接征象为局部压痛、胃大弯侧痉挛性切迹、十二指肠球部激惹及球部畸形等，提示可能有溃疡。

（三）幽门螺杆菌检测

为消化性溃疡诊断的常规检查项目。有消化性溃疡病史者，无论溃疡处于活动还是瘢痕期，均应检测幽门螺杆菌。

（四）粪便隐血试验

对溃疡有无合并出血有一定意义，消化性溃疡阳性率为 40%～70%，呈间歇性阳性；胃癌阳性率可达 95%，呈持续性阳性；急性胃黏膜病变、肠结核、溃疡性结肠炎、钩虫病等，粪便隐血试验均常呈阳性。

（五）其他

胃液分析和血清促胃液素测定，不作为常规检查，临床上主要用于胃泌素瘤的鉴别诊断。

【诊断和鉴别诊断】

（一）诊断

诊断要点：①有引起本病的病因；②具有典型的慢性、周期性和节律性上腹部疼痛；③上腹部可有局限性压痛；④胃镜及活组织检查可明确诊断，X 线钡餐检查发现龛影也有确诊价值。

（二）鉴别诊断

1. 功能性消化不良　病情明显受精神因素影响，常伴有消化道以外的神经官能症表现，心理治疗、安定剂、对症处理常能收效；X 线、内镜检查为阴性结果。

2. 胃癌　GU 与早期胃癌很难从症状上作出鉴别，必须依赖胃镜及取胃黏膜活组织作病理检查。

3. 胃泌素瘤　亦称 Zollinger- Ellison 综合征。由促胃液素瘤或促胃液素细胞增生所致，临床以多发、顽固的不典型部位消化性溃疡，腹泻，高胃酸分泌，血促胃液素水平升高为特征。对正规抗溃疡药物疗效差，

4. 慢性胆囊炎和胆石症　疼痛与进食油腻食物有关，B 超、内镜或经内镜逆行胰胆管造影术（ERCP）检查有助鉴别。

【治疗】

治疗目的是消除病因、缓解症状、促进溃疡愈合、防止复发、防治并发症。

（一）一般治疗

生活要有规律，宜劳逸结合，保持乐观，尽量减少情绪激动和精神应激；饮食要规律，要定时进餐，细嚼慢咽，注意营养，避免烟酒及其他刺激性食物；避免应用 NSAIDs 等致溃疡药物。

（二）药物治疗

消化性溃疡治疗药物可分为抑制胃酸分泌药物和保护胃黏膜药物（表 3-3-1）及抗幽门螺杆菌三大类。

表 3-3-1　抑酸药及胃黏膜保护药物

药物种类	常用药物	常规治疗剂量
抑制胃酸药物		
碱性抗酸剂	氢氧化铝、铝碳酸镁等及其复方制剂	
H2RA	西咪替丁	800mg qN 或 400mg bid
	雷尼替丁	300mg qN 或 150mg bid
	法莫替丁	40mg qN 或 20mg bid
	尼扎替丁	300mg qN 或 150mg bid
PPI	埃索美拉唑	40mg qN 或 20mg qd
	奥美拉唑	20mg qd

续表

药物种类	常用药物	常规治疗剂量
	兰索拉唑	30mg qd
	泮托拉唑	40mg qd
	雷贝拉唑	10mg qd
保护胃黏膜药物		
硫糖铝	硫糖铝	1g qid
前列腺素类药物	米索前列醇	200μg qid
胶体铋	次枸橼酸铋钾	120mg qid

注:qN 为每晚一次;qd 为每日 1 次;bid 为每日 2 次;qid 为每日 4 次

1. **抑制胃酸药物**　适用于根除 Hp 疗程后的后续治疗及使用半量作长程维持治疗。PPI 通过抑制 H^+-K^+-ATP 酶,使壁细胞内的 H^+ 不能向胃腔转移,从而抑制胃酸的分泌。PPI 的抑酸效果比 H_2RA 更强且持久,促进溃疡愈合的速度更快,愈合率更高,适用于治疗各种溃疡,特别是难治性溃疡或 NSAIDs 相关性溃疡不能停用 NSAIDs 时的治疗。PPI 也是根除 Hp 治疗方案中最常用的基础药物。

2. **保护胃黏膜药物**

(1)硫糖铝:常用量为每次 1.0g,嚼服,每日 4 次,疗程 4～8 周。本药在酸性环境下才能发挥作用,因此应避免与制酸剂同时服用。

(2)胶体次枸橼酸铋:常用量为每次 120mg,餐前或睡前口服,每日 4 次,疗程 4～6 周。服药后可出现舌体及大便颜色变黑,停药后可消失。

(3)米索前列醇:常用量为每次 200μg,口服,每日 4 次。因其能引起子宫收缩,故孕妇禁用。

3. **抗幽门螺杆菌治疗**

(1)根除 Hp 的治疗方案:必须联合用药,力求一次根除成功,目前临床上多采用三联治疗方案(表 3-3-2),初治失败者宜采用四联疗法,即除了选用两种抗菌药外,PPI 和铋剂均选用。

表 3-3-2　根除幽门螺杆菌的三联疗法

PPI 或胶体铋剂	抗生素
奥美拉唑 40mg/d	克拉霉素 1000mg/d
胶体次枸橼酸铋 480mg/d	阿莫西林 2000mg/d 甲硝唑 800mg/d
(选择一种)	(选择两种)
按上述剂量,分 2 次服用,疗程 7～14 天	

对有并发症和经常复发的消化性溃疡患者,应追踪抗 Hp 的疗效,一般应在治疗后至少 4 周复检 Hp,且在检查前停用 PPI 或铋剂 2 周。由于耐药菌株的出现、抗菌药物不良反应、患者依从性差等因素,部分患者胃内的 Hp 难以根除,此时应因人而异制订多种根除 Hp

方案。

(2)根除 Hp 治疗结束后的抗溃疡治疗：一般情况下，为使溃疡愈合率超过90%，PPI 和铋剂 DU 4～6 周；GU 6～8 周，抗菌药均为 1～2 周。根除 Hp 所需的 1～2 周疗程可重叠在 4～8 周的抑酸药物疗程内，也可在抑酸疗程结束后进行。但对无并发症且根除 Hp 治疗结束时症状已完全缓解者也可不需继续治疗。

（三）手术治疗

目前外科手术治疗主要限于少数有并发症者，在下列情况时，可考虑手术治疗：①大量出血经药物、胃镜及血管介入治疗无效时；②急性穿孔、慢性穿透溃疡；③瘢痕性幽门梗阻；④GU 疑有癌变。手术治疗本身的并发症可能降低患者的生活质量，也无助于预防溃疡复发。

【预后】

随着内科治疗的发展，有效的药物治疗可使溃疡愈合率达到95%，死亡率已下降至1%以下，患者的死亡主要是并发症，特别是大出血和急性穿孔所致。

第二节　肝　硬　化

肝硬化是由一种或多种原因引起的、以肝组织弥漫性纤维化、假小叶和再生结节形成为特征的进行性慢性肝病。临床上以肝功能损害和门静脉高压为主要表现。

【病因和发病机制】

（一）病因

引起肝硬化的病因很多，在我国以病毒性肝炎为主，亦称肝炎后肝硬化，欧美国家以慢性乙醇中毒多见。最主要的病因有：①病毒性肝炎：约占60%～80%，主要为乙型、丙型和丁型肝炎病毒感染。甲型和戊型病毒性肝炎不发展为肝硬化；②慢性乙醇中毒：在我国约占15%，近年有上升趋势。一般每日摄入乙醇 80g 达 10 年以上，可引起肝细胞损害、脂肪沉积及肝脏纤维化，继而发展为肝硬化；③胆汁淤积：持续肝内淤胆或肝外胆管阻塞时，高浓度胆酸和胆红素可损伤肝细胞，引起原发性或继发性胆汁性肝硬化；④肝静脉回流受阻：慢性充血性心力衰竭、缩窄性心包炎等引起肝脏长期淤血缺氧；⑤药物和工业毒物：长期接触工业毒物（四氯化碳、磷、砷等）或某些药物（如异烟肼、利福平等），可引起中毒性或药物性肝炎而演变为肝硬化；⑥其他：血吸虫病、遗传、代谢疾病、自身免疫性肝炎、营养障碍、隐源性肝硬化等。

（二）发病机制

各种因素导致肝细胞损伤、坏死，进而肝细胞再生和纤维结缔组织增生，肝纤维化形成，最终发展为肝硬化。

【病理】

大体形态可见肝脏变形：早期肿大，晚期缩小，质地变硬，呈棕黄色或灰褐色，表面有弥漫性大小不等的结节和塌陷区，边缘薄锐，包膜增厚。

在组织学上，正常肝小叶破坏或消失，被假小叶取代。

【临床表现】

肝硬化的起病隐匿，病程缓慢，可隐伏数年甚至10年以上，少数因短期大片肝坏死，3～6个月便可发展成肝硬化。

(一)肝功能代偿期

症状较轻,以食欲减退和乏力为早期突出表现,可伴有腹胀、上腹隐痛、恶心等。患者肝轻度肿大,质偏硬,无或有轻压痛,脾轻或中度肿大。肝功能检查正常或轻度异常。

(二)失代偿期肝硬化

临床表现明显,主要有肝功能减退和门静脉高压症两大类表现。肝脏触诊,晚期缩小,肋下常触不到。

1. 肝功能减退的临床表现

(1)消化道症状:食欲缺乏为常见症状,厌食,进食后上腹饱胀不适,恶心呕吐,稍进油腻饮食即容易发生腹泻。

(2)全身症状:一般情况和营养状况较差,消瘦乏力,精神不振,可有夜盲、不规则发热等。

(3)与内分泌紊乱有关的症状:蜘蛛痣和肝掌,男性性功能减退、毛发脱落、乳房发育,女性月经不调、闭经、不孕等。

(4)出血倾向和贫血:常表现为鼻出血、牙龈出血、皮肤紫癜、胃肠道出血等,与肝合成凝血因子障碍、脾功能亢进引起血小板减少有关。

2. 门静脉高压症的临床表现 由门静脉系统阻力增加和门静脉血流量增多引起。

(1)脾大伴脾功能亢进:脾大是肝硬化门静脉高压较早出现的体征。脾脏肿大常伴有脾功能亢进,表现为外周血白细胞、红细胞和血小板计数减少。

(2)门-腔侧支循环开放:常见的侧支循环有:食管胃底静脉曲张、腹壁静脉曲张、痔静脉曲张。

(3)腹水形成:腹水出现提示肝硬化进入失代偿期,也是肝硬化肝功能失代偿期最突出、最常见的表现,失代偿期患者75%以上有腹水。

3. 并发症

(1)上消化道出血:是最常见的并发症,多突然出现大量呕血或黑便,常引起出血性休克或诱发肝性脑病,病死率很高。

(2)肝性脑病:为最严重的并发症和最常见的死亡原因。

(3)感染:常并发细菌感染,如肺炎、胆道感染、败血症和自发性腹膜炎。以自发性细菌性腹膜炎最常见,表现为腹痛、腹水迅速增长,体检有全腹压痛和腹膜刺激征。

(4)肝肾综合征:主要见于伴有腹水的晚期肝硬化或急性肝功能衰竭患者,由于大量腹水,导致有效循环血量不足及肾内血流重分布而引起,其特征为少尿或无尿,氮质血症,稀释性低钠血症和低钠尿,但肾脏本身并无器质性损害,故也称为功能性肾衰竭。

(5)原发性肝癌:尤其是肝炎后肝硬化、乙醇性肝硬化发生肝癌的危险性明显增高,应定期做甲胎球蛋白和肝脏B超检查。

(6)电解质和酸碱平衡紊乱:常见的有:低钠血症、低钾、低氯血症与代谢性碱中毒、酸碱平衡紊乱。

(7)门静脉内血栓形成:如果血栓形成缓慢,多无明显临床表现。若发生门静脉急性完全阻塞,可出现剧烈腹痛、腹胀、血便乃至休克,同时,脾脏迅速增大、腹水迅速增加。

【实验室及其他检查】

(一)实验室检查

1. 血常规 代偿期多正常。失代偿期可有贫血,血小板降低是较早出现的门静脉高压的信号，随着脾大、脾功能亢进的加重，外周血白细胞、红细胞和血小板计数减少。

2. 肝功能试验 代偿期肝功能试验大多正常或轻度异常。失代偿期多有全面损害。

(1)血清总蛋白、白蛋白、球蛋白：①血清总蛋白和血清白蛋白降低；②球蛋白增高；③白蛋白与球蛋白比例(A/G)降低或倒置；④白蛋白持续下降，提示肝细胞坏死进行性加重，预后不良；⑤治疗后白蛋白上升，提示肝细胞再生，治疗有效。

(2)血清氨基转移酶：①用于肝功能检查主要是丙氨酸氨基转移酶(ALT)，旧称谷氨酸丙酮酸转移酶(GPT)；②肝硬化时，转氨酶常有轻、中度增高，以ALT增高较显著；③肝细胞严重坏死时则AST活力高于ALT。

(3)血清胆红素有不同程度增高。

(4)血清蛋白电泳表现为白蛋白减少，γ-球蛋白显著增高。

(5)凝血酶原时间有不同程度延长，经注射维生素K亦不能纠正。

3. 免疫功能检查 ①细胞免疫：细胞免疫功能减退，T细胞数低于正常；②免疫球蛋白：IgG、IgA均增高，以IgG最为显著；③补体系统：总补体溶血活性(CH50)减低，补体C3减低等。

4. 腹水检查 没有感染的肝硬化腹水，通常为漏出液。合并自发性腹膜炎，腹水可呈典型渗出液或介于渗、漏出液之间。腹水细菌培养及药物敏感试验可作为抗生素选择时参考。血性腹水应考虑合并肝癌、门静脉血栓形成及结核性腹膜炎等。

知识链接

反映肝纤维化的血清学指标

1. Ⅲ型前胶原氨基末端肽(PⅢP) 测定血清中PⅢP可以间接了解肝脏胶原的合成代谢。纤维化增加时，肝脏Ⅲ型前胶原合成增加，血清中PⅢP明显升高，故PⅢP主要反映活动性纤维化。

2. Ⅳ型胶原 Ⅳ型胶原的检测指标有血中Ⅳ型前胶原羧基端肽(NCl)和氨基端肽(7S片段)以及TH段。肝纤维化时可升高。

3. 透明质酸 是细胞外间质的重要成分，肝硬化病人血清透明质酸升高。

4. 层粘连蛋白 是基底膜重要成分，与肝纤维化有一定的相关性。

以上各项指标受多种因素影响，尚不能作为确诊肝纤维化的指标，联合检测有一定的参考价值。

(二)影像学检查

1. X线检查 食管静脉曲张时行食管吞钡检查可显示虫蚀样或蚯蚓状充盈缺损，纵行皱裂增宽，胃底静脉曲张时可显示菊花瓣样充盈缺损。

2. 腹部超声检查 B超显示肝表面不光滑、肝叶比例失调(肝右叶萎缩、左叶及尾叶增大)、肝实质回声不均匀等提示肝硬化。多普勒超声可检测门静脉的血流速度、方向和血流量，还能检出体检难以检出的少量腹水。

3. CT和MRI检查 CT可显示肝左、右叶比例失调，肝表面不规则，质地致密，脾大，腹水等。当B超筛查疑合并原发性肝癌时常需CT进一步检查，诊断仍有疑问时，可配合MRI

检查，进行综合分析。

（三）内镜检查

通过胃镜可直接观察静脉曲张的部位及程度，准确率比 X 线检查高；食管胃底静脉曲张是诊断门静脉高压的最可靠指标。

（四）肝穿刺活组织检查

若见有假小叶形成，可确诊为肝硬化。

【诊断和鉴别诊断】

（一）失代偿期肝硬化诊断

诊断要点：①有病毒性肝炎或长期饮酒等病史；②有肝功能减退和门静脉高压的临床表现；③肝功能试验有血清白蛋白下降、γ 球蛋白显著增高等；④B 超或 CT 提示肝硬化等；⑤肝穿刺活组织检查见假小叶形成具有确诊价值。

（二）鉴别诊断

1. 与表现为肝大的疾病鉴别　主要有慢性肝炎、原发性肝癌、血吸虫病、某些累及肝的代谢性疾病和血液病等。

2. 与引起腹水或腹部肿大的疾病鉴别　有结核性腹膜炎、缩窄性心包炎、慢性肾小球肾炎、腹腔肿瘤和巨大卵巢囊肿等。

3. 与肝硬化并发症的鉴别　上消化道出血应与消化性溃疡、糜烂性胃炎、胃癌等鉴别；肝性脑病应与低血糖、尿毒症、酮症酸中毒昏迷等鉴别；肝肾综合征应与慢性肾小球肾炎、急性肾小管坏死等鉴别。

【治疗】

本病目前无特效治疗，关键在于早期诊断，针对病因给予相应处理，阻止肝硬化进一步发展，延长代偿期；对失代偿期患者主要是对症治疗，改善肝功能和防治并发症。

（一）一般治疗

1. 消除致病因素　积极治疗原发病因，阻止对肝脏继续损害。

（1）抗 HBV 治疗：复制活跃的 HBV 是肝硬化进展最重要的危险因素之一，对于 HBV 肝硬化失代偿，不论 ALT 水平如何，当 HBV DNA 阳性时，均应给予抗 HBV 治疗。常用药物有阿德福韦、恩替卡韦及拉米夫定等口服核苷类似物，无固定疗程，需长期应用。失代偿期乙肝肝硬化不宜使用干扰素。

（2）抗 HCV 治疗：适用于肝功能代偿的肝硬化，尽管对治疗的耐受性和效果有所降低，但为使病情稳定、延缓或阻止肝衰竭等并发症的发生，可在严密观察下，采用聚乙二醇干扰素 α 联合利巴韦林或普通干扰素联合利巴韦林等方案，对不能耐受利巴韦林不良反应者，可单用聚乙二醇干扰素 α 或普通干扰素 α。失代偿期丙肝肝硬化不宜使用干扰素。

2. 休息　代偿期患者应适当减少活动，注意劳逸结合；失代偿期应以卧床休息为主。

3. 饮食　肝硬化常有消化不良，应进食易消化的食物，以碳水化合物为主，蛋白质摄入量以患者可耐受为宜，辅以多种维生素，可给予胰酶助消化。对食欲减退、食物不耐受者，可予易消化的、蛋白质已水解为小肽段的肠内营养剂。肝功能衰竭或有肝性脑病先兆时，应限制蛋白质的摄入。禁酒，避免粗糙、坚硬的食物；慎用损伤肝脏的药物，避免不必要、疗效不明确的药物，减轻肝脏代谢负担。有腹水时应限制水钠摄入。

4. 支持治疗　失代偿期患者食欲下降，进食减少，且多有恶心、呕吐，应静脉输入高渗葡萄糖以补充热量，输液中可加入维生素 C、胰岛素、氯化钾等；注意维持水、电解质和酸碱平衡;病情严重者应用白蛋白、鲜血或血浆。

5. 保护肝细胞　胆汁淤积时,微创方式解除胆道梗阻,可避免对肝功能的进一步损伤。其他保护肝细胞的药物有:多烯磷脂酰胆碱、水飞蓟素、还原型谷胱甘肽及甘草酸二铵等。保护肝细胞药物虽有一定药理学基础,但普遍缺乏循证医学证据,过多使用可加重肝脏负担。

(二)抗纤维化治疗

目前尚无有肯定作用的药物。对病毒复制活跃的病毒性肝炎肝硬化患者可给予抗病毒治疗。

中医药治疗肝硬化有一定效果。多以活血化瘀药为主,应按病情辨证施治。

(三)腹水的治疗

1. 限制钠、水摄入　限制钠盐饮食和卧床休息为腹水的基础治疗。腹水患者必须限钠、水摄入:摄入钠盐 500 ~ 800mg/d(氯化钠 1.2 ~ 2.0g/d),入水量 < 1000ml/d 左右,如有低钠血症(血清钠 < 125mmol/L),则应限制在 500ml 以内。

2. 利尿　对上述基础治疗无效,或腹水量较大者应使用利尿剂。目前主张螺内酯(安体舒通)和呋塞米(速尿)联合应用。开始用螺内酯 40 ~ 80mg/d,4 ~ 5 天后加用呋塞米 20 ~ 40mg/d,如效果不佳,再分别逐渐加大两药剂量,最大剂量为螺内酯 400mg/d,呋塞米 160mg/d。利尿治疗以每日体重减轻 0.3 ~ 0.5kg(不伴下肢水肿)或 0.8 ~ 1kg(伴下肢水肿)为宜,剂量不宜过大,利尿速度不宜过快,以免诱发肝性脑病、肝肾综合征等,腹水渐消退者要将利尿剂逐渐减量。

3. 提高血浆胶体渗透压　对低蛋白血症患者,每周定期少量、多次输注白蛋白或血浆,除对改善肝功能有利外,还可通过提高血浆胶体渗透压促进腹水消退。

4. 难治性腹水的治疗　难治性腹水是指使用最大剂量利尿剂而腹水不消退。

(1)自身腹水浓缩回输:是治疗难治性腹水的较好方法。在无菌情况下,放腹水 5000 ~ 10000ml,通过浓缩回收成 500ml,再静脉回输,可去除潴留的钠和水分,提高血浆胶体渗透压和有效血容量。感染或癌性腹水不可回输。

(2)大量排放腹水加输注白蛋白:单纯放腹水只能暂时改善症状,2 ~ 3 天后腹水迅速复原,若每周或每月放腹水 3 次,每次 4000 ~ 6000ml,同时静脉输注白蛋白 8 ~ 10g/L 腹水,比大剂量利尿药效果好,可缩短疗程,且并发症少。

(3)经颈静脉肝内门体静脉分流术(TIPS):能有效降低门静脉压力,创伤小,安全性高,但易诱发肝性脑病,故不宜作为治疗的首选。

(四)门静脉高压症的手术治疗

手术的目的是降低门脉压力和消除脾功能亢进,手术方法有脾切除术、断流术和各种分流术。

(五)肝移植手术

肝移植是对晚期肝硬化治疗的最佳选择,是肝肾综合征唯一能长期存活的疗法,也是并发肝肺综合征时唯一的治疗选择。

【预后】

肝硬化的预后与病因、病变类型、肝功能代偿程度及有无并发症而有所不同。肝炎后肝硬化较其他原因的肝硬化差;失代偿期肝硬化合并各种并发症者预后差。

第三节　急性胰腺炎

急性胰腺炎(AP)是多种病因导致胰腺组织自身消化所致的胰腺水肿、出血及坏死等炎性损伤。临床以急性上腹痛及血淀粉酶或脂肪酶升高为特点。

【病因和发病机制】

1. 胆道疾病 胆石症、胆道感染或胆道蛔虫症等是急性胰腺炎的主要病因，其中以胆石症最为常见。

2. 大量饮酒 大量及长期饮酒可刺激胃酸分泌，使胰泌素和缩胆囊素分泌，促使胰液分泌增加；刺激 Oddi 括约肌痉挛、十二指肠乳头水肿，使胰液排出受阻，胰管内压增加等。

3. 胰管阻塞 胰管结石、蛔虫、狭窄、肿瘤等均可引起胰管阻塞，使胰液排出受阻，胰管内压力增高，导致胰管小分支和胰腺腺泡破裂，胰液与消化酶渗入间质，引起急性胰腺炎。

4. 腹腔内手术或创伤 ①腹腔手术或外伤可直接或间接损伤胰组织与血液循环供应引起胰腺炎；②内镜逆行胰胆管造影术（ERCP）检查后，可因插管时导致的十二指肠乳头水肿或注射造影剂压力过高而引起胰腺炎。

5. 其他原因 某些药物如噻嗪类利尿剂、硫唑嘌呤、糖皮质激素等可引发；某些感染及全身炎症反应可继发本病，某些内分泌与代谢障碍可促发本病。

【病理】

（一）急性胰腺炎

可分为急性水肿型及急性出血坏死型胰腺炎两型。急性水肿型可发展为急性出血坏死型，但部分出血坏死型在起病初期即发生出血及坏死。

1. 急性水肿型 较多见，病变可累及部分或整个胰腺，以尾部为多见。胰腺肿大、充血、水肿和炎症细胞浸润，可有轻微的局部坏死。

2. 急性出血坏死型 相对较少，胰腺内有灰白色或黄色斑块的脂肪组织坏死，出血严重者，胰腺呈棕黑色并伴有新鲜出血，坏死灶外周有炎症细胞浸润。常见静脉炎和血栓。此外尚可有胰腺脓肿、假性囊肿等。

（二）重症急性胰腺炎

由于炎症波及全身，可有其他脏器如小肠、肺、肝、肾等脏器的炎症病理改变；由于胰腺大量炎性渗出，常有胸腔积液、腹水等。

【临床表现】

急性胰腺炎的临床表现和病情轻重取决于病因、病理分型和诊治是否及时。

（一）症状

1. 腹痛 为本病的主要表现和首发症状。主要因胰腺急性水肿、炎性渗出、肠麻痹、胰管阻塞或伴胆囊炎胆石症等引起疼痛。

腹痛常在饮酒和饱餐后发生，多为急性发作，呈持续性，可有阵发性加剧，多位于中上腹，并常向腰背部呈带状放射，出血坏死型常为全腹痛。程度轻重不一，可与病情不平行，其性质可为钝痛、刀割样痛、钻痛或绞痛，取弯腰抱膝位可减轻疼痛，进食后加剧，一般胃肠解痉药不能缓解。水肿型腹痛 3～5 天即缓解，出血坏死型病情发展较快，疼痛延续时间较长。

2. 恶心、呕吐及腹胀 为本病常见症状之一。多在腹痛后发生，呕吐物为食物和胆汁，呕吐后腹痛并不减轻。同时有腹胀，少数严重患者甚至并发麻痹性肠梗阻，呕吐、腹胀更甚。

3. 发热 多数患者有中度以上发热，多持续 3～5 天。如持续一周以上不退或逐日上升，并有白细胞升高者应怀疑有继发感染，如胰腺脓肿、胆道感染等。发热、黄疸者多见于胆源性胰腺炎。

4. 低血压或休克 重症胰腺炎常发生。患者烦躁不安、皮肤苍白、湿冷、血压下降等，严重时甚至发生休克。主要为有效血容量不足,缓激肽类物质致周围血管扩张引起低血容量所致。

5. 水、电解质及酸碱平衡紊乱　多有轻重不等的脱水、低钾血症;呕吐频繁者有代谢性碱中毒。重症者脱水明显,并有代谢性酸中毒,低钙血症(<2.0mmol/L);部分伴血糖增高。

(二)体征

轻症者仅表现为轻压痛,重症者全腹压痛明显,可出现腹膜刺激征、腹水、Grey-Turner征、Cullen征。肠鸣音减弱或消失。腹胀明显,可有腹水征,腹水多呈血性。胆总管或壶腹部结石、胰头炎性水肿压迫胆总管时,可导致黄疸。腹部因液体积聚或假性囊肿形成可触及肿块。其他可有相应并发症所具有的体征。

【实验室及其他检查】

(一)诊断急性胰腺炎的重要标志物

1. 淀粉酶　急性胰腺炎时,血清淀粉酶于起病后2~12小时开始升高,48小时开始下降,持续3~5天,血清淀粉酶超过正常值的3倍可确诊本病。尿淀粉酶升高较晚,在起病后12~14小时开始升高,下降缓慢,持续1~2周,尿淀粉酶值易受患者尿量的影响,尿淀粉酶变化仅作参考。

2. 脂肪酶　血清脂肪酶于起病后24~72小时开始升高,持续7~10天,其敏感性和特异性均略优于血淀粉酶。尤其当血清淀粉酶活性已经下降至正常,或其他原因引起血清淀粉酶活性增高时,血清脂肪酶活性测定有互补作用。

3. 血清标志物　推荐使用CRP,发病72h后CRP>150mg/L提示胰腺组织坏死。动态测定血清IL-6水平增高提示预后不良。

知识链接

反映SAP病理生理变化的实验室检测指标

检测指标	病理生理变化
白细胞↑	炎症或感染
C反应蛋白>150mg/L	炎症
血糖(无糖尿病史)>11.2mmol/L	胰岛素释放减少、胰高血糖素释放增加、胰腺坏死
TB、AST、ALT↑	胆道梗阻、肝损伤
白蛋白↓	大量炎性渗出、肝损伤
BUN、肌酐↑	休克、肾功能不全
血氧分压↓	成人呼吸窘迫综合征
血钙 < 2mmol/L	Ca内流入腺泡,胰腺坏死
血甘油三酯↑	既是急性胰腺炎的病因,也可能是其后果
血钠、钾、pH异常	肾功能受损、内环境紊乱

（二）影像学检查

1. 腹部B超　是急性胰腺炎的常规初筛影像学检查，在发病初期24～48小时行超声检查，可以初步判断胰腺组织形态学变化，同时有助于判断有无胆道疾病。但受胃肠道积气的影响，对急性胰腺炎不能做出准确判断。后期对脓肿及假性囊肿有诊断意义，常用于诊断、随访及协助穿刺定位。

2. 腹部CT　增强CT是诊断胰腺坏死的最佳方法。一般应在起病一周左右进行。

【诊断和鉴别诊断】

（一）诊断

急性胰腺炎的诊断标准　临床上符合以下3项特征中的任意2项，即可诊断为急性胰腺炎。①与急性胰腺炎符合的腹痛（急性、突发、持续、剧烈的上腹部疼痛，常向背部放射）；②血清淀粉酶和（或）脂肪酶活性至少>3倍正常上限值；③增强CT/MRI或腹部超声呈AP影像学改变。

（二）鉴别诊断

本病需与某些引起上腹痛或淀粉酶增高的疾病鉴别。

1. 消化性溃疡急性穿孔　有典型的溃疡病史，腹痛突然加剧，腹肌紧张，肝浊音界消失。X线见膈下游离气体可资鉴别。

2. 急性胆囊炎及胆石症　有胆绞痛史，疼痛位于右上腹，可向右肩放射，Murphy征阳性。血、尿淀粉酶轻度升高，B超及CT胆道可明确诊断。

3. 急性心肌梗死　有冠心病史，起病急，有时疼痛可限于上腹部。心电图可显示梗死图像，血清心肌酶升高，血、尿淀粉酶正常。

4. 急性肠梗阻　阵发性腹痛，腹胀、呕吐、停止排气，肠鸣音亢进，可见肠型。腹部平片可见液气平面。

【治疗】

急性胰腺炎治疗的关键是：①寻找并去除病因；②控制炎症。

（一）轻症急性胰腺炎

大多数急性胰腺炎属于轻症急性胰腺炎，即急性水肿型胰腺炎，经3～5天治疗多可痊愈。治疗措施如下：

1. 一般治疗　卧床休息，禁食3～5天，腹痛、腹胀及呕吐严重者给予胃肠减压。

2. 支持疗法　积极补充血容量，维持水、电解质和酸碱平衡，注意维持热量供应。

3. 止痛　适当选择胃肠解痉药，如阿托品0.5mg或山莨菪碱10mg，肌内注射，每日2～3次。腹痛剧烈者可给予哌替啶50～100mg，肌内注射。

4. 抗生素的应用　急性胰腺炎属于化学性炎症，抗生素并非必要；但我国急性胰腺炎常与胆道疾病有关，故临床上习惯应用。常用喹诺酮类、氨苄西林联合甲硝唑治疗。

5. 抑酸治疗　可通过抑制胃酸分泌而减少其对胰液分泌的刺激，并有预防应激性溃疡的作用，目前临床习惯应用。常用H_2受体阻断药或质子泵抑制剂。

（二）重症急性胰腺炎

重症急性胰腺炎也称为急性出血坏死型胰腺炎，病情危重，必须采取综合性措施，积极治疗。

1. 一般治疗

（1）严格卧床休息；禁食，但必须给予营养支持。早期一般采用全胃肠外营养（TPN），应尽早进行空肠插管,过渡到肠内营养(EN)。营养支持可增强肠道黏膜屏障,防止肠内细菌移位引起胰腺坏死合并感染。谷氨酰胺有保护肠道黏膜屏障作用,可加用。

(2)监护:有条件者应转入重症监护病房(ICU),密切监测血压、血氧、尿量及其他生命体征。

(3)维持水、电解质和酸碱平衡:应积极补充液体及电解质,维持有效血容量,有休克者,应给予白蛋白、鲜血或血浆代制品。

2. 内科治疗

(1)减少胰液分泌:急性胰腺炎时,循环中生长抑素水平显著降低,可予外源性补充生长抑素 250～500μg/h,或生长抑素类似物奥曲肽 25～50μg/h,持续静脉滴注,疗程 3～7 天。

(2)抑制胰酶活性:主张早期足量应用。①抑肽酶:可抑制胰血管舒缓素、蛋白酶、糜蛋白酶和血清素等,每日 20 万～50 万 U,分 2 次溶于葡萄糖液静脉滴注;②加贝酯:可抑制蛋白酶、胰血管舒缓素、凝血酶原、弹性纤维酶等,还可稳定溶酶体膜,改善胰腺微循环,减少急性胰腺炎并发症。每日 100～300mg 溶于 500～1500ml 葡萄糖盐水中滴注,病情好转后逐渐减量。

(3)抗生素的应用:胰腺感染后,应选择针对革兰阴性菌和厌氧菌的、能透过血胰屏障的抗生素,如喹诺酮类或头孢类联合抗厌氧菌的甲硝唑。严重败血症或上述抗生素无效时应使用亚胺培南等。此外,如疑有真菌感染,可经验性应用抗真菌药。

(4)改善胰腺的微循环:丹参注射液可抑制血小板聚集,降低血黏度。右旋糖酐可补充血容量,更能改善微循环,稀释血液,改善器官灌注,防止高凝状态的发生。

(5)镇痛:多数患者在静脉滴注生长抑素或奥曲肽后,腹痛可得到明显缓解。对严重腹痛者,可肌内注射哌替啶止痛,每次 50～100mg。由于吗啡可增加 Oddi 括约肌压力,胆碱能受体拮抗剂如阿托品可诱发或加重肠麻痹,均不宜使用。

3. 内镜下 Oddi 括约肌切开术(EST)　适用于胆源性胰腺炎合并胆道梗阻的患者。

4. 外科治疗　手术适应证有:①胰腺坏死合并感染者;②诊断未明确,与其他急腹症难于鉴别时;③并发脓肿、假性囊肿、弥漫性腹膜炎、肠麻痹坏死时;④胆源性胰腺炎处于急性状态,需外科手术解除梗阻时。

【预后】

取决于病变程度以及有无并发症。轻症常在一周内恢复,不留后遗症。重症病情凶险,预后差,病死率在 20%～40%,治愈者多遗留不同程度的胰功能不全,甚至发展为慢性胰腺炎。

学习小结

消化性溃疡,因溃疡的形成与胃酸/胃蛋白酶的消化作用有关而得名。主要病因与幽门螺杆菌感染、长期服用 NSAIDs、糖皮质激素、化疗药物等药物和胃酸胃蛋白酶的消化作用有关。反复上腹部疼痛是主要症状。病情的发展过程中可出现上消化道出血、穿孔、幽门梗阻和癌变四大并发症。治疗原则为饮食要规律,避免辛辣刺激等食物,根据病情给予抑制胃酸药物、保护胃黏膜药物治疗,幽门螺杆菌阳性者则需要根治幽门螺杆菌治疗,必要时可手术治疗。

肝硬化约 60%～80% 患者患病前有乙型、丙型和丁型病毒性肝炎病史,通常经过慢性肝炎阶段演变而来。临床上起病隐匿，晚期以肝功能减退和门静脉高压为主要临床表现。肝功能检查一般为轻度或中度升高，以 ALT 升高明显，肝细胞严重坏死时则 AST 升高更明显；血清白蛋白下降、球蛋白上升，A/G 倒置。本病目前无特效治疗，关键在于早期诊断，针对病因给予相应处理，防止肝硬化进一步发展，后期积极防治并发症，乃至终末期则只能有赖于肝移植。

急性胰腺炎是由于胆道疾病、大量饮酒、暴饮暴食、胰管梗阻等因素引起胰腺自身消化性疾病。常在饱食、脂餐或饮酒后发生。腹痛为首发症状，呈持续性疼痛，阵发性加剧，可向腰背部呈带状放射。实验室检查中血清淀粉酶测定具有很高的诊断价值。可采取内科治疗和外科治疗。

病例分析

病例1：某男，28岁，反复上腹部疼痛5年，每年秋冬季发作，疼痛以餐前明显，有时出现夜间痛，伴反酸，大便正常。查体：血压110/80mmHg，墨菲征（－），剑突下偏右有轻压痛，肝脾未扪及，肠鸣音正常。

请问：

（1）该患者最可能的诊断是什么？

（2）应做哪些检查确诊？

（3）最有效的药物是什么？

病例2：某男，58岁，反复上腹部胀痛10余年，伴恶心、呕吐、乏力和食欲减退，近1年来经常鼻出血、牙龈出血。患者诉有30余年的酗酒史。查体：血压130/90mmHg，体型消瘦，巩膜未见黄染，未见颈静脉怒张，前胸可见散在的蜘蛛痣，心肺（－），腹部膨隆，腹壁静脉曲张，腹部无压痛，肝脾肋下未触及，移动性浊音（＋），双下肢呈可凹性水肿。

请问：

（1）该患者可能的诊断是什么？

（2）应进一步做哪些实验室检查及辅助检查来明确诊断？

（3）可能出现哪些并发症？

（4）请列出该患者目前的治疗措施。

病例3：某女，40岁，进食油腻食物2小时后突发上腹部持续性剧烈疼痛，呈刀割样，且阵发性加剧，疼痛向腰背部放射，伴恶心、呕吐，吐后腹痛未见缓解。患者平时进食油性食物后可引起右上腹隐痛。查体：T 38.2℃，BP 110/80mmHg，急性痛苦面容，巩膜无黄染，心肺（－），腹平软，上腹部轻度压痛，肝脾未触及。实验室检查：WBC 10.8×10^9/L，中性粒细胞占78%；血清淀粉酶600U（苏氏单位，正常值为180U）。

请问：

（1）最可能的诊断是什么？

（2）诊断依据有哪些？

（3）相应的治疗措施有哪些？

（滕艺萍）

第四章　泌尿系统疾病

学习目标

1. 掌握：急性肾小球肾炎、肾病综合征、尿路感染及慢性肾衰竭的临床表现。
2. 熟悉：急性肾小球肾炎、肾病综合征、尿路感染及慢性肾衰竭的常用实验室检查项目及临床意义；
3. 了解：急性肾小球肾炎、肾病综合征、尿路感染及慢性肾衰竭的治疗原则；

走入现场

今天早上起床后，小张告诉妈妈，自己解出来的小便呈淡红色，妈妈又发现小姑娘的眼睑水肿，于是带她到人民医院就诊……

问题：1. 小姑娘可能得了什么疾病？

2. 为明确诊断还应做哪些检查？

泌尿系统由肾脏、输尿管、膀胱、尿道及有关的血管、神经等组成。主要功能是生成和排泄尿液，以此排泄代谢产物及调节水、电解质和酸碱平衡，维持机体内环境稳定。肾脏也是一个内分泌器官，可调节血压、红细胞生成和骨骼生长等。本章主要阐述内科范畴内的常见肾脏疾病。

第一节　急性肾小球肾炎

急性肾小球肾炎（acute glomerulonephritis）简称急性肾炎（AGN），临床表现为急性起病，以血尿、蛋白尿、水肿和高血压，并可伴有一过性氮质血症为特点的肾小球疾病。

【病因和发病机制】

（一）病因

常见于上呼吸道感染（多为扁桃体炎）、猩红热、皮肤感染（多为脓疱疮）等链球菌感染后。多为β-溶血性链球菌“致肾炎菌株”（常见为A组12型等）感染后，而其他细菌、病毒及寄生虫感染亦可引起。

（二）发病机制

主要由感染所诱发的免疫反应引起，通过循环免疫复合物沉积于肾小球致病，或种植于肾小球的抗原与循环中的特异抗体相结合形成原位免疫复合物而致病。自身免疫反应也可能参与了发病机制。肾小球内的免疫复合物激活补体,导致肾小球内皮及系膜细胞增生,并可吸引中性粒细胞及单核细胞浸润,导致肾脏病变。

【病理】

肾脏体积可较正常增大、病变主要累及肾小球。病变类型为毛细血管内增生性肾小球肾炎。光镜下通常为弥漫性肾小球病变,以内皮细胞及系膜细胞增生为主要表现,急性期可伴有中性粒细胞和单核细胞浸润。肾小管病变多不明显,但肾间质可有水肿及灶状炎性细胞浸润。免疫病理检查可见 IgG 及 C3 呈粗颗粒状沿毛细血管壁和(或)系膜区沉积。电镜检查可见肾小球上皮细胞下有驼峰状大块电子致密物沉积。

【临床表现】

急性肾炎多见于儿童,以 5~14 岁多见,男性多于女性。通常于上呼吸道感染后 1~3 周(平均 10 天左右)无症状间歇期而急性起病,病情轻重不一,轻者呈亚临床型(仅有尿常规及血清 C3 异常);典型者呈急性肾炎综合征表现,重者可发生急性肾衰竭。本病大多预后良好,常可在数月内临床自愈。

本病典型者具有以下表现:

(一) 血尿

几乎全部患者均有肾小球源性血尿,约 30% 患者可有肉眼血尿,肉眼血尿时尿色可呈洗肉水样,常为起病首发症状和患者就诊原因。

(二) 水肿

80% 以上患者均有水肿,常为起病的初发表现,典型表现为晨起眼睑水肿或伴有下肢轻度可凹性水肿,少数严重者可波及全身。

(三) 高血压

约 80% 患者出现一过性轻、中度高血压,常与钠水潴留有关,利尿后血压可逐渐恢复正常。少数患者可出现严重高血压,甚至高血压脑病。

【并发症】

有充血性心力衰竭、高血压脑病和急性肾衰竭等。

【实验室及其他检查】

(一) 尿液检查

尿沉渣镜检可见大量红细胞,多为变形红细胞,这是急性肾炎的重要特点。早期尚可见白细胞和上皮细胞稍增多,并可有颗粒管型和红细胞管型等。蛋白尿阳性,通常为 + ~ + + +,少数患者(<20% 患者)可出现大量蛋白尿。

(二) 血液检查

1. 血象　血液红细胞计数及血红蛋白可稍低,白细胞计数可正常或增高。

2. 血沉　血沉增快,多在 2~3 月内恢复正常。但其程度与病情轻重无关,往往提示疾病活动。

(三) 肾功能检查

患者起病早期可因肾小球滤过率下降、钠水潴留而尿量减少(常在 400~700ml/d),少数患者甚至少尿(<400ml/d)。肾功能可一过性受损,表现为轻度氮质血症。多于 1~2 周后尿量渐增,肾功能于利尿后数日可逐渐恢复正常。仅有极少数患者可表现为急性肾衰竭,易与急进性肾炎相混淆。

(四)免疫学检查异常

起病初期血清 C3 及总补体下降,8 周内渐恢复正常,对诊断本病意义很大。患者血清抗链球菌溶血素"O"滴度可升高,提示近期内曾有过链球菌感染。另外,部分患者起病早期循环免疫复合物及血清冷球蛋白可呈阳性。

【诊断和鉴别诊断】

(一)诊断要点

包括:①起病前 1～3 周有链球菌感染病史;②出现血尿、蛋白尿、水肿和高血压,并可伴有一过性氮质血症;③血清抗链球菌溶血素"O"滴度升高,血清 C3 及总补体下降。

(二)鉴别诊断

结合病史、典型临床表现和必要的实验室检查与 IgA 肾病、急进性肾炎不难鉴别,肾穿刺活检可明确诊断。

【治疗】

本病治疗以休息及对症治疗为主。急性肾衰竭病例应予透析,待其自然恢复。本病为自限性疾病,不宜应用糖皮质激素及细胞毒药物。

(一)一般治疗

急性期应卧床休息,待肉眼血尿消失、水肿消退及血压恢复正常后逐步增加活动量。急性期应予低盐(每日 3g 以下)饮食。肾功能正常者不需限制蛋白质入量,但氮质血症时应限制蛋白质摄入,并以优质动物蛋白为主。明显少尿者应限制液体入量。

(二)治疗感染灶

以往主张病初注射青霉素 10～14 天(过敏者可用大环内酯类抗生素),但其必要性现有争议。反复发作的慢性扁桃体炎,待病情稳定后(尿蛋白少于 +,尿沉渣红细胞少于 10 个/HP)可考虑做扁桃体摘除,术前、术后两周需注射青霉素。

(三)对症治疗

包括利尿消肿、降血压,预防心脑合并症的发生。休息、低盐和利尿后高血压控制仍不满意时,可加用降压药物。

(四)透析治疗

少数发生急性肾衰竭而有透析指征时,应及时给予透析治疗以帮助患者度过急性期。由于本病具有自愈倾向,肾功能多可逐渐恢复,一般不需要长期维持透析。

(五)中医药治疗

急性肾小球肾炎属中医"风水",多由于感受风寒、风热及湿邪所致。病变发展期有外感表证及水肿、尿少、血尿等症状,此期中医治疗往往采用祛风利水、清热解毒、凉血止血等治疗法则,常用方剂有越婢加术汤,麻黄连翘赤小豆汤等。

【预后】

绝大多数患者于 1～4 周内出现利尿、消肿、降压,尿化验也常随之好转。多数病例预后良好,可完全治愈,约 6%～18% 病例遗留尿异常和(或)高血压而转为"慢性",或于"临床痊愈"多年后又出现肾小球肾炎表现。仅有 <1% 的患者可因急性肾衰竭救治不当而死亡,且多为高龄患者。一般认为老年患者,有持续性高血压、大量蛋白尿或肾功能损害者预后可能较差,散发者较流行者预后可能差;肾组织增生病变重,伴有较多新月体形成者预后差。

第二节　肾病综合征

肾病综合征(nephrotic syndrome,NS)是由多种原因引起的肾小球基底膜通透性增高,导致血浆内大量蛋白质从尿中丢失,而引起的临床综合征。肾病综合征按病因可分为:①原发性肾病综合征:病因未明的肾病,包括单纯性肾病和肾炎性肾病两种类型。②继发性肾病综合征:继发于全身性疾病,如过敏性紫癜、系统性红斑狼疮等,某些药物或金属中毒等所致的肾病。③先天性肾病综合征:出生后3个月内起病,临床表现符合肾病综合征,除外继发因素所致者。本节重点介绍原发性肾病综合征。

【病因和发病机制】

病因和发病机制目前尚不清楚。近年来认为微小病变型肾病发病机制与肾小球毛细血管壁结构或静电屏障破坏有关。静电屏障作用受损的原因,大多认为是细胞免疫功能失调所致。

【病理和病理生理】

引起原发性肾病综合征的肾小球病主要病理类型有微小病变型肾病、系膜增生性肾小球肾炎、系膜毛细血管性肾小球肾炎、膜性肾病及局灶性节段性肾小球硬化。

(一) 大量蛋白尿

在正常生理情况下,肾小球滤过膜具有分子屏障及电荷屏障作用,当这些屏障作用受损时,致使原尿中蛋白含量增多,当其增多明显超过近曲小管回吸收量时,形成大量蛋白尿。

(二) 血浆蛋白变化

肾病综合征时大量白蛋白从尿中丢失,促进白蛋白肝脏代偿性合成增加,同时由于近端肾小管摄取滤过蛋白增多,也使肾小管分解蛋白增加。当肝脏白蛋白合成增加不足以克服丢失和分解时,则出现低白蛋白血症。此外,肾病综合征患者因胃肠道黏膜水肿导致饮食减退、蛋白质摄入不足、吸收不良或丢失,也是加重低白蛋白血症的原因。

(三) 水肿

肾病综合征时低白蛋白血症、血浆胶体渗透压下降,使水分从血管腔内进入组织间隙,是造成肾病综合征水肿的基本原因。

(四) 高脂血症

高胆固醇和(或)高甘油三酯血症、血清中LDL、VLDL和脂蛋白α浓度增加,常与低蛋白血症并存。与肝脏合成脂蛋白增加和脂蛋白分解减弱相关,目前认为后者可能是高脂血症更为重要的原因。

【临床表现】

大多起病隐匿,约30%的病例起病前有病毒或细菌感染史,70%复发病例与病毒感染有关。

(一) 单纯性肾病

为肾病综合征最常见类型,多数起病缓慢,以高度水肿为最常见的症状。水肿呈凹陷性,从眼睑、颜面开始,逐渐加重,可波及全身。水肿显著部位为颜面、下肢及阴囊部,严重病人可出现胸腔、腹腔和心包积液。发病时可伴有乏力、食欲减退、颜面苍白等。

(二) 肾炎性肾病

水肿不如单纯性肾病显著,一般为非凹陷性水肿,除有单纯性肾病的四大表现外,常伴有明显的血尿，持续性或发作性高血压，氮质血症等。

【并发症】

（一）感染

与蛋白质营养不良、免疫功能紊乱及应用糖皮质激素治疗有关。常见感染部位顺序为呼吸道、泌尿道、皮肤。感染是肾病综合征的常见并发症，由于应用糖皮质激素，其感染的临床征象常不明显，若治疗不及时或不彻底，感染仍是导致肾病综合征复发和疗效不佳的主要原因之一。

（二）血栓、栓塞

由于血液浓缩（有效血容量减少）及高脂血症造成血液黏稠度增加。因此，肾病综合征容易发生血栓、栓塞并发症，其中以肾静脉血栓最为常见（发生率约10%～50%，其中3/4病例因慢性形成，临床并无症状）；此外，肺血管血栓、栓塞，下肢静脉、下腔静脉、冠状血管血栓和脑血管血栓也不少见。

（三）急性肾衰竭

肾病综合征患者可因有效血容量不足而致肾血流量下降，诱发肾前性氮质血症。经扩容、利尿后可得到恢复。少数病例可出现急性肾衰竭，尤以微小病变型肾病者居多，发生多无明显诱因，表现为少尿甚或无尿，扩容利尿无效。

（四）蛋白质及脂肪代谢紊乱

长期低蛋白血症可导致营养不良、小儿生长发育迟缓；免疫球蛋白减少造成机体免疫力低下、易致感染。高脂血症增加血液黏稠度，促进血栓、栓塞并发症的发生，还将增加心血管系统并发症，并可促进肾小球硬化和肾小管-间质病变的发生，促进肾脏病变的慢性进展。

【实验室和其他检查】

（一）尿液检查

蛋白尿定性多在＋＋＋～＋＋＋＋，24小时尿蛋白定量＞3.5g/d。单纯性肾病尿中无红细胞或仅含少量红细胞，可见颗粒、透明管型；肾炎性肾病可有持续性镜下血尿或发作性肉眼血尿。

（二）血清蛋白、胆固醇、血沉测定

血浆总蛋白及白蛋白均明显下降，总蛋白＜50g/L，白蛋白＜30g/L，白蛋白与球蛋白比值倒置。血清胆固醇明显增高（＞5.7μmol/L）。血沉明显增快。单纯性肾病血清补体正常，肾炎性肾病补体多降低。

（三）肾功能检查

单纯性肾病血尿素氮（BUN）、血肌酐（Cr）正常，肾炎性肾病血尿素氮（BUN）、血肌酐（Cr）增高，晚期肾小管功能异常。

【诊断和鉴别诊断】

（一）诊断

1. 确诊肾病综合征　①尿蛋白大于3.5g/d；②血浆白蛋白低于30g/L；③水肿；④血脂升高。其中①②两项为诊断所必需。

2. 确认病因　必须首先除外继发性的病因和遗传性疾病，才能诊断为原发性肾病综合征；最好能进行肾活检，作出病理诊断。

3. 判定有无并发症。

（二）鉴别诊断

须与过敏性紫癜肾炎、系统性红斑狼疮肾炎、乙型肝炎病毒相关性肾炎、糖尿病肾病等疾病相鉴别。

【治疗】

（一）一般治疗

1. 休息　凡有严重水肿、低蛋白血症者需卧床休息。水肿消失、一般情况好转后，可起床活动。

2. 饮食　给予正常量0.8～1.0g/(kg·d)的优质蛋白(富含必需氨基酸的动物蛋白)饮食。热量要保证充分，每日每千克体重不应少于126～147kJ(30～35kcal)。水肿时应低盐(<3g/d)饮食。为减轻高脂血症，应少进富含饱和脂肪酸(动物油脂)的饮食，而多吃富含多聚不饱和脂肪酸(如植物油、鱼油)及富含可溶性纤维(如燕麦、米糠及豆类)的饮食。

（二）对症治疗

1. 利尿消肿　原则是不宜过快过猛，以免造成血容量不足、加重血液高黏倾向，诱发血栓、栓塞并发症。

(1)噻嗪类利尿剂：常用氢氯噻嗪，长期服用应防止低钾、低钠血症。

(2)潴钾利尿剂：单独使用时利尿作用不显著，可与噻嗪类利尿剂合用。常用氨苯蝶啶或醛固酮拮抗剂螺内酯，长期服用需防止高钾血症，对肾功能不全患者应慎用。

(3)袢利尿剂：常用呋塞米(速尿)，或布美他尼(丁尿胺)，需谨防低钠血症及低钾、低氯血症性碱中毒发生。

(4)渗透性利尿剂：常用不含钠的右旋糖酐40(低分子右旋糖酐)或淀粉代血浆(706代血浆)，加用袢利尿剂可增强利尿效果。但对少尿(尿量<400ml/d)患者应慎用此类药物。

(5)提高血浆胶体渗透压：常用血浆或白蛋白等静脉输注，继而用呋塞米加于葡萄糖溶液中缓慢静脉滴注。对严重低蛋白血症、高度水肿而又少尿(尿量<400ml/d)的肾病综合征患者，在必需利尿的情况下方可考虑使用，心力衰竭患者应慎用。

2. 减少尿蛋白　血管紧张素转换酶抑制剂(ACEI)(如贝那普利)或血管紧张素Ⅱ受体拮抗剂(ARB)(如氯沙坦)，除可有效控制高血压外，均可通过降低肾小球内压和直接影响肾小球基底膜对大分子的通透性，减少尿蛋白作用。

（三）主要治疗——抑制免疫与炎症反应

1. 糖皮质激素(简称激素)是治疗肾病综合征的首选药，通过抑制炎症反应、抑制免疫反应、抑制醛固酮和抗利尿激素分泌等而发挥其利尿、消除尿蛋白的疗效。使用原则和方案一般是：①起始足量：常用药物为泼尼松1mg/(kg·d)，口服8周，必要时可延长至12周；②缓慢减药：足量治疗后每2～3周减原用量的10%，当减至20mg/d左右时症状易反复，应更缓慢减量；③长期维持：最后以最小有效剂量(10mg/d)再维持半年左右。水肿严重、有肝功能损害或泼尼松疗效不佳时，可更换为甲泼尼龙(等剂量)口服或静脉滴注。长期应用激素的患者可出现感染、药物性糖尿病、骨质疏松等副作用，需加强监测，及时处理。

2. 细胞毒药物　这类药物可用于“激素依赖型”或“激素抵抗型”的患者，协同激素治疗。若无激素禁忌，一般不作为首选或单独治疗用药。

(1)环磷酰胺：是国内外最常用的细胞毒药物，主要副作用为骨髓抑制及中毒性肝损害，并可出现性腺抑制(尤其男性)、脱发、胃肠道反应及出血性膀胱炎等。

(2)盐酸氮芥：为最早用于治疗NS的药物，治疗效果较佳。因可引起注射部位血管炎或局部组织坏死，严重的胃肠道反应和骨髓抑制作用，目前临床上少用。

(3)其他：苯丁酸氮芥、硫唑嘌呤亦有使用报道，但疗效较弱。

应用激素及细胞毒药物治疗NS原则上应以增强疗效的同时最大限度地减少副作用为宜。对于是否应用激素治疗、疗程长短以及应否使用细胞毒药物等应结合患者肾小球病的病理类型、年龄、肾功能和有否相对禁忌证等情况不同而区别对待，制定个体化治疗方案。

(四) 中医药治疗

单纯中医、中药治疗肾病综合征疗效出现较缓慢，一般主张与激素及细胞毒药物联合应用。

(五) 并发症防治

1. 感染 通常在激素治疗时无须应用抗生素预防感染，否则不但达不到预防目的，反而可能诱发真菌二重感染。一旦发现感染，应及时选用对致病菌敏感、强效且无肾毒性的抗生素积极治疗，有明确感染灶者应尽快去除。

2. 血栓及栓塞 当血浆白蛋白低于20g/L时，提示存在高凝状态，即应开始预防性抗凝治疗。可给予肝素钠或低分子肝素，也可服用华法林。抗凝同时可辅以抗血小板药，如双嘧达莫或阿司匹林口服。对已发生血栓、栓塞者应尽早(6小时内效果最佳，但3天内仍可望有效)给予尿激酶或链激酶全身或局部溶栓，同时配合抗凝治疗，抗凝药一般应持续应用半年以上。抗凝及溶栓治疗时均应避免药物过量导致出血。

3. 急性肾衰竭 肾病综合征并发急性肾衰竭时可采取以下措施：①袢利尿剂：对袢利尿剂仍有效者应予以较大剂量，以冲刷阻塞的肾小管管型；②血液透析：利尿无效，并已达到透析指征者，应给血液透析以维持生命；③原发病治疗。因其病理类型多为微小病变型肾病，应予以积极治疗；④碱化尿液：可口服碳酸氢钠碱化尿液，以减少管型形成。

4. 蛋白质及脂肪代谢紊乱 ACEI及血管紧张素Ⅱ受体拮抗剂均可减少尿蛋白；中药黄芪可促进肝脏白蛋白合成，并可能兼有减轻高脂血症的作用。降脂药物可选择降胆固醇为主的羟甲戊二酸单酰辅酶A(HMG CoA)还原酶抑制剂，如洛伐他汀(lovastatin)等他汀类药物；或降甘油三酯为主的氯贝丁酯类，如非诺贝特(fenofibrate)等。

【预后】

肾病综合征预后的个体差异很大。决定预后的主要因素包括：①病理类型。微小病变型肾病部分患者可自发缓解，治疗缓解率高，但缓解后易复发。早期膜性肾病仍有较高的治疗缓解率，晚期虽难以达到治疗缓解，但病情多数进展缓慢，发生肾衰竭较晚。系膜毛细血管性肾小球肾炎及重度系膜增生性肾小球肾炎疗效不佳，预后差，较快进入慢性肾衰竭。②临床因素。大量蛋白尿、高血压和高血脂均可促进肾小球硬化，上述因素如长期得不到控制，则成为预后不良的重要因素。③存在反复感染、血栓栓塞并发症者常影响预后。

第三节 尿路感染

尿路感染(urinary tract infection，UTI)，是指各种病原微生物在尿路中生长、繁殖而引起的炎症性疾病。多见于育龄期妇女、老年人、免疫功能低下及尿路畸形者。

按发生部位分为肾盂肾炎、输尿管炎、膀胱炎和尿道炎，其中肾盂肾炎和输尿管炎合称上尿路感染，膀胱炎和尿道炎合称下尿路感染。肾盂肾炎、膀胱炎又有急性和慢性之分。根据有无尿路功能或结构的异常，又可分为复杂性、非复杂性尿路感染。

【病因和发病机制】

（一）病原微生物

革兰阴性杆菌为尿路感染最常见致病菌，其中又以大肠埃希菌最为常见，约占全部尿路感染的80% ~90%，其次为变形杆菌、克雷伯杆菌。约5% ~10%的尿路感染由革兰阳性细菌引起。

（二）发病机制

1. 感染途径

（1）上行感染：指病原体经由尿道上行至膀胱，甚至输尿管、肾盂引起的感染称为上行感染，约占尿路感染的95%。正常情况下前尿道和尿道口周围定居着少量细菌，并不致病。但某些因素如性生活、尿路梗阻、医源性操作、生殖器感染等可导致上行感染的发生。

（2）血行感染：指病原体通过血液循环到达肾脏或尿路引起的感染，较少见。

（3）直接感染：泌尿系统周围器官、组织发生感染时，病原体可直接侵入到泌尿系统引起感染。

（4）淋巴道感染：盆腔和下腹部器官感染时，病原体可从淋巴管蔓延到肾脏引起感染。

2. 机体防御功能下降　正常机体有一系列防御细菌入侵尿道的能力，包括：①尿液的冲刷作用；②尿道和膀胱黏膜的抗菌能力；③尿液中高浓度尿素、高渗透压和低pH等的抑菌作用；④前列腺分泌物中含有的抗菌成分；⑤感染出现后，白细胞很快进入膀胱上皮组织和尿液中，起清除细菌的作用；⑥输尿管膀胱连接处的活瓣有防止尿液及细菌逆行的作用。但是，当机体免疫功能降低，抵抗力下降时，可发生泌尿系统感染。

3. 易感因素　①尿路梗阻：如结石、前列腺增生、狭窄、肿瘤等；②膀胱输尿管反流；③性别：女性尿道较短（约4cm）而宽，距离肛门较近，男性包茎、包皮过长；④医源性因素：导尿或留置导尿管、膀胱镜和输尿管镜检查、逆行性尿路造影等；⑤泌尿系统结构异常：如肾发育不良、肾盂及输尿管畸形、马蹄肾、多囊肾等；⑥其他因素：神经源性膀胱，机体免疫力低下如长期使用免疫抑制剂、糖尿病、艾滋病等。

4. 细菌的致病力　细菌进入膀胱后，能否引起感染，与其致病力有很大关系。以大肠埃希菌为例，能引起者仅为O、K和H血清型等少数菌株。

【病理】

急性膀胱炎出现膀胱黏膜血管扩张、充血、上皮细胞肿胀、黏膜下组织充血、水肿及炎症细胞浸润。急性肾盂肾炎表现为局限或广泛的肾盂肾盏黏膜充血、水肿，表面有脓性分泌物；可见肾小管上皮细胞肿胀、坏死、脱落，肾小管腔中有脓性分泌物。慢性肾盂肾炎可出现肾脏体积缩小，表面不光滑，形成“固缩肾”；肾盂肾盏粘连、变形，肾乳头瘢痕形成，肾小管萎缩及肾间质淋巴-单核细胞浸润等表现。

【临床表现】

（一）膀胱炎

占尿路感染的60%以上。主要表现为尿频、尿急、尿痛、排尿不适、下腹部疼痛等，部分患者迅速出现排尿困难。尿液常混浊，并有异味，约30%可出现血尿。一般无全身感染症状。

（二）肾盂肾炎

1. 急性肾盂肾炎起病较急，育龄女性最多见。

（1）全身症状：寒战、高热，体温达39.0℃以上，多为弛张热，也可呈稽留热或间歇热。

伴头痛、全身酸痛、恶心、呕吐等。

(2)泌尿系症状:有尿频、尿急、尿痛等尿路刺激症状,伴排尿困难、下腹部疼痛、腰痛等。腰痛程度不一,多为钝痛或酸痛。也有部分患者尿路刺激症状不典型或缺如。

(3)体格检查:除发热、心动过速和全身肌肉压痛外,还可发现一侧或两侧肋脊角或输尿管点压痛和(或)肾区叩击痛。

2. 慢性肾盂肾炎临床表现复杂,全身及泌尿系统表现可不典型。多数患者有急性肾盂肾炎类似表现,后出现程度不同的低热、间歇性尿频、排尿不适、腰部酸痛、夜尿增多、低比重尿等,病情持续者可发展为慢性肾衰竭。

(三) 无症状细菌尿

无症状细菌尿是指患者有真性细菌尿,而无尿路感染的症状,可由症状性尿路感染演变而来或无急性尿路感染病史。致病菌多为大肠埃希菌,尿常规可无明显异常,但尿培养有真性菌尿。

【并发症】

尿路感染如能及时治疗,并发症很少;但伴有糖尿病和(或)存在复杂因素的肾盂肾炎未及时治疗或治疗不当可出现肾乳头坏死、肾周围脓肿等并发症。

【实验室和其他检查】

(一) 尿液检查

1. 尿常规检查　尿液常浑浊,可有异味。尿沉渣镜检白细胞 >5 个/HP 称为白细胞尿,对尿路感染诊断意义较大;部分患者有镜下血尿,极少数急性膀胱炎患者可出现肉眼血尿;蛋白尿多为阴性 ~ 微量。部分肾盂肾炎患者尿中可见白细胞管型。

2. 尿白细胞排泄率　准确留取 3 小时尿液,立即进行尿白细胞计数,正常人白细胞计数 $<2\times10^5$/h,白细胞计数 $>3\times10^5$/h 为阳性,介于 $(2\sim3)\times10^5$/h 为可疑。

3. 细菌学检查

(1)涂片细菌检查:清洁中段尿沉渣涂片,若每高倍镜视野≥1 个细菌,提示尿路感染。如染色可区别菌种,对及时选择有效抗生素有重要参考价值。

(2)细菌培养:可采用清洁中段尿、导尿及膀胱穿刺尿做细菌培养,其中膀胱穿刺尿培养结果最可靠。中段尿细菌定量培养 $\geq10^5$/ml,称为真性菌尿,可确诊尿路感染;尿细菌定量培养 $10^4\sim10^5$/ml,为可疑阳性,需复查;如 $<10^4$/ml,可能为污染。耻骨上膀胱穿刺尿细菌定性培养有细菌生长,即为真性菌尿。

尿细菌定量培养可出现假阳性或假阴性结果。假阳性主要见于:①中段尿收集不规范,标本被污染;②尿标本在室温下存放超过 1 小时才进行接种;③检验技术错误等。假阴性主要原因为:①近 7 天内使用过抗生素;②尿液在膀胱内停留时间不足 6 小时;③收集中段尿时,消毒药混入尿标本内;④饮水过多,尿液被稀释;⑤感染灶排菌呈间歇性等。

4. 亚硝酸盐还原试验　大肠埃希菌等革兰阴性细菌可使尿内硝酸盐还原为亚硝酸盐,加入试剂后呈红色,判断为阳性。其诊断尿路感染的敏感性 70% 以上,特异性 90% 以上,可作为尿感的过筛试验。

(二) 血液检查

1. 血常规　急性肾盂肾炎时血白细胞常升高,中性粒细胞增多,核左移。血沉可增快。

2. 肾功能　慢性肾盂肾炎肾功能受损时可出现肾小球滤过率下降,血肌酐升高等。

（三）影像学检查

影像学检查如B超、X线腹平片、静脉肾盂造影(IVP)、逆行性肾盂造影等，可及时发现有无尿路结石、梗阻、反流、畸形等导致尿路感染反复发作的因素；还可观察肾脏大小、形态和肾盂、肾盏的变化。尿路感染急性期不宜做静脉肾盂造影，可做B超检查。对于反复发作的尿路感染或急性尿路感染治疗7～10天无效的女性应行IVP。男性患者无论首发还是复发，在排除前列腺炎和前列腺肥大之后均应行尿路X线检查。

【诊断与鉴别诊断】

（一）尿路感染的诊断

典型的尿路感染有尿路刺激征、感染中毒症状、腰部不适等，结合尿液改变和尿液细菌学检查，诊断不难。凡是有真性细菌尿者，均可诊断为尿路感染。无症状性细菌尿的诊断主要依靠尿细菌学检查，要求两次细菌培养均为同一菌种的真性菌尿。当女性有明显尿频、尿急、尿痛，尿白细胞增多，尿细菌定量培养$\geq 10^2$/ml，并为常见致病菌时，可拟诊为尿路感染。

（二）尿路感染的定位诊断

1. **根据临床表现定位** 上尿路感染常有发热、寒战、甚至出现毒血症症状，伴明显腰痛，输尿管点和(或)肋脊点压痛、肾区叩击痛等。而下尿路感染，常以膀胱刺激征为突出表现，一般少有发热、腰痛等。

2. 慢性肾盂肾炎的诊断除反复发作尿路感染病史之外，尚需结合影像学及肾脏功能检查。

(1)肾外形凹凸不平，且双肾大小不等；

(2)静脉肾盂造影可见肾盂肾盏变形、缩窄；

(3)持续性肾小管功能损害。

具备上述第(1)、(2)条的任何一项再加第(3)条可诊断慢性肾盂肾炎。

（三）鉴别诊断

须与尿道综合征、肾结核、慢性肾小球肾炎等疾病相鉴别。

【治疗】

（一）一般治疗

急性期注意休息，多饮水，勤排尿。发热者给予易消化、高热量、富含维生素饮食。膀胱刺激征和血尿明显者，可口服碳酸氢钠，以碱化尿液、缓解症状。

（二）抗感染治疗

用药原则：①选用致病菌敏感的抗生素。②抗生素在尿和肾内的浓度要高。③选用肾毒性小，副作用少的抗生素。④单一药物治疗失败、严重感染、混合感染、耐药菌株出现时应联合用药。⑤对不同类型的尿路感染给予不同治疗时间。

1. **急性膀胱炎** 可选用磺胺类、喹诺酮类、半合成青霉素或头孢类等抗生素，任选一种药物，连用3天，约90%的患者可治愈。

停服抗生素7天后，需进行尿细菌定量培养。如结果阴性表示急性细菌性膀胱炎已治愈；如仍有真性细菌尿，应继续给予2周抗生素治疗。

2. **肾盂肾炎** 急性肾盂肾炎在留取尿细菌检查标本后应立即开始治疗，首选对革兰阴性杆菌有效的药物。72小时显效者无须换药；否则应按药敏结果更改抗生素。

(1)病情较轻者：可在门诊口服药物治疗，疗程10～14天。常用药物有喹诺酮类、半合成青霉素类、头孢菌素类等。治疗14天后，通常90%可治愈。如尿菌仍阳性，应参考药敏试验选用有效抗生素继续治疗4～6周。

(2)严重感染全身中毒症状明显者：需住院治疗，应静脉给药。常用药物，如氨苄西林、头孢噻肟钠、头孢曲松钠、左氧氟沙星等，必要时联合用药。若好转，可于热退后继续用药3天再改为口服抗生素，完成2周疗程。治疗72小时无好转，应按药敏结果更换抗生素，疗程不少于2周。

慢性肾盂肾炎治疗的关键是积极寻找并祛除易感因素。急性发作时治疗同急性肾盂肾炎。

(三) 疗效评定

1. **治愈**　症状消失，尿菌阴性，疗程结束后2周、6周复查尿菌仍阴性。

2. **治疗失败**　治疗后尿菌仍阳性，或治疗后尿菌阴性，但2周或6周复查尿菌转为阳性，且为同一种菌株。

【预防】

保持会阴部清洁卫生。多饮水、勤排尿，是最有效的预防方法。尽量避免尿路器械操作，必需应用时，严格无菌操作；如必须留置导尿管，前3天给予抗生素可延迟尿路感染的发生。与性生活有关的尿感，应于性交后立即排尿，并口服一次常用量抗生素。膀胱-输尿管反流者，要"二次排尿"，即每次排尿后数分钟，再排尿一次。

第四节　慢性肾衰竭

慢性肾衰竭(chronic renal failure，CRF)则是指慢性肾脏病引起的GFR下降及与此相关的代谢紊乱和临床症状组成的综合征，简称慢性肾衰。慢性肾衰竭可分为以下四个阶段：①肾功能不全代偿期；②肾功能不全失代偿期；③肾功能衰竭期(尿毒症前期)；④尿毒症期(表3-4-1)。慢性肾脏病的患病率约为8%～10%，由此导致的慢性肾衰竭成为人类生存的重要威胁之一，近20年来在人类主要死亡原因中占第五位至第九位。

表3-4-1　慢性肾脏病分期及防治建议

分期	对应国内期别	特征	GFR ml/(min·1.73m²)	防治目标-措施
1	肾功能正常期	GFR正常或升高	≥90	CKD病因诊治；缓解症状；保护肾功能
2	肾功能不全代偿期	GFR轻度降低	60～89	评估、延缓CKD进展；降低心血管风险
3	肾功能不全失代偿期(氮质血症期)	GFR中度降低	30～59	延缓CKD进展；评估、治疗并发症
4	肾功能衰竭期	GFR重度降低	15～29	综合治疗；透析前准备
5	尿毒症期	终末期肾病	<15或透析	出现尿毒症时及时替代治疗

【病因和发病机制】

(一) 病因

糖尿病肾病、高血压肾小动脉硬化、原发性与继发性肾小球肾炎、肾小管间质病变(慢性肾盂肾炎、慢性尿酸性肾病、梗阻性肾病、药物性肾病等）、肾血管病变、遗传性肾病（如多囊肾、遗传性肾炎）等。在发达国家，糖尿病肾病、高血压肾小动脉硬化已成为慢性肾衰的主要病因；包括中国在内的发展中国家慢性肾小球肾炎是最主要的病因。

（二）慢性肾衰进展的危险因素

1. **慢性肾衰渐进性发展的危险因素** 高血糖、高血压、蛋白尿、低蛋白血症、吸烟等。

2. **慢性肾衰急性恶化的危险因素** ①累及肾脏的疾病（如原发性肾小球肾炎、高血压病、糖尿病、缺血性肾病等）复发或加重；②血容量不足（低血压、脱水、大出血或休克等）；③肾脏局部血供急剧减少（如肾动脉狭窄患者应用 ACEI、ARB 等药物）；④严重高血压未能控制；⑤肾毒性药物；⑥泌尿道梗阻；⑦严重感染；⑧其他：高钙血症、严重肝功不全等。

（三）发病机制

①肾单位高滤过：CRF 时残余肾单位肾小球出现高灌注和高滤过状态是导致肾小球硬化和残余肾单位进一步丧失的重要原因；②肾单位高代谢：CRF 时残余肾单位肾小管高代谢状况，是肾小管萎缩、间质纤维化和肾单位进行性损害的重要原因；③肾组织上皮细胞表型转化的作用；④某些细胞因子-生长因子的作用；⑤其他：细胞凋亡增多与肾小球硬化、小管萎缩、间质纤维化有密切关系，醛固酮过多也参与肾小球硬化和间质纤维化的过程。

【临床表现】

在 CRF 的不同阶段，其临床表现也各不相同。在 CRF 的代偿期和失代偿早期，患者可以无任何症状，或仅有乏力、腰酸、夜尿增多等轻度不适。CRF 中期以后，症状增多且明显。在晚期尿毒症时，可出现急性心衰、严重高钾血症、消化道出血、中枢神经系统障碍等，甚至有生命危险。

1. **胃肠道症状** 常为首发症状，主要表现有食欲缺乏、恶心、呕吐、口腔有氨臭味。并可发生胃黏膜糜烂、消化性溃疡及消化道出血。

2. **心血管系统表现** 心血管病变是 CKD 患者的主要并发症之一和最常见的死因。尤其是进入终末期肾病阶段。常见表现有：

（1）高血压和左心室肥厚：大部分患者有不同程度的高血压，多与钠水潴留、肾素-血管紧张素增高有关。长期高血压可引起动脉硬化、左心室肥厚和心力衰竭。

（2）心力衰竭：是尿毒症患者最常见死亡原因。其原因大多与水钠潴留、高血压及尿毒症心肌病变有关。有急性左心衰竭时可出现呼吸困难、不能平卧、急性肺水肿等。

（3）尿毒症性心肌病：可能与代谢产物的潴留和贫血等有关，可出现各种心律失常。

（4）心包炎：可分为尿毒症性和透析相关性；前者已较少见，后者的临床表现与一般心包炎相似，唯心包积液多为血性。

（5）血管钙化和动脉粥样硬化：尤其动脉粥样硬化进展迅速，冠状动脉、脑动脉和全身周围动脉均可发生。

3. **呼吸系统症状** 可出现气短、气促，严重酸中毒可致呼吸深长。体液过多、心功能不全可引起肺水肿或胸腔积液。

4. **血液系统表现** 大多数患者一般均有轻、中度贫血，其原因主要由于红细胞生成素缺乏，故称为肾性贫血；如伴有缺铁、营养不良、出血等因素，可加重贫血程度。晚期患者有出血倾向，多与血小板功能降低有关，可出现皮下或黏膜出血点、瘀斑，重者则可发生胃肠道出血、脑出血等。

5. **神经肌肉系统症状** 早期有疲乏、失眠、注意力不集中，其后出现性格改变、抑郁、记忆力减退、判断力降低；尿毒症时常有反应淡漠、谵妄、惊厥、幻觉、昏迷、精神异常等。周围神经病变也很常见，感觉神经障碍为主，最常见的是肢端袜套样分布的感觉丧失，也可有肢体麻木、烧灼感或疼痛感。

6. 肾性骨营养不良（即肾性骨病）　相当常见，包括纤维囊性骨炎（高转化性骨病）、骨生成不良、骨软化症（低转化性骨病）及骨质疏松症等，可出现骨痛、骨骼变形，甚至出现自发性骨折。与继发性甲状旁腺功能亢进、活性维生素 D_3 不足、营养不良等有关。

7. 皮肤症状　以瘙痒最常见，常为全身性，与尿素随汗液分泌在皮肤上形成尿素霜，或因继发性甲状旁腺功能亢进所致钙的沉积刺激皮肤引起。患者皮肤干燥无光泽、脱屑、弹性差、面色萎黄、色素沉着等。

8. 水、电解质、酸碱平衡失调　慢性肾衰时，酸碱平衡失调和各种电解质代谢紊乱相当常见，可表现为脱水或水肿、低钠或高钠血症、低钾或高钾血症、低血钙、高血磷代谢性酸中毒，其中以代谢性酸中毒和水钠平衡紊乱最为常见。

9. 其他　蛋白质代谢产物蓄积（氮质血症）、血清白蛋白水平下降、必需氨基酸水平下降，糖耐量减低和低血糖症，高脂血症等。还可出现泌乳素、促黑色素激素（MSH）、促黄体生成激素（FSH）、促卵泡激素（LH）、促肾上腺皮质激素（ACTH）水平增高等内分泌紊乱现象。

【实验室和其他检查】

1. 血常规检查　红细胞计数下降，血红蛋白浓度降低；血小板数偏低或正常。感染或严重酸中毒时，白细胞总数可升高。血沉多加快。

2. 尿液检查　夜尿增多，尿比重降低，多在 1.018 以下，严重者尿比重固定在 1.010～1.012。尿蛋白一般为“+～++”，晚期尿蛋白可减少甚至消失。镜检可有不同程度红细胞、颗粒管型、蜡样管型等，蜡样管型对本病有诊断意义。

3. 血生化检查　血肌酐及血尿素氮增高，内生肌酐清除率降低。血浆白蛋白降低；血钙降低、血磷增高，血钠和血钾增高或降低；可有代谢性酸中毒等。

4. 影像学检查　B 超、X 线、CT 等检查可了解肾脏的大小、形态、结构。如肾脏体积缩小，常是慢性肾衰竭晚期的特征性改变。由尿毒症毒素诱发的肺泡毛细血管渗透性增加、肺充血可引起“尿毒症肺水肿”，此时肺部 X 线检查可出现“蝴蝶翼”征。

【诊断和鉴别诊断】

（一）诊断要点

包括：依据病史、肾功能检查及相关临床表现。如有条件，可行肾活检以尽量明确导致慢性肾衰竭的基础肾病。

（二）鉴别诊断

须与急性肾损伤、肾前性氮质血症等疾病相鉴别。一般都有较明确的相关病史，结合典型临床表现和必要的实验室检查不难鉴别。

【治疗】

治疗原则是按照慢性肾衰竭的不同阶段（肾衰竭分期），选择不同的防治策略。

1. 早期防治对策和措施　治疗原发疾病，如高血压病、糖尿病肾病、慢性肾小球肾炎等，坚持长期合理治疗；避免及消除引起肾功能恶化的危险因素；阻断或抑制肾单位损害渐进性发展，保护健存肾单位，血压、血糖、尿蛋白定量、血肌酐上升幅度、GFR 下降幅度等指标，都应控制在“理想范围”。

2. 营养治疗　限制蛋白饮食，摄入足够热量，补充维生素及叶酸等营养素以及控制钾、磷等的摄入。

3. 药物治疗　①控制高血压和肾小球内高压力：ACEI、ARB、钙通道阻滞剂（CCB）、β受体拮抗剂等均可选用，前三类应用较为广泛。②纠正贫血：应用重组人促红细胞生成素（rHuEPO）治疗肾性贫血。治疗期间，同时重视补充铁剂。③纠正酸中毒和水、电解质紊乱：如碳酸氢钠纠正代谢性酸中毒；水、钠潴留者应限制水、钠摄入，利尿剂促进水、钠排出；低钙血症、高磷血症者，除限制磷的摄入，可应用磷结合剂口服，如碳酸钙、醋酸钙；高钾血症者，应积极纠正酸中毒，给予袢利尿剂，应用葡萄糖-胰岛素溶液输入，口服聚磺苯乙烯，严重者给予血液透析治疗。④其他治疗：口服氧化淀粉、活性炭制剂或大黄制剂促进肠道清除尿毒症毒素等。

4. 肾脏替代治疗　尿毒症病人经药物治疗无效时，应及早行透析治疗。透析疗法（血液透析和腹膜透析）可部分替代肾脏的排泄功能，但不能替代肾脏的内分泌和代谢功能。肾移植是目前最佳的肾脏替代疗法，成功的肾移植可恢复正常的肾功能（包括内分泌和代谢功能）。

学习小结

急性肾小球肾炎急性起病，以血尿、蛋白尿、水肿和高血压，并可伴有一过性氮质血症为特点的肾小球疾病。急性肾小球肾炎以休息及对症治疗为主，为自限性疾病，不宜使用糖皮质激素及细胞毒药物。肾病综合征诊断标准：①尿蛋白大于3.5g/d；②血浆白蛋白低于30g/L；③水肿；④血脂升高，其中①②两项为诊断所必需。糖皮质激素是治疗肾病综合征的首选药，对于“激素依赖型”或“激素抵抗型”的患者可用细胞毒药物。尿路感染是指各种病原微生物在尿路中生长、繁殖而引起的炎症性疾病。革兰阴性杆菌为尿路感染最常见致病菌，上行感染是最常见的感染途径，中段尿细菌定量培养≥10^5/ml，称为真性菌尿，可确诊尿路感染。慢性肾衰竭是慢性肾脏病引起的GFR下降及与此相关的代谢紊乱和临床症状组成的综合征。慢性肾小球肾炎是最主要的病因，糖尿病肾病、高血压肾小动脉硬化有明显增高趋势。在CRF的代偿期和失代偿早期，患者可以无任何症状，或仅有乏力、腰酸、夜尿增多等轻度不适；CRF中期以后，症状增多且明显；在晚期尿毒症时，可出现急性心衰、严重高钾血症、消化道出血、中枢神经系统障碍等，甚至有生命危险。尿毒症病人经药物治疗无效时，应及早行透析治疗，肾移植是目前最佳的肾脏替代疗法，成功的肾移植可恢复正常的肾功能（包括内分泌和代谢功能）。

病例分析

病例1：患者，女性，25岁。在旅行结婚期间，该女士突发寒战、高热伴尿频、尿急、尿痛1天，来到医院就诊。体格检查：体温39.5℃，左肾区叩击痛。

请问：

（1）该女士可能患了什么疾病？

（2）为明确诊断应做哪些检查？

病例2：患者，男性，68岁。患2型糖尿病10年余，现出现高血压、视力模糊、下肢水肿、尿量减少等表现。实验室检查：血常规红细胞3.5mmol/L、血红蛋白90g/L，尿常规示白细胞

(++)、尿糖(++),空腹血糖9.5mmol/L,血钾6.6mmol/L、血钙1.75mmol/L。由于病情严重该患者需进行血液透析治疗。

请问:

(1)为判断患者病情还应做哪些实验室检查?

(2)该患者进行血液透析治疗的依据是?

(巫章华)

第五章　血液系统疾病

学习目标

1. 掌握：掌握血液系统疾病的实验室检查结果。
2. 熟悉：血液系统疾病的临床表现、诊断、治疗。
3. 了解：血液系统疾病的病因、发病机制。

走入现场

李先生，33 岁。3 个月前无明显诱因出现面色苍白，伴活动后心悸、气短，皮肤出现散在的瘀点、瘀斑，经当地中医治疗未见明显疗效，他可能得了什么疾病？

血液系统疾病系指原发或主要累及血液、造血器官和组织的疾病，简称血液病，包括各类红细胞疾病、白细胞疾病和出血性疾病。共同特点多表现为骨髓、脾、淋巴结等造血器官或组织的结构和功能异常，外周血中出现血细胞和血浆成分的病理性改变、出凝血机制的功能紊乱以及机体免疫功能下降，临床确诊有赖于实验室检查。

第一节　贫血性疾病

贫血(anemia)是指人体外周血红细胞容量减少，低于正常范围下限的一种常见的临床症状。由于红细胞容量测定较复杂，临床上常以血红蛋白(Hb)浓度来代替。我国血液病学家认为在我国海平面地区，成年男性 Hb <120g/L，成年女性(非妊娠)Hb <110g/L，孕妇 Hb <100g/L 就有贫血。据红细胞参数(MCV、MCH 及 MCHC)可对贫血进行红细胞形态分类，为诊断提供相关线索。

一、缺铁性贫血

缺铁性贫血(iron deficient anemia，IDA)是指缺铁引起的小细胞低色素性贫血，是血红素合成异常性贫血中的一种。IDA 是最常见的贫血，好发于婴幼儿、育龄妇女。

【病因和发病机制】

(一) 病因

1. 摄入不足　多见于婴幼儿、青少年、妊娠和哺乳期妇女。

2. 吸收障碍　胃大部切除术后，胃酸分泌不足且食物快速进入空肠，绕过铁的主要吸收部位（十二指肠），使铁吸收减少。

3. 丢失过多　见于各种失血。

（二）发病机制

1. 缺铁对铁代谢的影响　当体内贮铁减少到不足以补偿功能状态铁时，铁蛋白、含铁血黄素、血清铁和转铁蛋白饱和度减低；总铁结合力和未结合铁的转铁蛋白升高；组织缺铁、红细胞内缺铁。

2. 红细胞内缺铁对造血系统的影响　血红素合成障碍，大量原卟啉不能与铁结合成为血红素，以游离原卟啉（FEP）的形式积累在红细胞内或与锌原子结合成为锌原卟啉（ZPP），血红蛋白生成减少，红细胞胞浆少、体积小，发生小细胞低色素性贫血。

3．组织缺铁对组织细胞代谢的影响　细胞中含铁酶和铁依赖酶的活性降低，进而影响患者的精神、行为、体力、免疫功能及患儿的生长发育和智力。

【临床表现】

1. 贫血表现　常见乏力、易倦、头昏、头痛、耳鸣、心悸、气促、纳差等。

2. 组织缺铁表现　精神行为异常，口腔炎、舌炎、舌乳头萎缩、口角炎、缺铁性吞咽困难（称 Plummer-Vinson 征）；毛发干枯、脱落；皮肤干燥、皱缩；指（趾）甲缺乏光泽、脆薄易裂，重者指（趾）甲变平，甚至凹下呈勺状（匙状甲）。

3. 缺铁原发病表现　如消化性溃疡、肿瘤或痔疮导致的黑便、血便或腹部不适，肠道寄生虫感染导致的腹痛或大便性状改变，妇女月经过多，肿瘤性疾病的消瘦，血管内溶血的血红蛋白尿等。

【实验室和其他检查】

1. 血象　呈小细胞低色素性贫血。平均红细胞体积（MCV）低于 80fl，平均红细胞血红蛋白量（MCH）小于 27pg，平均红细胞血红蛋白浓度（MCHC）小于 32%。血片中可见红细胞体积小、中央淡染区扩大。

2. 骨髓象　增生活跃或明显活跃；以红系增生为主，粒系、巨核系无明显异常；红系中以中、晚幼红细胞为主，其体积小、核染色质致密、胞浆少偏蓝色、边缘不整齐，血红蛋白形成不良，呈“核老浆幼”现象。

3. 铁代谢　血清铁低于 8.9μmol/L，总铁结合力升高，大于 64.44μmol/L；转铁蛋白饱和度小于 15%，sTfR 浓度超过 8mg/L。血清铁蛋白低于 12μg/L。骨髓涂片用亚铁氰化钾染色（普鲁士蓝反应）后，在骨髓小粒中无深蓝色的含铁血黄素颗粒；幼红细胞内铁小粒减少或消失，铁粒幼红细胞少于 15%。

【诊断及鉴别诊断】

（一）诊断

IDA 诊断包括以下三方面：

1. 贫血为小细胞低色素性　男性 Hb < 120g/L，女性 Hb < 110g/L，孕妇 Hb < 100g/L；MCV < 80fl，MCH < 27pg，MCHC < 32%；

2. 有缺铁的依据　血清铁蛋白 < 12μg/L；铁粒幼红细胞少于 15%、血清铁低于 8.95μmol/L，总铁结合力升高大于 64.44μmol/L、转铁蛋白饱和度 < 15%。

3. 存在铁缺乏的病因　铁剂治疗有效。

（二）鉴别诊断

应与其他小细胞性低色素性贫血鉴别：如铁粒幼细胞性贫血，地中海贫血等。

【治疗】

1. 病因治疗　IDA 的病因诊断是治疗 IDA 的前提，只有明确诊断后方有可能去除病因。

2. 补铁治疗　首选口服铁剂，如琥珀酸亚铁 0.1g，每日 3 次。若口服铁剂不能耐受或吸收障碍，可用右旋糖酐铁肌内注射，每次 50mg，每日或隔日 1 次，缓慢注射，注意过敏反应。

【预后】

主要针对高发人群，如婴幼儿的合理喂养，妊娠期妇女的铁剂补充。改善饮食结构，多吃动物性食物。

二、巨幼细胞贫血

叶酸，维生素 B_{12}（Vit B_{12}）缺乏或某些药物影响核苷酸代谢导致细胞核脱氧核糖核酸（DNA）合成障碍所致的贫血称巨幼细胞贫血（megaloblastic anemia，MA）。在我国，叶酸缺乏者多见于陕西、山西、河南等地进食新鲜蔬菜、肉类较少的人群。而在欧美，VitB_{12} 缺乏或有内因子抗体者多见。

【病因和发病机制】

（一）病因

1. 叶酸代谢　叶酸属维生素 B 族，富含于新鲜水果、蔬菜、肉类食品中。叶酸主要在十二指肠及近端空肠吸收。人体内叶酸储存量为 5～20mg，近 1/2 在肝。主要经尿和粪便排出体外，每日排出 2～5μg。

2. 维生素 B_{12} 代谢　VitB_{12} 在人体内以甲基钴胺素形式存在于血浆，以 5-脱氧腺苷钴胺素形式存于肝及其他组织。主要来源于动物肝、肾、肉、鱼、蛋及乳品类食品。人体内 VitB_{12} 的储存量约为 2～5mg，其中 50%～90% 在肝。主要经粪便、尿排出体外。

3. 叶酸及维生素 B_{12} 缺乏的原因　①摄入减少：主要原因是食物加工不当。②需要量增加：婴幼儿、青少年、妊娠和哺乳妇女需要量增加而未及时补充。③吸收障碍：恶性贫血、胃切除、胃黏膜萎缩等影响吸收。④利用障碍：抗核苷酸合成药物如甲氨蝶呤、氨基蝶呤和乙胺嘧啶等。⑤排出增加：血液透析、酗酒可增加叶酸排出。

（二）发病机制

叶酸的各种活性形式，包括 N^5-甲基 FH4 和 N^5，N^{10}-甲烯基 FH4 作为辅酶为 DNA 合成提供一碳基团。胸苷酸合成酶催化 dUMP 甲基化形成 dTMP，继而形成 dTTP。由于叶酸缺乏，dTTP 形成减少，DNA 合成障碍，DNA 复制延迟。因 RNA 合成所受影响不大，细胞内 RNA/DNA 比值增大，造成细胞体积增大，胞核发育滞后于胞浆，形成巨幼变。骨髓中红系、粒系和巨核系细胞均可发生巨幼变。VitB_{12} 缺乏导致甲硫氨酸合成酶催化高半胱氨酸转变为甲硫氨酸障碍，这一反应由 N^5-FH4 提供甲基。因此，N^5-FH4 转化为甲基 FH4 障碍，继而引起 N^5，N^{10}-甲烯基 FH4 合成减少。后者是 dUMP 形成 dTTP 的甲基供体，故 dTTP 合成和 DNA 合成障碍。

【临床表现】

1. 血液系统表现　起病缓慢，常有面色苍白、乏力、耐力下降、头昏、心悸等贫血症状。重者全血细胞减少，反复感染和出血。

2. 消化系统表现　口腔黏膜、舌乳头萎缩，舌面呈“牛肉样舌”，可伴舌痛。胃肠道黏膜萎缩可引起食欲缺乏、恶心、腹胀、腹泻或便秘。

3. 神经系统表现　叶酸缺乏者有易怒、妄想等精神症状。$VitB_{12}$缺乏者有抑郁、失眠、记忆力下降、谵妄、幻觉、妄想甚至精神错乱、人格变态等。

【实验室和其他检查】

1. 血常规　呈大细胞性贫血，血片中可见红细胞大小不等、中央淡染区消失，有大椭圆形红细胞、点彩红细胞等；中性粒细胞核分叶过多，亦可见巨杆状核粒细胞。

2. 骨髓象　增生活跃或明显活跃，造血细胞出现巨幼变：红系增生显著，胞体大，核大，核染色质疏松细致，胞浆较胞核成熟，呈“核幼浆老”；粒系可见巨中、晚幼粒细胞，巨杆状核粒细胞，成熟粒细胞分叶过多；巨核细胞体积增大，分叶过多。

3. 血清维生素 B_{12}、叶酸及红细胞叶酸含量测定　血清 $VitB_{12}$缺乏，低于 100ng/ml。血清叶酸缺乏，低于 6. 8nmol/L(3ng/ml)，红细胞叶酸低于 100ng/ml。

4. 其他　①胃酸降低、恶性贫血时内因子抗体及 Schilling 试验(测定放射性核素标记的 $VitB_{12}$吸收情况)阳性；②$VitB_{12}$缺乏时伴尿高半胱氨酸 24 小时排泄量增加；③血清间接胆红素可稍增高。

【诊断及鉴别诊断】

根据营养史或特殊用药史、贫血表现、消化道及神经系统症状、体征，结合特征性血象和骨髓象，血清 $VitB_{12}$及叶酸水平测定等可作出诊断。应与骨髓中出现巨幼样变的疾病相鉴别，如骨髓增生异常综合征。

【治疗】

1. 原发病的治疗　有原发病的 MA，应积极治疗原发病。

2. 补充缺乏的营养物质　①叶酸缺乏：口服叶酸，用至贫血表现完全消失。如同时有 $VitB_{12}$缺乏，则需同时注射 $VitB_{12}$，否则可加重神经系统损伤。②维生素 B_{12} 缺乏：肌注 $VitB_{12}$，若有神经系统表现，治疗维持半年到 1 年。

【预后】

加强营养知识的宣传教育，提高群众卫生保健意识，有助于营养性巨幼细胞贫血的预防。

三、再生障碍性贫血

再生障碍性贫血(aplastic anemia，AA，简称再障)通常指原发性骨髓造血功能衰竭综合征，病因不明。主要表现为骨髓造血功能低下、全血细胞减少和贫血、出血、感染。免疫抑制治疗有效。

【病因和发病机制】

(一) 病因

发病原因不明确，可能为：①病毒感染，②化学因素。

(二) 发病机制

①造血干祖细胞缺陷 AA 患者骨髓 CD_{34} + 细胞较正常人明显减少，减少程度与病情相关。②造血微环境异常 AA 患者骨髓活检除发现造血细胞减少外，还有骨髓“脂肪化”、静脉窦壁水肿、出血、毛细血管坏死；分泌的各类造血调控因子明显不同于正常人。③免疫异常 AA 患者外周血及骨髓淋巴细胞比例增高，T 细胞亚群失衡，T 辅助细胞 I 型(Th_1)、CD_8^+ T 抑

制细胞、$CD_{25}^{+}T$ 细胞和 $\gamma\delta TCR^{+}T$ 细胞比例增高。

【临床表现】

1. **贫血** 苍白、乏力、头昏、心悸和气短等症状进行性加重。

2. **感染** 多数患者以呼吸道感染最常见,其次有消化道、泌尿生殖道及皮肤、黏膜感染等。感染菌种以革兰阴性杆菌为主,常合并败血症。

3. **出血** 皮肤可有出血点或大片瘀斑,口腔黏膜有血泡,有鼻出血、牙龈出血、眼结膜出血等。深部脏器出血时可见呕血、咯血、便血、血尿、阴道出血、眼底出血和颅内出血,后者常危及患者的生命。

【实验室和其他检查】

1. **血象** 呈全血细胞减少。

2. **骨髓象** 多部位骨髓增生减低,粒、红系及巨核细胞明显减少且形态大致正常,淋巴细胞、网状细胞及浆细胞等非造血细胞比例明显增高。骨髓小粒无造血细胞,呈空虚状,可见较多脂肪滴。骨髓活检显示造血组织均匀减少,脂肪组织增加。

3. **其他检查** CD_4^+ 细胞:CD_8^+ 细胞比值减低,Th1:Th2 型细胞比值增高,CD_8^+T 抑制细胞、$CD_{25}^{+}T$ 细胞和 $\gamma\delta TCR^{+}T$ 细胞比例增高,血清 IFN-γ、TNF 水平增高;骨髓细胞染色体核型正常,骨髓铁染色示贮铁增多,中性粒细胞碱性磷酸酶染色强阳性;溶血检查均阴性。

【诊断及鉴别诊断】

1. **AA 诊断标准** ①全血细胞减少,网织红细胞百分数 <0.01,淋巴细胞比例增高;②一般无肝、脾大;③骨髓多部位增生减低,造血细胞减少,非造血细胞比例增高,骨髓小粒空虚。有条件可做骨髓活检查,可见造血组织均匀减少;④除外引起全血细胞减少的其他疾病,详见鉴别诊断;⑤一般抗贫血治疗无效。

2. **鉴别诊断** 主要应与表现为外周全血细胞减少的疾病相鉴别,如阵发性睡眠性血红蛋白尿,骨髓增生异常综合征等。

【治疗】

(一)支持治疗

1. **保护措施** 预防感染,注意饮食及环境卫生。

2. **对症治疗**

(1)纠正贫血:通常认为血红蛋白低于 60g/L,且患者对贫血耐受较差时,可输注红细胞。

(2)控制出血:可用止血敏,氨基己酸(泌尿生殖系统出血患者禁用)。

(3)控制感染:及时采用经验性广谱抗生素治疗,同时取感染部位的分泌物或尿、大便、血液等做细菌培养和药敏试验,药敏试验有结果后应换用敏感的抗生素。

(4)护肝治疗:AA 常合并肝功能损害,应酌情选用护肝药物。

(二)针对发病机制的治疗

1. **免疫抑制治疗** 如:①抗淋巴/胸腺细胞球蛋白(ALG/ATG);②环孢素;③其他:CD_3 单克隆抗体、麦考酚吗乙酯(MMF,骁悉)、环磷酰胺、甲泼尼龙等。

2. **促造血治疗**

(1)雄激素。

(2)造血生长因子:重组人粒系集落刺激因子(G-CSF),剂量为 5μg/(kg·d);重组人红细胞生成素(EPO)等。

3. 造血干细胞移植　对40岁以下、无感染及其他并发症、有合适供体的急性重型再生障碍性贫血患者，可考虑造血干细胞移植。

【预后】

AA的预后依其分型而不同，如治疗得当，非重型患者多数可缓解甚至治愈，仅少数进展为急性重型。急性重型AA发病急、病情重、以往病死率极高（>90%）。

第二节　白　血　病

白血病（leukemia）是一类造血干细胞的恶性克隆性疾病，因白血病细胞自我更新增强、增殖失控、分化障碍、凋亡受阻，而停滞在细胞发育的不同阶段。在骨髓和其他造血组织中，白血病细胞大量增生累积，使正常造血受抑制并浸润其他器官和组织。根据白血病细胞的成熟程度和自然病程，将白血病分为急性和慢性两大类。急性白血病（AL）的细胞分化停滞在较早阶段，多为原始细胞及早期幼稚细胞，病情发展迅速，自然病程仅几个月。慢性白血病（CL）的细胞分化停滞在较晚的阶段，多为较成熟幼稚细胞和成熟细胞，病情发展缓慢，自然病程为数年。其次，根据主要受累的细胞系列可将AL分为急性淋巴细胞白血病（简称急淋白血病或急淋，acute lymphoblastic leukemia，ALL）和急性髓细胞白血病（简称急粒白血病或急粒，acute myeloid leukemia，AML）。CL则分为慢性髓细胞白血病（简称慢粒白血病或慢粒，chronic myeloid leukemia，CML），慢性淋巴细胞白血病（简称慢淋白血病或慢淋，chronic lymphoblastic leukemia，CLL）及少见类型的白血病。人类白血病的病因尚不完全清楚。与下列因素有相关性：①生物因素：主要是病毒和免疫功能异常。②物理因素：包括X射线、γ射线等电离辐射。③化学因素：多种化学药物对造血组织有毒害作用，如氯霉素、保泰松、亚硝酸类化合物及苯等。④遗传因素：家族性白血病约占白血病的千分之七。⑤其他血液病：某些血液病最终可能发展为白血病，如骨髓增生异常综合征、淋巴瘤、多发性骨髓瘤、阵发性睡眠性血红蛋白尿症等。

一、急性白血病

AL是造血干细胞的恶性克隆性疾病，发病时骨髓中异常的原始细胞及幼稚细胞（白血病细胞）大量增殖并抑制正常造血，广泛浸润肝、脾、淋巴结等各种脏器。表现为贫血、出血、感染和浸润等征象。

【分类】

国际上常用的法美英FAB分类法将AL分为ALL及AML两大类。

AML共分8型。

M_0（急性髓细胞白血病微分化型）骨髓原始细胞>30%，无嗜天青颗粒及Auer小体，核仁明显，在电镜下，MPO阳性；CD_{33}或CD_{13}等髓系标志可呈阳性，淋系抗原通常为阴性。血小板抗原阴性。

M_1（急性粒细胞白血病未分化型）原粒细胞占骨髓非红系有核细胞的90%以上，其中至少3%以上细胞为MPO阳性。

M_2（急性粒细胞白血病部分分化型）原粒细胞占骨髓NEC的30%～89%，其他粒细胞>10%，单核细胞<20%。

M_3（急性早幼粒细胞白血病）骨髓中以颗粒增多的早幼粒细胞为主，此类细胞在NEC中

>30%。

M_4(急性粒-单核细胞白血病)骨髓中原始细胞占 NEC 的 30% 以上,各阶段粒细胞占 30% ~80%,各阶段单核细胞 >20%。

M_5(急性单核细胞白血病)骨髓 NEC 中原单核、幼单核及单核细胞≥80%。如果原单核细胞≥80% 为 M_5a、<80% 为 M_5b。

M_6(红白血病)骨髓中幼红细胞≥50%,NEC 中原始细胞(Ⅰ型 + Ⅱ型)≥30%。

M_7 急性巨核细胞白血病,骨髓中原始巨核细胞≥30%。血小板抗原阳性,血小板过氧化酶阳性。

ALL 共分 3 型。

L_1:原始和幼淋巴细胞以小细胞为主。

L_2:原始和幼淋巴细胞以大细胞(直径 >12μm)为主。

L_3:原始和幼淋巴细胞以大细胞为主,大小较一致,细胞内有明显空泡,胞浆嗜碱性,染色深。

【临床表现】

AL 起病急缓不一。急者可以是突然高热,类似"感冒",也可以是严重的出血。缓慢者常为脸色苍白、皮肤紫癜,月经过多或拔牙后出血难止而就医时被发现。

(一)正常骨髓造血功能受抑制表现

1. 贫血　部分患者因病程短,可无贫血。半数患者就诊时已有重度贫血。

2. 发热　半数患者以发热为早期表现。可低热,亦可高达 39 ~40℃以上,伴有畏寒、出汗等。虽然白血病本身可以发热,但高热往往提示有继发感染。感染可发生在各个部位,以口腔炎、牙龈炎、咽峡炎最常见。最常见的致病菌为革兰阴性杆菌。

3. 出血　可发生在全身各部位,以皮肤瘀点、瘀斑、鼻出血、牙龈出血、月经过多为多见。有资料表明 AL 死于出血者占 62.24%,其中 87% 为颅内出血。

(二)白血病细胞增殖浸润的表现

1. 淋巴结和肝脾肿大　淋巴结肿大以 ALL 较多见。白血病患者可有轻至中度肝脾大,除 CML 急性变外,巨脾罕见。

2. 骨骼和关节　常有胸骨下段局部压痛。可出现关节、骨骼疼痛,尤以儿童多见。

3. 眼部　粒细胞白血病形成的粒细胞肉瘤或绿色瘤,常累及骨膜,以眼眶部位最常见,可引起眼球突出、复视或失明。

4. 口腔和皮肤　AL 尤其是 M_4 和 M_5,由于白血病细胞浸润可使牙龈增生、肿胀;皮肤可出现蓝灰色斑丘疹,局部皮肤隆起、变硬,呈紫蓝色结节。

5. 中枢神经系统白血病(CNSL)　CNSL 可发生在疾病各个时期,但以 ALL 最常见,儿童尤甚,其次为 M_4、M_5 和 M_2。临床上轻者表现头痛、头晕,重者有呕吐、颈项强直,甚至抽搐、昏迷。

6. 睾丸　睾丸出现无痛性肿大,多为一侧性,另一侧虽无肿大,但在活检时往往也发现有白血病细胞浸润。是仅次于 CNSL 的白血病髓外复发的根源。

此外,白血病可浸润其他组织器官。肺、心、消化道、泌尿生殖系统等均可受累。

【实验室和其他检查】

1. 血象　大多数患者白细胞增多,超过 $10\times10^9/L$ 以上者,称为白细胞增多性白血病。也有白细胞计数正常或减少,低者可 $<1.0\times10^9/L$,称为白细胞不增多性白血病。血涂片分

类检查可见数量不等的原始和幼稚细胞，但白细胞不增多型病例血片上很难找到原始细胞。

2. 骨髓象　是诊断 AL 的主要依据和必做检查。FAB 协作组提出原始细胞≥骨髓有核细胞（ANC）的 20% 为 AL 的诊断标准。多数病例骨髓象有核细胞显著增生，以原始细胞为主，而较成熟中间阶段细胞缺如，并残留少量成熟粒细胞，形成所谓“裂孔”现象。

3. 细胞化学　主要用于协助形态鉴别各类白血病。常见白血病的细胞化学反应见表 3-5-1。

表 3-5-1　常见 AL 的细胞化学鉴别

	急淋白血病	急粒白血病	急单白血病
过氧化物酶	（－）	分化差的原始细胞（－）～（＋） 分化好的原始细胞（＋）～（＋＋＋）	（－）～（＋）
糖原染色	（＋）成块或颗粒状	（－）或（＋），弥漫性淡红色	（－）或（＋），弥漫性淡红色或颗粒状
非特异性酯酶	（－）	（－）或（＋），NaF 抑制＜50%	（＋），NaF 抑制＞50%
中性粒细胞碱性磷酸酶	增加	减少或（－）	正常或增加

4. 免疫学检查　根据白血病细胞表达的系列相关抗原，确定其系列来源。

5. 染色体和基因改变　白血病常伴有特异的染色体和基因改变。

6. 血液生化改变　血清尿酸浓度增高，特别在化疗期间。出现 CNSL 时，脑脊液压力升高，白细胞数增加，蛋白质增多，而糖定量减少。

【诊断及鉴别诊断】

根据临床表现、血象和骨髓象特点，诊断白血病一般不难。但应与再生障碍性贫血、骨髓增生异常综合征等疾病相鉴别。

【治疗】

白血病确诊后，根据患者的意愿、经济能力，选择并设计最佳完整、系统的方案治疗。

（一）一般治疗

1. 紧急处理高白细胞血症　当血中白细胞＞100×10^9/L 时，就应紧急使用血细胞分离机，单采清除过高的白细胞（M_3 型不首选），同时给以化疗和水化。

2. 防治感染　白血病患者常伴有粒细胞减少，特别在化疗、放疗后粒缺将持续相当长时间。

3. 成分输血支持　严重贫血可吸氧、输浓缩红细胞维持 Hb＞80g/L。如果因血小板计数过低而引起出血，最好输注单采血小板悬液。在输血时为防止异体免疫反应所致无效输注和发热反应，可以采用白细胞滤器去除成分血中的白细胞。

4. 防治高尿酸血症肾病　由于白血病细胞大量破坏，可发生高尿酸血症肾病。在化疗同时给予别嘌醇以抑制尿酸合成。

5. 维持营养　补充营养，维持水、电解质平衡。

（二）抗白血病治疗

抗白血病治疗的第一阶段是诱导缓解治疗，化学治疗是此阶段白血病治疗的主要方法。目标是使患者迅速获得完全缓解（complete remission，CR），达到 CR 后进入抗白血病治疗的第二阶段，即缓解后治疗，主要方法为化疗和造血干细胞移植（HSCT）。

1. ALL 治疗

(1)诱导缓解治疗:长春新碱(VCR)和泼尼松(P)组成的 VP 方案是急淋诱导缓解的基本方案。VP 方案能使 50% 的成人 ALL 获 CR,VP 加蒽环类药物(如柔红霉素,DNR)组成 DVP 方案,CR 率可提高至 70% 以上。DVP 再加左旋门冬酰胺酶(L-ASP)即为 DVLP 方案,L-ASP 提高患者无病生存,是大多数 ALL 采用的诱导方案。

(2)缓解后治疗:缓解后强化巩固、维持治疗和中枢神经系统白血病(CNSL)防治十分必要。如未行异基因造血干细胞移植(HSCT),ALL 巩固维持治疗一般需 3 年。为预防 CNSL,鞘内注射 MTX。

2. AML 治疗　近年来,由于强烈化疗、HSCT 及有力的支持治疗,60 岁以下 AML 患者的预后有很大改善,约 30% ~50% 的患者可望长期生存。

(1)诱导缓解治疗:①DA(3 +7)方案:DNR 加阿糖胞苷(Ara-C)。国内创用的 HA(H 高三尖杉酯碱 3 ~6mg/d,静脉滴注 5 ~7 天)方案诱导治疗 AML,CR 率为 60% ~65% ②M_3 患者采用 ATRA 25 ~45mg/(m^2 · d)口服治疗直至缓解。ATRA 可诱导带有 t(15;17)(q22;q21)/PML-RARα 融合基因的早幼粒白血病细胞分化成熟。ATRA + 化疗的 CR 率为 70% ~95%。

(2)缓解后治疗:HD Ara-C 方案巩固强化,每剂 Ara-C 静滴 3 小时,连用 6 ~12 个剂量。AML 用 HD Ara-C 巩固强化至少 4 个疗程,或 1 次 HD Ara-C 后行自身 HSCT,长期维持治疗已无必要。

知识链接

造血干细胞移植(hematopoietic stem cell transplantation,HSCT)是指对患者进行全身照射、化疗和免疫抑制预处理后,将正常供体或自体的造血细胞(hematopoietic cell,HC)经血管输注给患者,使之重建正常的造血和免疫功能。HC 包括造血干细胞(hematopoietic stem cell,HSC)和祖细胞(progenitor)。HSC 具有增殖、分化为各系成熟血细胞的功能和自我更新能力,维持终身持续造血。经过 40 余年的不断发展,HSCT 已成为临床重要的有效治疗方法,每年全世界移植病例数都在增加,移植患者无病生存最长的已超过 30 年。

二、慢性髓细胞白血病

慢性髓细胞白血病(chronic myelocytic leukemia,CML),又称慢粒,是一种发生在多能造血干细胞上的恶性骨髓增生性疾病(获得性造血干细胞恶性克隆性疾病),主要涉及髓系。外周血粒细胞显著增多并有不成熟性,在受累的细胞系中,可找到 Ph 染色体和 BCR-ABL 融合基因。病程发展缓慢,脾脏肿大。有慢性期(chronic phase,CP)、加速期(accelerated phase,AP)、最终急变期(blastic phase or blast crisis,BP/BC)。

【临床表现和实验室检查】

CML 在各年龄组均可发病,以中年最多见,中位发病年龄 53 岁,男性多于女性。

(一)慢性期(CP)

CP 一般持续 1 ~4 年。患者有乏力、低热、多汗或盗汗、体重减轻等代谢亢进的症状,常以脾脏肿大为最显著体征。肝脏明显肿大较少见。

1. **血象**　白细胞数明显增高，常超过 $20\times10^9/L$，可达 $100\times10^9/L$ 以上，血片中粒细胞显著增多，可见各阶段粒细胞，以中性中幼、晚幼和杆状核粒细胞居多；原始（Ⅰ+Ⅱ）细胞<10%；嗜酸、嗜碱性粒细胞增多，后者有助于诊断。

2. **中性粒细胞碱性磷酸酶（NAP）**　活性减低或呈阴性反应。治疗有效时 NAP 活性可以恢复，疾病复发时又下降，合并细菌性感染时可略升高。

3. **骨髓**　骨髓增生明显至极度活跃，以粒细胞为主，粒红比例明显增高，其中中性中幼、晚幼及杆状核粒细胞明显增多，原始细胞<10%。嗜酸、嗜碱性粒细胞增多。红细胞相对减少。巨核细胞正常或增多，晚期减少。偶见 Gaucher 样细胞。

4. **细胞遗传学及分子生物学改变**　95%以上的 CML 细胞中出现 Ph 染色体（小的 22 号染色体），显带分析为 t(9;22)(q34;q11)。9 号染色体长臂上 C-ABL 原癌基因易位至 22 号染色体长臂的断裂点簇集区（BCR）形成 BCR-ABL 融合基因。其编码的蛋白主要为 P210，P210 具有酪氨酸激酶活性，导致 CML 发生。Ph 染色体可见于粒、红、单核、巨核及淋巴细胞中。5%的 CML 有 BCR-ABL 融合基因阳性而 Ph 染色体阴性。

5. **血液生化**　血清及尿中尿酸浓度增高。血清乳酸脱氢酶增高。

（二）加速期（AP）

常有发热、虚弱、进行性体重下降、骨骼疼痛，逐渐出现贫血和出血。脾持续和进行性肿大，对原来治疗有效的药物无效。外周血或骨髓原始细胞≥10%，外周血嗜碱性粒细胞>20%，不明原因的血小板进行性减少或增加。除 Ph 染色体以外又出现其他染色体异常，如：+8、双 Ph 染色体等。

（三）急变期（BP/BC）

为 CML 的终末期，临床与 AL 类似。多数急粒变，少数为急淋变或急单变。外周血中原粒+早幼粒细胞>30%，骨髓中原始细胞或原淋+幼淋或原单+幼单>20%，原粒+早幼粒细胞>50%，出现髓外原始细胞浸润。

【诊断和鉴别诊断】

凡有不明原因的持续性白细胞数增高，根据典型的血象、骨髓象改变，脾肿大，Ph 染色体阳性，BCR-ABL 融合基因阳性即可做出诊断。Ph 染色体上可见于 2% AML、5% 儿童 ALL 及 25% 成人 ALL，应注意鉴别。其他需鉴别疾病如类白血病反应等。

【治疗】

1. **细胞淤滞症紧急处理**　见急性白血病，需并用羟基脲和别嘌醇。

2. **化学治疗**　化疗可使大多数 CML 患者血象及异常体征得到控制，化疗时宜保持每日尿量在 2500ml 以上和尿液碱化，加用别嘌醇 100mg，每 6 小时一次，防止高尿酸血症肾病。至白细胞数正常后停药。①羟基脲（hydroxyurea，HU）常用剂量为 3g/d，分 2 次口服，为当前首选化疗药物。②白消安（busulfan，BU，马利兰）是一种烷化剂，初始 4～6mg/d，口服。③干扰素-α（interferon-α，IFN-α）剂量为 300 万～500 万 $U/(m^2\cdot d)$ 皮下或肌内注射，每周 3～7 次，持续用数月至数年不等。④甲磺酸伊马替尼（imatinib mesylate，IM）初治 CML-CP，IM 治疗 1 年后 CHR、MCR 和 CCR 分别为 96%、85% 和 69%。

3. **异基因造血干细胞移植（Allo-SCT）**

【预后】

急性白血病若不经特殊治疗，平均生存期仅 3 个月左右，短者甚至在诊断数天后即死亡。经过现代治疗，已有不少患者获得病情缓解以至长期存活。慢性髓细胞白血病治疗后中位生存期约 39～47 个月，5 年生存率 25%～35%，8 年生存率 8%～17%，个别可生存 10 年～20 年。

第三节　出血性疾病

人体血管受到损伤时，血液可自血管外流或渗出。此时，机体将通过一系列生理性反应使出血停止，此即止血。止血过程有多种因素参与，并包含一系列复杂的生理、生化反应。因止血功能缺陷而引起的以自发性或血管损伤后出血不止为特征的疾病，称为出血性疾病。

一、特发性血小板减少性紫癜

特发性血小板减少性紫癜（idiopathic thrombocytopenic purpura，ITP）是一组免疫介导的血小板过度破坏所致的出血性疾病。以广泛皮肤黏膜及内脏出血、血小板减少、骨髓巨核细胞发育成熟障碍、血小板生存时间缩短及血小板膜糖蛋白特异性自身抗体出现等为特征。临床可分为急性型和慢性型，前者好发于儿童，后者多见于成人。男女发病率相近，育龄期女性发病率高于同年龄段男性。

【病因与发病机制】

ITP 的病因和发病机制迄今未明。免疫因素的参与可能是 ITP 发病的重要原因。

【临床表现】

（一）急性型

多发生于儿童。

1. **起病方式**　多数患者发病前 1～2 周有上呼吸道等感染史，特别是病毒感染史。起病急骤，部分患者可有畏寒、寒战、发热。

2. **出血**

（1）皮肤、黏膜出血　全身皮肤瘀点、紫癜、瘀斑，严重者可有血泡及血肿形成。鼻出血、牙龈出血、口腔黏膜及舌出血常见。

（2）内脏出血　如呕血、黑便、咯血、尿血、阴道出血等，颅内出血（含蛛网膜下腔出血）可致剧烈头痛、意识障碍、瘫痪及抽搐，是本病致死的主要原因。

（3）其他　出血量过大，可出现程度不等的贫血、血压降低甚至失血性休克。

（二）慢性型

主要见于成人。

1. **起病方式**　起病隐匿，多在常规查血时偶然发现。

2. **出血倾向**　多数较轻而局限，但易反复发生。可表现为皮肤、黏膜出血，如瘀点、紫癜、瘀斑及外伤后止血不易等，鼻出血、牙龈出血亦很常见。严重内脏出血较少见，但月经过多较常见，在部分患者可为唯一的临床症状。

3. **其他症状**　长期月经过多可出现失血性贫血。病程半年以上者，部分可出现轻度脾肿大。

【实验室和其他检查】

1. **血小板**　①血小板计数减少；②血小板平均体积偏大；③90% 以上的患者血小板生存时间明显缩短；④血块收缩不良。血小板的功能一般正常。

2. **骨髓象**　①急性型骨髓巨核细胞数量轻度增加或正常，慢性型骨髓象中巨核细胞显著增加;②巨核细胞发育成熟障碍,急性型者尤为明显,表现为巨核细胞体积变小,胞浆内颗粒减少,幼稚巨核细胞增加;③有血小板形成的巨核细胞显著减少(<30%);④红系及粒、单核系正常。

3. **其他**　可有程度不等的正常细胞或小细胞低色素性贫血。血液中可出现 PAIgG 增高。

【诊断及鉴别诊断】

1. **诊断要点**　①广泛出血累及皮肤、黏膜及内脏;②多次检验血小板计数减少;③脾不大;④骨髓巨核细胞增多或正常,有成熟障碍;⑤泼尼松或脾切除治疗有效;⑥排除其他继发性血小板减少症。

2. **鉴别诊断**　本病的确诊需排除继发性血小板减少症,如再生障碍性贫血、脾功能亢进、MDS、白血病、SLE、药物性免疫性血小板减少等。

【治疗】

1. **一般治疗**　出血严重者应注意休息。血小板低于 20×10^9/L 者,应严格卧床,避免外伤。

2. **糖皮质激素**　一般情况下为首选治疗。常用泼尼松 1mg/(kg^2·d)。

3. **脾切除**　适应证:①正规糖皮质激素治疗无效,病程迁延 3~6 个月;②糖皮质激素维持量需大于 30mg/d;③有糖皮质激素使用禁忌证;④51Cr 扫描脾区放射指数增高。

4. **免疫抑制剂治疗**　主要药物有①长春新碱:为每次 1mg,每周一次,静脉注射,4~6 周为一疗程。②环磷酰胺:50~100mg/d,口服,3~6 周为一疗程。③环孢素:250~500mg/d,口服。

二、血　友　病

血友病(hemophilia)是一组因遗传性凝血活酶生成障碍引起的出血性疾病,包括血友病 A、血友病 B 及遗传性 FⅪ缺乏症,其中以血友病 A 最为常见。我国的血友病中,血友病 A 约占 80%,血友病 B 约占 15%,遗传性 FⅪ缺乏症则极少见。

【病因和遗传规律】

1. **病因**　血友病 A 又称遗传性抗血友病球蛋白缺乏症或 FⅧ:C 缺乏症。FⅧ由两部分组成:即 FⅧ凝血活性部分(FⅧ:C)和 vWD 因子(vWF)。血友病 B 又称遗传性 FⅨ缺乏症。遗传或突变使之缺陷时,不能合成足够量的 FⅨ,造成内源性途径凝血障碍及出血倾向。

2. **遗传规律**　血友病 A、B 均属 X 连锁隐性遗传性疾病。遗传性 FⅪ缺乏症为常染色体隐性遗传性疾病,双亲都可遗传,子女均能发病。

【临床表现】

1. **出血**　出血的轻重与血发病类型及相关因子缺乏程度有关。血发病 A 出血较重,血友病 B 则较轻。血友病的出血且具备下列特征:①生来俱有,伴随终身,但罕有出生时脐带出血;②常表现为软组织或深部肌肉内血肿;③负重关节如膝、踝关节等反复出血甚为突出,最终可致关节肿胀、僵硬、畸形,可伴骨质疏松、关节骨化及相应肌肉萎缩(血友病关节)。重症患者可发生呕血、咯血,甚至颅内出血。但皮肤紫癜罕见。

2. **血肿压迫症状及体征**　血肿压迫周围神经可致局部疼痛、麻木及肌肉萎缩;压迫血管可致相应供血部位缺血性坏死或淤血、水肿。

【实验室和其他检查】

(一)确诊试验

通过凝血活酶生成试验(TGT)及纠正试验。可确定 3 种血友病的诊断与鉴别诊断,见表 3-5-2。

表 3-5-2 三种血友病的凝血活酶生成试验结果

血浆种类	血友病 A	血友病 B	遗传性 FXI
患者血浆	延长	延长	延长
患者血浆 + 正常血清	不能纠正	纠正	纠正
患者血浆 + 钡吸附正常血清	纠正	不能纠正	纠正

（二）其他检查

临床上，上述检测已可满足血友病的诊断要求，但对某些特殊病例或鉴定携带者，尚需进行下列特殊实验室检测：

1. FⅧ:C、FⅪ抗原及活性测定。
2. vWF 抗原（vWFAg）测定。
3. 基因诊断。

【诊断及鉴别诊断】

（一）诊断参考标准

1. 血友病 A

（1）临床表现：①男性患者，有或无家族史，有家族史者符合 X 连锁隐性遗传规律；②关节、肌肉、深部组织出血，可呈自发性，或发生于轻度损伤、小型手术后，易引起血肿及关节畸形。

（2）实验室检查：①CT 正常或延长；②APTT 多数延长，PCT、STGT 多数异常；③TGT 异常，并能被钡吸附正常血浆纠正；④FⅧ:C 水平明显低下；⑤vWFAg 正常，FⅧ:C/vWFAg 比值降低。

2. 血友病 B

（1）临床表现：基本同血友病 A，但程度较轻。

（2）实验室检查：①APTT 延长，PCT 缩短；②TGT 延长，不能被钡吸附正常血浆纠正；③FⅨ抗原及活性明显减低。

3. 遗传性因子Ⅺ缺乏症 本病国内极少见，诊断标准从略。

4. 携带者及胎儿产前诊断 采用 FⅧ:C、FⅨ定量检测、PCR 及基因芯片技术等，可对携带者及胎儿作出诊断，以利优生优育。

（二）鉴别诊断

主要与血管性血友病相鉴别。

【治疗】

1. 一般治疗 出血严重者应卧床休息，进行止血处理。

2. 替代疗法 目前血友病的治疗仍以替代疗法为主，主要制剂有新鲜冷冻血浆（含所有的凝血因子）、冷沉淀物（主要含 FⅧ）XIII、vWF 及纤维蛋白原等，但 FⅧ浓度较血浆高5～10 倍）、凝血酶原复合物（含 FX、Ⅸ、Ⅶ、Ⅱ）、FⅧ浓缩制剂，或基因重组的纯化 FⅧ等。

3. 药物治疗 ①去氨加压素（desmopressin，DDAVP）；②达那唑（danazol）；③糖皮质激素适用于反复接受 FⅧ:C 输注治疗而疗效渐差的患者；④抗纤溶药物通过保护已形成的纤维蛋白凝块不被溶解而发挥止血作用。

【预后】

由于本病目前尚无根治方法，因此预防更为重要。

学习小结

缺铁性贫血是体内用来制造血红蛋白的铁缺乏，使血红素合成减少而引起的一种小细胞低色素性贫血。最常见的原因是慢性失血。主要的临床表现是缺铁原发病的表现、贫血表现和组织缺铁的表现。治疗包括病因治疗，尽可能除去引起缺铁和贫血的原因补充足够量的铁。巨幼细胞贫血是指因叶酸或维生素 B_{12} 缺乏或某些影响核苷酸代谢的药物导致细胞核 DNA 合成障碍所致的贫血。主要表现有贫血的一般表现、精神神经症状及消化系统症状，治疗主要针对病因和补充相应缺乏的营养物质。再生障碍性贫血（简称再障）是一获得性骨髓造血功能衰竭症。主要表现为骨髓造血功能低下、全血细胞减少和进行性贫血、出血和感染综合征，免疫抑制治疗有效。特发性血小板减少性紫癜是因血小板免疫性破坏，导致外周血中血小板减少的出血性疾病。急性型多见于儿童，起病急，有广泛的皮肤、黏膜及内脏出血，慢性型起病缓慢，青春期女性多见，皮肤黏膜出血较轻，或仅以月经量较多为主要表现。治疗主要应用糖皮质激素。白血病是一类造血细胞的恶性克隆性疾病，是国内十大高发恶性肿瘤之首。可能相关的病因有感染、物理因素、化学因素、遗传因素等。根据病程和细胞分化程度不同分为急性白血病和慢性白血病。主要表现为感染、出血、贫血及白血病细胞浸润全身脏器的表现。主要治疗措施是化学药物治疗和骨髓移植。

病例分析

病例1：病人，女性，42岁，农民。半年前不全流产，此后月经不正常，20～25日为一周期，每次持续10日左右，月经量多。1个月来头晕、乏力、食欲下降伴稀便。体检：慢性病容，睑结膜苍白，皮肤干燥、无光泽，心率98次/分。

实验室检查结果：血红蛋白60g/L，血红细胞大小不一、中心淡染区扩大，白细胞和血小板正常，骨髓铁染色（－），血清铁蛋白13μg/L。

请问：

（1）请判断该病人可能的疾病是什么？

（2）应如何治疗？

病例2：病人，女性，39岁。发热4天，咽痛、咳嗽、胸痛，经抗感染治疗后无明显好转，近1天来开始牙龈出血不止，急诊来院。查体 T 39℃，P 110次/分，R 22次/分，BP 120/80mmHg，意识清楚、面色苍白、巩膜无黄染，咽部充血发红，扁桃体Ⅰ肿大，心肺无异常，肝脾、淋巴结未触及。

请问：

（1）为明确诊断，该病人可做哪些实验室及其他检查？

（2）病人实验室检查结果：WBC 1×10^9/L，RBC 3.0×10^9/L，PLT 20×10^9/L，网织红细胞绝对值 15×10^9/L。骨髓检查示增生低下，粒、红细胞明显减少，巨核细胞未见。请判断该病人可能的疾病是什么？

（贺　玲）

第六章　内分泌系统及代谢疾病

学习目标

1. 掌握：甲状腺功能亢进症、痛风的主要临床表现。
2. 熟悉：甲状腺功能亢进症、糖尿病的检查项目和治疗原则；熟悉痛风的检查项目。
3. 了解：甲状腺功能亢进症特殊类型及表现；了解糖尿病类型的区别；了解痛风的治疗原则。

走入现场

刘某，女性，39岁，烦躁不安、畏热、消瘦、眼球略突出2月余来求诊。患者可能得什么病？

内分泌系统由内分泌腺（垂体、甲状腺、甲状旁腺、肾上腺、性腺和胰岛）以及分布在某些器官（下丘脑、心血管、胃肠、肾、肝）中的内分泌组织与细胞组成。内分泌系统是一个体液调节系统，其主要功能是在神经支配和物质代谢反馈调节基础上调控各种激素的合成与分泌，激素再通过血液、淋巴液及细胞外液传递到靶细胞作用部位发挥作用，从而参与生命活动的调节。内分泌系统及代谢性疾病的临床特点是机体在遗传因素、先天缺陷、免疫损伤、感染、出血、放射线及不良健康行为等因素的作用下，可使内分泌系统发生病理形态和病理生理改变。本章节重点介绍甲状腺功能亢进症、糖尿病、痛风三种临床常见疾病。

第一节　甲状腺功能亢进症

甲状腺功能亢进症（简称甲亢）是指甲状腺本身合成并释放到血液的TH过多引起的甲状腺毒症。弥漫性毒性甲状腺肿（GD）是甲状腺功能亢进症最常见的病因，占全部甲亢病因的80%～85%。

【病因和发病机制】

目前病因公认本病的发生与自身免疫有关，是一种器官特异性自身免疫性疾病。

1. 遗传　本病有显著的遗传倾向，并与一定的人类白细胞抗原类型有关，是一种多基因的复杂遗传病，单卵双生子的共显率达30%～76%。

2. 自身免疫　患者血液中存在大量的TSH受体抗体（TRAb）。TRAb有两种类型：TSH

受体刺激性抗体(TSAb)和TSH受体刺激阻断性抗体(TSBAb)。TSAb能与TSH受体结合,产生TSH的生物学效应,促进甲状腺组织增生、TH合成与分泌增加,导致血液中TH浓度显著增加。因此,TSAb是GD的致病性抗体,未经治疗的GD患者TSAb阳性检出率达95%。

3. 环境因素　精神刺激、感染、性激素、锂剂等环境因素可能诱发机体免疫功能的紊乱,对本病的发生发展有重要影响。

发病机制尚未完全阐明。

【临床表现】

多数起病缓慢,少数在严重精神创伤或急性感染等应激后急性起病。

(一) 甲状腺毒症表现

1. 高代谢状态　怕热多汗、皮肤温暖而潮湿、疲乏无力、多食善饥、体重锐减。常有低热,发生甲状腺危象时可以出现高热。

2. 神经精神系统　烦躁易怒、神经过敏、紧张多虑、失眠不安、记忆力减退。手指、舌、眼睑出现细震颤,腱反射亢进。有时出现幻觉、躁狂、精神分裂表现,偶有寡言抑郁、表情淡漠。

3. 心血管系统　心悸、胸闷、气短,稍微活动即明显加剧。心动过速(一般90~120次/分,休息和睡眠时心率仍快是本病的特征表现之一)。合并甲状腺毒症心脏病时可出现心律失常(其中以过早搏动、心房颤动等多见)、心脏增大甚至出现心力衰竭。

4. 消化系统　食欲亢进、多食,大便次数增多及粪便稀薄、消化不良。严重者肝大、肝功能异常,偶有黄疸。

5. 肌肉骨骼系统　表现为肌肉软弱无力、肌肉萎缩,患者抬上臂、下蹲及起立困难。

(二) 甲状腺肿

甲状腺呈弥漫性、对称性肿大,质地中等,无压痛,吞咽时上下移动,可触及震颤,闻及血管杂音。少数患者甲状腺肿大可不对称。

(三) 眼征

1. 单纯性突眼　与甲状腺毒症导致交感神经兴奋性增强有关,临床上表现为眼球轻度突出,睑裂增宽,瞬目减少。

2. 浸润性突眼　与眶周组织的自身免疫炎症反应有关,眼球明显突出,两眼可不对称,少数患者仅有单侧眼突。患者诉眼球胀痛、畏光、流泪、眼内异物感以及复视、斜视、视力下降等。

【特殊类型与临床表现】

(一) 甲状腺危象

又称甲亢危象,系甲状腺毒症急性加重而形成的危重症群。多发生于未治疗的重症甲亢和治疗不充分的患者,常因精神刺激、感染、创伤、术前准备不充分或手术中过度挤压甲状腺、放射性^{131}I治疗等诱发。主要表现为高热、大汗淋漓、心率增快(>140次/分)、厌食、恶心、呕吐、腹泻、烦躁、谵妄,甚至休克和昏迷。病死率在20%以上。

(二) 甲状腺毒症性心脏病

由于甲亢长时间未控制所并发的心脏病。表现为心脏增大、心律失常(心房颤动为主)、心力衰竭等。

（三）淡漠型甲亢

多见于老年患者。起病隐匿，甲状腺毒症和甲状腺肿大以及眼征不明显，而以表情淡漠、嗜睡、反应迟钝、食欲减退、乏力、腹泻、明显消瘦为主要表现，此类型甲亢易发生甲状腺危象。

【实验室及其他检查】

（一）甲状腺激素测定

1. 血清甲状腺激素测定　血清总甲状腺素（TT_4）、血清总三碘甲状腺原氨酸（TT_3）、血清游离甲状腺素（FT_4）和血清游离三碘甲状腺原氨酸（FT_3）等是直接反映甲状腺毒症的指标。甲亢时，TT_3、TT_4 与 FT_3、FT_4 均升高。FT_3 和 FT_4 比 TT_3 和 TT_4 更为敏感，是诊断临床甲亢的首选指标。

TT_4、FT_4 测定适应证：①疑为原发性甲状腺功能亢进症；②甲亢开始治疗时；③疑为继发性甲亢。

TT_3、FT_3 测定适应证：①TT_4、FT_4 浓度正常的 T_3 甲状腺毒症的确定；②亚临床甲亢患者的确诊；③对原发性加减严重性的评估。

2. 血清 TSH 测定　血清 TSH 浓度的变化是反映甲状腺功能最敏感的指标。当甲状腺功能发生改变时，TSH 的波动较 T_3、T_4 更迅速而显著，通常小于 0.1mU/L。

（二）甲状腺自身抗体测定

是鉴别甲亢病因、诊断 GD 的指标之一。新诊断的 GD 患者 75% ～96% TRAb 阳性；85% ～100% 的 GD 新诊断患者 TSAb 阳性。

（三）影像学检查

1. 甲状腺摄^{131}I 率　是诊断甲亢的传统方法。该方法目前基本被敏感 TSH 测定技术所取代，现临床主要用于甲状腺毒症的病因鉴别。

2. 超声、放射性核素、CT、MRI 检查　可显示甲状腺弥漫、对称性肿大，血流丰富及眼球后病变性质等。

【诊断和鉴别诊断】

（一）诊断

1. 甲亢的诊断依据　①有甲状腺毒症的诊断依据；②甲状腺肿大伴血管杂音和震颤；③血清 TT_4，FT_4 增高。血清 TSH 水平降低。

2. GD 的诊断　①甲亢诊断成立；②触诊或 B 超证实弥漫性甲状腺肿大；③眼球突出和其他浸润性眼征；④胫前黏液性水肿；⑤甲状腺自身抗体 TRAb、TSAb、TPOAb 阳性。前两项为诊断的必备条件，后三项为诊断的辅助条件。

（二）鉴别诊断

1. 单纯性甲状腺肿　①有甲状腺肿大但无甲亢表现；②血清 TH 基本正常；③甲状腺摄^{131}I 率升高，但高峰不提前。

2. 神经症　①有神经、精神综合征但无高代谢状态表现；②甲状腺不肿大，无突眼；③静息时心率不快；④血清 TH 正常。

【治疗】

GD 是一种自身免疫性疾病，目前尚无有效的针对病因和发病机制的根治方案。针对甲亢的治疗主要有：抗甲状腺药物（ATD），^{131}I 和手术治疗三种疗法，各有优缺点，关键在于如何正确掌握和选择适应证。

（一）一般治疗

1. 提供安静环境，适当休息。

2. 减少碘摄入是甲亢的基础治疗之一，应食用无碘食盐，禁用高碘食物或药物。给予高热量、高蛋白和富含B族维生素的饮食以补充足够的营养和热量；禁止食用刺激性的食物和饮料。

3. 避免精神刺激和感染。

4. 有精神紧张、不安和失眠较重者可适当给予镇静药；心率过快时可口服普萘洛尔；突眼严重患者应加强眼部护理。

（二）抗甲状腺药物治疗

抗甲状腺药物（ATD）治疗是甲亢的基础治疗，主要作用机制是通过抑制过氧化物酶抑制TH合成，阻滞外周组织的T4转化为T3。

1. 常用药物 目前临床上常用的ATD有硫脲类的甲基硫氧嘧啶（MTU）和丙基硫氧嘧啶（PTU），咪唑类的甲巯咪唑（MMI，他巴唑）和卡比马唑（甲亢平）。

2. 适应证 ①病情轻、中度患者；②甲状腺轻至中度肿大者；③孕妇、年迈体弱者或合并严重心、肝、肾疾病而不宜手术者；④术前准备及^{131}I治疗前后的辅助用药；⑤手术后复发而不宜用^{131}I治疗者。

3. 使用方法 分两期逐渐减量方式用药，总疗程1.5～2年。①治疗期：MMI 10～20mg，每天一次口服；或者PTU 150～450mg/d，分2～3次口服。每4周复查血清甲状腺激素水平。②维持期：当血清甲状腺激素达到正常后减量。维持量MMI 5～10mg，每天一次口服或者PTU每次50mg，每天2～3次口服。维持1～1.5年，每2个月复查血清甲状腺激素。治疗期间不主张伍用左甲状腺素。

4. 副作用 ①粒细胞缺乏症：为最主要的毒性反应，多见于开始服药的2～3个月内。白细胞低于3.0×10^9/L或粒细胞低于1.5×10^9/L时，应停药，同时给予促进白细胞增生药物，如鲨肝醇、维生素B_4、利血生等。②药疹：多为轻型，可给予抗组胺药，亦可改换抗甲状腺药物。出现剥脱性皮炎时，应立即停药。③中毒性肝病：多在用药3周后发生，表现为变态反应性肝炎，发生率虽低，但死亡率高，有些可出现暴发性肝坏死，需要立即停药抢救。因此在用药前和用药过程中需要定期检测肝功能。

（三）放射性^{131}I治疗

甲状腺具有高选择性摄取^{131}I的能力，口服^{131}I后，大部分被甲状腺摄取，其释放的β射线破坏甲状腺组织细胞，使TH合成减少。此方法安全简便、费用低，总有效率达95%，临床治愈率85%以上。但治疗后甲状腺功能减退为最常见的远期并发症，是否选择放射性^{131}I治疗需要权衡甲亢与甲减后果的利弊关系。

适应证：①甲状腺肿大Ⅱ度以上；②对ATD过敏；③ATD治疗或手术治疗后复发；④甲亢合并心脏病、肝、肾等多脏器功能损害；⑤甲亢伴白细胞减少、血小板减少或全血细胞减少；⑥有手术禁忌证或浸润性突眼者。治疗后2～4周症状减轻、甲状腺缩小、体重增加，6～12周甲状腺功能恢复正常。如半年后病情仍未缓解可进行第2次治疗。

本治疗禁用于妊娠或哺乳期妇女。

（四）手术治疗

手术方法为甲状腺次全切除术，总有效率为95%左右。术前必须用ATD充分治疗至症状控制、心率<80次/分，T_3、T_4在正常范围。适用于：①中、重度甲亢，长期服药无效或复发

不能坚持用药者;②甲状腺巨大有压迫症状者;③胸骨后甲状腺肿;④细针穿刺细胞学检查怀疑恶变;⑤ATD 治疗无效或过敏的妊娠患者,手术需要在妊娠 T2 期(4～6 月)施行。禁用于轻症可用药物治疗者、重度活动性 Graves 者、妊娠前 3 个月或妊娠 6 个月后、有严重疾病不能耐受手术者。

(五) 甲状腺危象治疗

防治感染和充分的术前准备是预防危象发生的关键。诊断主要依靠临床综合表现的判断,一旦发生应积极抢救。

1. 抑制 TH 合成　首选 PTU500～1000mg 口服或经胃管注入,继之 250mg 每 4 小时口服一次,待症状缓解后减至一般剂量。

2. 抑制 TH 释放　首剂 PTU 用药 1 小时后开始服用复方碘溶液,每次 5 滴,每 6 小时一次,一般用 3～7 日。碘过敏者用碳酸锂 0.5～1.5g/d,分 3 次口服,连续数天。

3. 降低周围组织对 TH 的反应　如无心功能不全或支气管哮喘,普萘洛尔 60～80mg/d,每 4 小时口服 1 次。

4. 拮抗"应激"　氢化可的松 300mg 首次静滴,以后每次 100mg 静滴,8 小时一次。

5. 降低血液循环中 TH 浓度　上述治疗无效可行血液透析、血浆置换以迅速降低血中 TH 浓度。

6. 对症支持治疗　吸氧、抗感染、降温(应避免使用水杨酸类制剂)、纠正水和电解质紊乱、纠正酸中毒,监护心、肾功能和微循环功能,补充葡萄糖、热量和多种维生素等。及时消除诱发因素。

【预后】

本病病程长,经过积极正规治疗大多预后良好,少数病人可自行缓解。放射性^{131}I 治疗和手术治疗导致甲状腺功能减退者需要终身激素替代治疗。

第二节　糖　尿　病

糖尿病(DM)是一组因胰岛素分泌和(或)作用缺陷引起的以慢性高血糖为特征的代谢性疾病。临床上多表现为多饮、多食、多尿和消瘦。

【糖尿病的类型】

目前国际上通用 WHO 糖尿病专家委员会 1999 年提出的病因学分型标准。

(一) 1 型糖尿病(T1DM)

患者胰岛 β 细胞被破坏或功能缺失,造成胰岛素绝对不足所引起。有免疫介导和特发性两个亚型。

(二) 2 型糖尿病(T2DM)

从以胰岛素抵抗为主伴胰岛素进行性分泌不足到以胰岛素进行性分泌不足为主伴胰岛素抵抗。

(三) 其他特殊类型的糖尿病

是目前病因已经明确的继发性糖尿病,分为 8 个亚型,临床上极为少见。

(四) 妊娠期糖尿病(GDM)

指妊娠期间发现的不同程度的糖代谢异常。不论是否需用胰岛素,不论分娩后是否持续,均可认为是妊娠期糖尿病。

本节主要介绍1型和2型糖尿病。

【病因和发病机制】

病因和发病机制较为复杂，至今尚未完全阐明。糖尿病不是一个单一的疾病，而是包括遗传因素与环境因素在内的多种因素共同作用而引起的综合征。

（一）1型糖尿病

存在遗传特异性，绝大多数属于自身免疫性疾病。在糖尿病易感基因的基础上，某些病毒感染（如柯萨奇B4病毒、风疹病毒）、化学毒物和饮食等外部因素启动了针对胰岛β细胞的自身免疫反应，产生多株胰岛细胞抗体（ICA）、胰岛素自身抗体（IAA）、谷氨酸脱羧酶抗体（GADA）等破坏胰岛β细胞和胰岛素，使胰岛β细胞功能逐渐衰竭，胰岛素分泌不足进行性加重，最终发展成临床糖尿病。

（二）2型糖尿病

具有更强的遗传倾向，在糖尿病遗传易感性基础上，加上中心型肥胖、体力活动不足、营养过剩、人口老龄化、化学毒物、应激等因素共同促发。

【临床表现】

本病是一个慢性进行性疾病，除了T1DM发病可起病急、病情重、进展快以外，T2DM绝大多数起病缓慢，病程漫长。

代谢紊乱症状群

1. 多尿　血糖增高导致肾小球滤出的糖不能完全被肾小管重吸收，发生渗透性利尿出现多尿。排糖越多，尿量也越多。

2. 多饮　由于高血糖和多尿失水，血浆渗透压进一步增高，下丘脑口渴觉中枢受刺激而出现烦渴多饮，其程度与血糖浓度和尿量成正比。

3. 多食　由于不能有效利用葡萄糖作为能量的来源，机体处于半饥饿的能量缺乏状态。为了维持机体活动，患者常出现易饥、多食。

4. 消瘦　外周组织对葡萄糖的利用障碍，使脂肪和蛋白质的分解增多，呈负氮平衡而逐渐出现乏力、体重减轻，在儿童则生长发育受阻。

5. 其他　失水致皮肤干燥、全身皮肤瘙痒；女性患者因尿糖刺激局部容易发生外阴瘙痒等。

【并发症】

长期的糖、脂肪、蛋白质代谢紊乱可以引起多系统损害而出现并发症，在糖尿病的病程中并发症的发生率高达96%，是糖尿病致残、致死的主要原因。

1. 急性并发症　主要指糖尿病酮症酸中毒（DKA）和高血糖高渗状态（HHS）。

2. 慢性并发症　大血管病变、微血管病变、神经病变、糖尿病足、视网膜黄斑病、白内障、青光眼等。

3. 感染性并发症　反复发生的疖或痈、脓毒症、足癣、体癣；女性患者容易出现真菌性阴道炎、尿路感染。

【实验室及其他检查】

1. 尿糖测定　尿糖阳性是诊断糖尿病的重要线索，但阴性不能排除糖尿病。每日三餐前和晚上睡前的尿糖测定也可作为调整降糖药物剂量和疗效判定的参考指标。

2. 血糖测定　血糖升高是诊断糖尿病的主要依据，同时也是判断病情和控制情况的主要指标。诊断糖尿病时必须用静脉血浆测定血糖，便携式血糖计（毛细血管全血测定）可用于治疗中对血糖控制程度的随访。

3. **葡萄糖耐量试验（OGTT）**　当血糖高于正常范围而又未到达到诊断糖尿病标准时可行本试验。禁食至少10小时后于清晨空腹进行。成人取无水葡萄糖75g溶于250～300ml水中，5～10分钟内饮完。空腹以及开始饮葡萄糖水后2小时测静脉血糖。

4. **糖化血红蛋白 A_1（$GHbA_1$）测定**　能反映取血前8～12周血糖的总水平，含量与血糖浓度呈正相关，是糖尿病控制情况的监测指标之一。

5. **血浆胰岛素和C-肽测定**　胰岛素和C-肽以等分子肽类物形式从胰岛生成和释放，不受肝脏酶的灭能，仅受肾脏作用而排泄，能较准确地反映胰岛β细胞的储备功能。正常人空腹基础血浆胰岛素水平约为35～145pmol/L(5～20mU/L)，C-肽约为400pmol/L。

6. **有关病因和发病机制的检查**　ICA、IAA及GADA的联合检测；胰岛素敏感性检查；基因分析等。

【诊断和鉴别诊断】

（一）诊断标准

目前国际上通用WHO糖尿病专家委员会1999年提出的诊断标准(表3-6-1)。

表3-6-1　糖尿病诊断标准

	血糖浓度（mmol/L）		
	静脉血浆	静脉全血	毛细血管全血
糖尿病			
空腹和(或)	≥7.0	≥6.1	≥6.1
服糖后2小时	≥11.1	≥10.0	≥11.1
糖耐量减低			
空腹(如有检测)和	<7.0	<6.1	<6.1
服糖后2小时	7.8～11.0	6.7～9.9	7.8～11.0

诊断说明：在临床工作中推荐用葡萄糖氧化酶法测定静脉血浆葡萄糖值。糖尿病症状指多尿、多饮和难以解释的体重减轻；FPG 3.9～6.0mmol/L为正常；6.1～6.9mmol/L为空腹血糖受损(IFG)；≥7.0mmol/L应考虑糖尿病。OGTT试验中，2hPG≤7.7mmol/L为正常糖耐量；7.8～11.0mmol/L为糖耐量减低(IGT)；≥11.1mmol/L应考虑糖尿病。

（二）糖尿病类型的鉴别诊断

表3-6-2　1型和2型糖尿病的主要区别要点

区别要点	T1DM	T2DM
主要病理生理	胰岛素绝对不足	胰岛素抵抗或不足
发病年龄	幼年和青少年多见	成年和老年多见
体型特点	较瘦	较胖
起病方式	起病急	起病缓
临床表现	“三多一少”明显，病情较重	“三多一少”多不明显，病情较轻
病情稳定性	不稳定	相对稳定

续表

区别要点	T1DM	T2DM
心血管并发症	少	多
酮症酸中毒	常见	少见
辅助检查	①胰岛素水平低下,甚至缺如; ②自身抗体多为阳性	①胰岛素可偏低、可正常; ②自身抗体多为阴性
胰岛素治疗	需要	大多数不需要

【治疗】

治疗原则是早期治疗、长期治疗、综合治疗、治疗措施个体化。国际糖尿病联盟(IDF)提出了现代糖尿病治疗的五个要点:糖尿病教育、医学营养治疗、运动疗法、药物治疗和血糖监测。

(一)糖尿病教育

是糖尿病重要的基础治疗之一。通过良好的糖尿病健康教育,可以充分调动患者的主观能动性,促成患者积极配合治疗,从而取得最佳的控制效果。

(二)医学营养治疗

又称饮食治疗,可以减轻胰腺β细胞的负担,促进其功能的恢复,有利于降低血糖,减少降糖药物的剂量。饮食治疗是各类糖尿病最重要的基础治疗措施,必须严格执行和长期坚持。治疗方案包括:①计算总热量:根据患者的理想体重和工作性质计算每日所需总热量;②计算三大营养物质的量:碳水化合物占总热量50%~60%,蛋白质占总热量15%,脂肪占总热量30%;③餐量分配:各营养素一般按每日三餐分配为1/5、2/5、2/5或者1/3、1/3、1/3;按每日四餐分配为1/7、2/7、2/7、2/7。④制定食谱:在食谱的制定时提倡用粗制米面和一定量杂粮,忌食葡萄糖、蔗糖、蜜糖及其制品。

(三)运动疗法

适当运动有利于减轻体重,提高胰岛素的敏感性,改善血糖和脂代谢的紊乱。运动疗法亦是糖尿病的基础治疗之一。根据年龄、体力、病情等不同情况选择适宜的有氧运动方法,如散步、慢跑、太极拳、骑自行车、做广播操等。

(四)口服降糖药治疗

1. 促胰岛素分泌剂

(1)磺脲类:①作用:促进胰岛β细胞分泌胰岛素;②适应证:适用于T2DM经饮食治疗和运动疗法不能获得良好控制者;③禁忌证:T1DM、有严重并发症或β细胞功能很差的T2DM、儿童糖尿病、妊娠或哺乳期妇女、大手术围术期、全胰腺切除术后、对磺脲类过敏或有严重不良反应者等;④不良反应:低血糖反应、皮肤过敏反应、消化道反应、肝功能损害、白细胞减少等;⑤常用药物:格列本脲(优降糖)、格列吡嗪(美吡达)、格列齐特(达美康)、格列喹酮(糖适平)、格列美脲(阿苿立)。

(2)格列奈类:①作用:快速的促胰岛素分泌剂,降糖作用快速而短暂;②适应证:适用于T2DM早期餐后高血糖阶段和以餐后高血糖为主的老年患者;③常用药物:瑞格列奈(诺和龙)、那格列奈。

2. 双胍类 ①作用:抑制肝葡萄糖的输出,改善外周组织对胰岛素的敏感性,促进组织细胞吸收和利用葡萄糖;②适应证:可作为T2DM治疗的一线用药,单用或联合其他药物;③禁忌证:DKA、急性感染、心力衰竭、肝肾功能不全、消瘦、慢性营养不良、缺氧、孕妇、乳母等;④不良反应:消化道反应和皮肤过敏反应;⑤常用药物:二甲双胍(甲福明)。

(五)胰岛素治疗

是控制高血糖的重要和有效手段。可补充胰岛素的不足,能在短时间内有效地控制急性代谢紊乱,降低死亡率,同时还可以长期较好地控制血糖,阻止或延缓并发症的发生。

1. **适应证** ①T1DM;②各种严重的糖尿病急慢性并发症;③手术、妊娠和分娩;④新发病且与T1DM鉴别困难的消瘦糖尿病患者;⑤新诊断的T2DM伴有明显高血糖;或在糖尿病病程中出现不明原因体重显著下降者;⑥T2DMβ细胞功能明显减退者;⑦某些特殊类型糖尿病。

2. **常用制剂类型** 普通胰岛素(RI)、中性鱼精蛋白锌胰岛素(NPH)、精蛋白锌胰岛素注射液(PZI)。

3. **使用方法** 无论哪种糖尿病类型,胰岛素治疗都应在综合治疗基础上进行。

知识链接

胰岛素治疗的几种方法

①胰岛素注射笔:匹配专用的胰岛素制剂,定量准确,携带和注射方便,临床已广泛使用;②胰岛素泵:在微型计算机的调节下能模拟人体胰腺分泌胰岛素模式,通过一条与人体相连的塑料软管向体内持续输注胰岛素,使胰岛素使用更符合生理情况,可在24小时内持续控制血糖和糖化血红蛋白在正常范围,是当今治疗糖尿病的最好方式,俗称“人工胰腺”。③胰岛素吸入剂:有经过肺、口腔黏膜和鼻黏膜吸收的三种制剂已面市;④胰腺移植和胰岛移植:治疗对象为T1DM患者。胰腺移植和胰岛细胞的移植在我国已经取得成功,可以分泌足量的胰岛素,改善患者的生活质量。但需要在技术精良、经验丰富的医学中心进行,同时尚有许多问题有待解决。

4. **副作用** 胰岛素治疗的主要副作用是低血糖反应和过敏反应。

(六)病情监测

近十多年来糖尿病管理方法的重要进展之一就是患者使用便携式血糖计定期自我检测血糖,为调整药物剂量提供依据。同时每3~6个月复查糖化血红蛋白,便于及时调整治疗方案。每年1~2次心、脑、肾、神经、眼底和血脂情况的复查,及时筛查、及早发现和治疗并发症。

【预后】

糖尿病目前不能根治,但早期发现并通过合理治疗可以使患者血糖长期稳定接近正常,糖尿病患者可以像正常人一样愉快生活。当发生急性并发症和心脑、肾等并发症则预后不良。

第三节 痛 风

痛风是由于单钠尿酸盐沉积于骨关节、肾脏和皮下等部位而引发的急、慢性炎症和组织损伤。我国痛风的患病率约为0.34%～2.84%，可能与生活方式和饮食结构的改变有关。痛风分为原发性和继发性两大类。

【病因和发病机制】

病因和发病机制不明。由于受地域、民族、饮食习惯的影响，高尿酸血症与痛风发病率差异较大。

（一）高尿酸血症

尿酸作为嘌呤代谢的终产物，主要由细胞代谢分解的核酸和其他嘌呤类化合物以及食物中的嘌呤经酶的作用分解而来。血清尿酸在37℃的饱和浓度约为420μmol/L，高于此值即为高尿酸血症，但有性别和年龄的差异。

原发性高尿酸血症常伴有肥胖、糖尿病、动脉粥样硬化、冠心病和高血压等，目前认为与胰岛素抵抗有关。

（二）痛风的发生

临床上5%～15%高尿酸血症患者发展为痛风，表现为痛风性关节炎、痛风肾和痛风石等。痛风患者常有阳性家族史，属多基因遗传缺陷。

【临床表现】

临床多见于40岁以上的男性，女性多在更年期后发病，近年发病有年轻化趋势。常有家族遗传史。

（一）无症状期

仅有波动性或持续性高尿酸血症，从血尿酸增高至症状出现的时间可达数年，有些可终身不出现症状，但随年龄增长，痛风的患病率增加，并与高尿酸血症的水平和持续时间有关。

（二）急性关节炎期

常由受寒、劳累、饮酒、高蛋白高嘌呤饮食、外伤、手术、感染等诱发。多在午夜或清晨突然起病，关节剧痛，呈撕裂样、刀割样或咬噬样，难以忍受；数小时内出现受累关节的红、肿、热、痛和功能障碍；单侧第1跖趾关节最常见，其余为趾、踝、膝、腕、指、肘关节；发作常呈自限性，多于数天或2周内自行缓解，受累关节局部皮肤脱屑和瘙痒；可伴高尿酸血症，但部分患者急性发作时血尿酸水平正常；秋水仙碱可以迅速缓解关节症状；可有发热等。

（三）痛风石及慢性关节炎期

痛风石是痛风的特征性临床表现。典型部位在耳廓，也常见于跖趾、指间、掌指关节以及鹰嘴、跟腱、髌骨滑囊等处，常为多关节受累，且多见于关节远端，外观为隆起的大小不一的黄白色赘生物，表面菲薄，破溃后排出白色粉状或糊状物经久不愈，但较少继发感染。

（四）肾脏病变

1. 痛风性肾病　起病隐匿，早期仅有间歇性蛋白尿，随着病情的发展而呈持续性，伴有肾浓缩功能受损时夜尿增多，晚期可发生肾功能不全，表现为水肿、高血压、血尿素氮和肌酐升高。

2. 尿酸性肾石病　约10%～25%的痛风患者肾有尿酸结石，呈泥沙样，常无症状，结石较大者可发生肾绞痛、血尿。

【实验室及其他检查】

（一）血尿酸测定

成年男性血尿酸值约为208～416μmol/L，女性约为149～358μmol/L，绝经后接近男性。血尿酸存在较大波动，应反复监测。

（二）尿尿酸测定

限制嘌呤饮食5天后，每日尿酸排出量超过3.57mmol（600mg），可认为尿酸生成增加。

（三）关节液或痛风石内容物检查

偏振光显微镜下可见双折光的针形尿酸盐结晶。

（四）X线检查

急性关节炎期可见非特征性软组织肿胀；慢性期或反复发作后可见软骨缘破坏，关节面不规则，特征性改变为穿凿样、虫蚀样圆形或弧形的骨质透亮缺损。

（五）CT与MRI检查

CT扫描受累部位可见不均匀的斑点状高密度痛风石影像；MRI的Tl和T2加权图像呈斑点状低信号。

【诊断和鉴别诊断】

（一）诊断

男性和绝经后女性血尿酸>420μmol/L、绝经前女性>358μmol/L可诊断为高尿酸血症。如出现特征性关节炎表现、尿路结石或肾绞痛发作，伴有高尿酸血症应考虑痛风，关节液穿刺或痛风石活检证实为尿酸盐结晶可作出诊断。急性关节炎期诊断有困难者，秋水仙碱试验性治疗有诊断意义。

（二）鉴别诊断

1. 继发性高尿酸血症或痛风　发生在其他疾病（如肾脏病、血液病等）过程中，或有明确的相关用药史及肿瘤放化疗史；高尿酸血症程度较重；肾脏受累多见，痛风肾、尿酸结石发生率较高，甚至发生急性肾衰竭；痛风性关节炎症状往往较轻或不典型。

2. 关节炎　应与化脓性关节炎、创伤性关节炎、反应性关节炎、假性痛风相鉴别。

【预防和治疗】

痛风防治目的是控制高尿酸血症，预防尿酸盐沉积；迅速控制急性关节炎发作；防止尿酸结石形成和肾功能损害。

（一）一般治疗

调整生活方式和饮食习惯是痛风长期治疗的基础。应控制饮食总热量；限制饮酒和高嘌呤食物的大量摄入；每日饮水量在2000ml以上以增加尿酸的排泄；慎用抑制尿酸排泄的药物如噻嗪类利尿药等；积极治疗相关疾病等。

（二）药物治疗

1. 急性痛风关节炎的治疗　非甾体类抗炎药（$NSAID_S$）、秋水仙碱、糖皮质激素三类药物均应及早、足量使用，见效后逐渐减停。急性发作期不进行降尿酸治疗，但已服用降尿酸药物者不需停用，以免引起血尿酸波动，导致发作时间延长或再次发作。

2. 发作间歇期和慢性期的处理　目的是维持血尿酸正常水平，治疗目标是使血尿酸<358μmol/L（6mg/dl），以减少或清除体内沉积的单钠尿酸盐晶体。

（1）使用降尿酸药物的指征：急性痛风复发、多关节受累、出现痛风石、慢性痛风石性关节炎、受累关节出现影像学改变以及并发尿酸性肾石病等。目前临床应用的降尿酸药物主要有抑制尿酸生成药和促进尿酸排泄药两类，均应在急性发作缓解2周后小剂量开始，逐渐加量，根据血尿酸的目标水平调整至最小有效剂量并长期甚至终身维持。

（2）促进尿酸排泄药：抑制近端肾小管对尿酸盐的重吸收，增加尿酸的排泄，适合肾功能良好者。常用药物：苯溴马隆、丙磺舒。

(3)抑制尿酸生成药:别嘌醇通过抑制黄嘌呤氧化酶,使尿酸的生成减少,适用于尿酸生成过多或不适合使用排尿酸药物者。

(4)碱性药物:碳酸氢钠可碱化尿液,使尿酸不易在尿中积聚形成结晶。

3. 伴发疾病的治疗　高尿酸血症和痛风常与代谢综合征伴发,应积极行降压、降脂、减重及改善胰岛素抵抗等综合治疗。

(三) 手术治疗

必要时可选择剔除痛风石,对残毁关节进行矫形等手术治疗。

【预后】

痛风是一种终身性疾病,无肾功能损害及关节畸形者,经有效治疗可维持正常的生活和工作。急性关节炎和关节畸形会严重影响患者生活质量,若有肾功能损害预后不良。

学习小结

甲状腺功能亢进症目前公认本病的发生与自身免疫有关,是一种器官特异性自身免疫性疾病。主要临床表现为甲状腺毒症、弥漫性甲状腺肿、眼征。主要的辅助检查手段有甲状腺激素测定、甲状腺自身抗体测定、甲状腺摄^{131}I率等。针对甲亢的治疗主要有:抗甲状腺药物(ATD),^{131}I和手术治疗三种疗法。

糖尿病(DM)临床上多表现为多饮、多食、多尿和消瘦。分为1型糖尿病、2型糖尿病。血糖升高是诊断糖尿病的主要依据,同时也是判断病情和控制情况的主要指标。国际糖尿病联盟(IDF)提出了现代糖尿病治疗的五个要点:糖尿病教育、医学营养治疗、运动疗法、药物治疗和血糖监测。

痛风是由于单钠尿酸盐沉积于骨关节、肾脏和皮下等部位而引发的急、慢性炎症和组织损伤。多在午夜或清晨突然起病,关节剧痛,受累关节的红、肿、热、痛和功能障碍;单侧第1跖趾关节最常见。痛风石是痛风的特征性临床表现。痛风防治目的是控制高尿酸血症,预防尿酸盐沉积;迅速控制急性关节炎发作;防止尿酸结石形成和肾功能损害。

病例分析

病例1:女性,39岁,烦躁不安、畏热、消瘦2月余。

患者于2月前因工作紧张,烦躁性急,常因小事与人争吵,难以自控。着衣不感燥较前下热多汗,在外就诊服用安神药物,收效不十分明显。发病以来饭量有所增加,月经较前降。睡眠不好,常需服用安眠药。成形大便每日增为2次,小便无改变,近量少。

既往体健,无结核或肝炎病史,家族中无精神病或高血压患者。神情稍激动,眼

查体:T 37.2℃,P 92次/分,R 20次/分,Bp 130/70mmHg。结节,无震颤和杂球略突出,睑裂增宽,瞬目减少。两叶甲状腺可及、轻度肿大、音,浅表淋巴结不大,心肺(-),腹软,肝脾未及。

请问:

(1)初步诊断及诊断依据是什么?

(2)治疗原则是什么?

第七章　风湿性疾病

学习目标

1. 掌握：类风湿关节炎，系统性红斑狼疮实验室检查结果。
2. 熟悉：类风湿关节炎，系统性红斑狼疮临床表现、诊断、治疗。
3. 了解：类风湿关节炎，系统性红斑狼疮的病因、发病机制。

走入现场

刘阿姨，58 岁，晨起双侧指间和腕关节疼痛，局部无发红和肿胀，关节痛呈间断性，以活动（尤其是上、下楼）时明显……，该患者可能患有什么疾病？

风湿性疾病（rheumatic diseases）简称风湿病，是指病变累及骨、关节及其周围软组织，包括肌肉、肌腱、滑膜、韧带等的一组疾病。其病因复杂，主要与感染、免疫、代谢、内分泌等有关。其主要临床表现是关节疼痛、肿胀、活动功能障碍，病程进展缓慢，发作与缓解交替出现，部分病人可发生脏器功能损害，甚至功能衰竭。

第一节　类风湿关节炎

类风湿关节炎（rheurnatoid arthritis，RA）是以对称性多关节炎为主要临床表现的异质性、系统性、自身免疫性疾病。是造成我国人群丧失劳动力和致残的主要原因之一。我国 RA 的患病率为 0.32% ~0.36% 左右。

【病因和发病机制】

1. **病因**　RA 的病因研究迄今尚无定论，可能与环境、遗传、免疫因素有关。

2. **发病机制**　MHC-Ⅱ抗原以及各种炎症介质、细胞因子、趋化因子在 RA 发病过程中的作用都被深入研究过，但其发病机制仍不清楚。

【临床表现】

RA 的临床表现多样，从主要的关节症状到关节外多系统受累的表现。RA 多以缓慢而隐匿的方式起病，在出现明显关节症状前可有数周的低热，少数患者可有高热、乏力、全身不适、体重下降等症状，以后逐渐出现典型关节症状。少数则有较急剧的起病，在数天内出现多个关节症状。

（一）关节表现

1. 晨僵　早晨起床后病变关节感觉僵硬，称“晨僵”（日间长时间静止不动后也可出现），如胶黏着样的感觉，持续时间至少1小时者意义较大。晨僵出现在95%以上的RA患者。

2. 痛与压痛　关节痛往往是最早的症状，最常出现的部位为腕、掌指关节、近端指间关节，其次是足趾、膝、踝、肘、肩等关节。

3. 关节肿　多因关节腔内积液或关节周围软组织炎症引起，病程较长者可因滑膜慢性炎症后的肥厚而引起肿胀。

4. 关节畸形　见于较晚期患者，关节周围肌肉的萎缩、痉挛则使畸形更为加重。最为常见的晚期关节畸形是腕和肘关节强直、掌指关节的半脱位、手指向尺侧偏斜和呈“天鹅颈”样及“纽扣花样”表现。

5. 关节功能障碍关节肿痛和结构破坏都引起关节的活动障碍。

（二）关节外表现

1. 类风湿结节　是本病较常见的关节外表现，可见于20%～30%的患者，多位于关节隆突部及受压部位的皮下，如前臂伸面、肘鹰嘴突附近、枕、跟腱等处。

2. 类风湿血管炎　RA患者的系统性血管炎少见，体格检查能观察到的有指甲下或指端出现的小血管炎。

3. 肺　肺受累很常见，可见肺间质病变，结节样改变、胸膜炎及肺动脉高压。

4. 心脏受累　急性和慢性的RA患者都可以出现心脏受累，其中心包炎最常见。

5. 胃肠道　患者可有上腹不适、胃痛、恶心、纳差、甚至黑便。

6. 肾　本病的血管炎很少累及肾，偶有轻微膜性肾病、肾小球肾炎、肾内小血管炎以及肾脏的淀粉样变等报道。

7. 神经系统　神经受压是RA患者出现神经系统病变的常见原因。

8. 血液系统　患者的贫血程度通常和病情活动度相关，尤其是和关节的炎症程度相关。

9. 干燥综合征　约30%～40%RA患者在疾病的各个时期均可出现此综合征。

【实验室和其他检查】

（一）血象

有轻至中度贫血。活动期患者血小板可增高。白细胞及分类多正常。

（二）炎性标志物

血沉和C反应蛋白（CRP）常升高，并且和疾病的活动度相关。

（三）自身抗体

检测自身抗体有利于RA与其他炎性关节炎如银屑病关节炎、反应性关节炎和退行性关节炎的鉴别。

1. 类风湿因子　可分为IgM、IgG和IgA型RF。在常规临床工作中主要检测IgM型RF，它见于约70%的患者血清，其滴度一般与本病的活动性和严重性呈比例。但RF并非RA的特异性抗体，甚至在5%的正常人也可以出现低滴度的RF，因此RF阳性者必须结合临床表现，方能诊断本病。

2. 抗角蛋白抗体谱　有抗核周因子（APF）抗体、抗角蛋白抗体（AKA）、抗聚角蛋白微丝蛋白抗体（AFA）和抗环瓜氨酸肽（CCP）抗体。

（四）免疫复合物和补体

70%患者血清中出现各种类型的免疫复合物，尤其是活动期和RF阳性患者。在急性期和活动期，患者血清补体均有升高，只有在少数有血管炎者出现低补体血症。

（五）关节滑液

正常人关节腔内的滑液不超过3.5ml。在关节有炎症时滑液增多，滑液中的白细胞明显增多。

（六）关节影像学检查

1. X线平片　对RA诊断、关节病变分期、病变演变的监测均很重要。

2. 其他　包括关节X线数码成像、CT及MRI，它们对诊断早期RA有帮助。

（七）类风湿结节的活检

其典型的病理改变有助于本病的诊断。

【诊断及鉴别诊断】

1. 诊断　目前RA的诊断仍沿用ACR1987年修订的分类标准：①关节内或周围晨僵持续至少1小时；②至少同时有3个关节区软组织肿或积液；③腕、掌指、近端指间关节区中，至少1个关节区肿胀；④对称性关节炎；⑤有类风湿结节；⑥血清RF阳性（所用方法正常人群中不超过5%阳性）；⑦X线片改变（至少有骨质疏松和关节间隙狭窄）。符合以上7项中4项者可诊断为RA（第一至第四项病程至少持续6周）。

2. 鉴别诊断　RA需与以下疾病进行鉴别：骨关节炎，强直性脊柱炎、银屑病关节炎及系统性红斑狼疮等。

【治疗】

由于本病的病因和发病机制未完全明确，目前临床上尚缺乏根治及预防本病的有效措施。

1. 一般性治疗　包括休息、关节制动（急性期）、关节功能锻炼（恢复期）、物理疗法等。卧床休息只适宜于急性期、发热以及内脏受累的患者。

2. 药物治疗　根据药物性能，治疗RA的常用药物分为四大类，即非甾体抗炎药、改变病情抗风湿药、糖皮质激素和植物药等。

3. 外科手术治疗　包括关节置换和滑膜切除手术，前者适用于较晚期有畸形并失去功能的关节。

【预后】

大多数RA患者病程迁延，在病程早期的2～3年内致残率较高，如未能及时诊断和及早合理治疗，3年内关节破坏达70%。积极、正确的治疗可使50%～80%以上的RA患者病情缓解。

第二节　系统性红斑狼疮

系统性红斑狼疮（systemic lupus erythematosus，SLE）是一种表现有多系统损害的慢性系统性自身免疫病，其血清具有以抗核抗体为代表的多种自身抗体。以女性多见，尤其是20～40岁的育龄女性。通过早期诊断及综合性治疗，本病的预后较前明显改善。

【病因和发病机制】

1. 病因　SLE的确切病因尚不清楚。可能与遗传、环境、日光过敏和性激素有关。

2. 发病机制　具体机制不明,可能与外来抗原(如病原体、药物等)引起人体 B 细胞活化。易感者因免疫耐受性减弱,B 细胞通过交叉反应与模拟外来抗原的自身抗原相结合,并将抗原呈递给 T 细胞,使之活化,在 T 细胞活化刺激下,B 细胞得以产生大量不同类型的自身抗体,造成大量组织损伤。

【临床表现】

临床症状多样,早期症状往往不典型。

1. 全身症状　约 90% 的患者在病程中出现各种热型的发热,尤以低、中度热为常见,发热应除外感染因素,尤其是在免疫抑制剂治疗中出现的发热。此外尚可有疲倦、乏力、体重下降等。

2. 皮肤与黏膜　80% 患者在病程中出现皮疹,包括颊部呈蝶形分布的红斑、盘状红斑、指掌部和甲周红斑、指端缺血、面部及躯干皮疹,其中以颊部蝶形红斑最具特征性。

3. 浆膜炎　半数以上患者在急性发作期出现多发性浆膜炎,包括双侧中小量胸腔积液,中小量心包积液。

4. 肌肉骨骼　关节痛是常见的症状之一,出现在指、腕、膝关节,伴红肿者少见。常出现对称性多关节疼痛、肿。

5. 肾　几乎所有患者的肾组织都有病理变化。

6. 心血管　患者常出现心包炎,可为纤维蛋白性心包炎或渗出性心包炎,感染性心内膜炎。

7. 肺　约 35% 的患者有胸腔积液,多为中小量、双侧性。除因浆膜炎所致外,部分是因低蛋白血症引起的漏出液。患者可发生狼疮肺炎,表现为发热、干咳、气促,肺 X 线可见片状浸润阴影。

8. 神经系统　又称神经精神狼疮。轻者仅有偏头痛、性格改变、记忆力减退或轻度认知障碍;重者可表现为脑血管意外、昏迷、癫痫持续状态等。

9. 消化系统表现　约 30% 患者有食欲减退、腹痛、呕吐、腹泻或腹水等,其中部分患者以上述症状为首发,若不警惕,易于误诊。

10. 血液系统表现　活动性 SLE 中血红蛋白下降、白细胞和(或)血小板减少常见。

11. 抗磷脂抗体综合征　可以出现在 SLE 的活动期,其临床表现为动脉和(或)静脉血栓形成,习惯性自发性流产,血小板减少,患者血清不止一次出现抗磷脂抗体。

12. 干燥综合征　有约 30% 的 SLE 有继发性干燥综合征并存,有唾液腺和泪腺功能不全。

13. 眼　约 15% 患者有眼底变化,如出血、视乳头水肿、视网膜渗出物等。

【实验室及其他检查】

(一)血、尿常规的异常代表血液系统和肾受损。

(二)自身抗体

1. 抗核抗体谱　出现在 SLE 的有抗核抗体(ANA)、抗双链 DNA(dsDNA)抗体、抗 ENA(可提取核抗原)抗体。

(1)ANA:见于几乎所有的 SLE 患者,由于它特异性低,它的阳性不能作为 SLE 与其他结缔组织病的鉴别。

(2)抗 dsDNA 抗体:诊断 SLE 的标记抗体之一,多出现在 SLE 的活动期,抗 dsDNA 抗体的含量与疾病活动性密切相关。

(3)抗 ENA 抗体谱:是一组临床意义不相同的抗体:

1)抗 Sm 抗体:诊断 SLE 的标记抗体之一。特异性 99%,但敏感性仅 25%,有助于早期和不典型患者的诊断或回顾性诊断,它与病情活动性不相关。

2)抗 RNP 抗体:阳性率 40%,对 SLE 诊断特异性不高。

3)抗 SSA(Ro)抗体、抗 SSB(La)抗体:往往出现在 SCLE、SLE 合并干燥综合征时有诊断意义。

4)抗 rRNP 抗体:血清中出现本抗体代表 SLE 的活动,同时往往提示有 NP-SLE 或其他重要内脏的损害。

2. 抗磷脂抗体　包括抗心磷脂抗体、狼疮抗凝物、梅毒血清试验假阳性等对自身不同磷脂成分的自身抗体。

3. 抗组织细胞抗体　抗红细胞膜抗体,现以 Coombs 试验测得。

(三) 补体

目前常用的有总补体(CH50)、C3 和 C4 的检测。补体低下,尤其是 C3 低下常提示有 SLE 活动。

(四) 狼疮带试验

用免疫荧光法检测皮肤的真皮和表皮交界处有否免疫球蛋白(Ig)沉积带。

(五) 肾活检病理

对狼疮肾炎的诊断、治疗和预后估计均有价值,尤其对指导狼疮肾炎治疗有重要意义。

(六) X 线及影像学检查　有助于早期发现器官损害。

【诊断与鉴别诊断】

1. 诊断　目前普遍采用美国风湿病学会 1997 年推荐的 SLE 分类标准(表 3-7-1)。该分类标准的 11 项中,符合 4 项或 4 项以上者,在除外感染、肿瘤和其他结缔组织病后,可诊断 SLE。

表 3-7-1　美国风湿病学会 1997 年推荐的 SLE 分类标准

1. 颈部红斑	固定红斑,扁平或高起,在两颧突出部位
2. 盘状红斑	片状高起于反肤的红斑,黏附有角质脱屑和毛囊栓;陈旧病变可发生萎缩性瘢痕
3. 光过敏	对日光有明显的反应,引起皮疹,从病史中得知或医生观察到
4. 口腔溃疡	经医生观察到的口腔或鼻咽部溃疡,一般为无痛性
5. 关节炎	非侵蚀性关节炎,累及 2 个或更多的外周关节,有压痛、肿或积液
6. 浆膜炎	胸膜炎或心包炎
7. 肾脏病变	尿蛋白〉0.5g/24h 或 + + +,或管型(红细胞、血红蛋白、颗粒或混合管型)
8. 神经病变	癫痫发作或精神病,除外药物或已知的代谢紊乱
9. 血液学疾病	溶血性贫血,或白细胞减少,或淋巴细胞减少,或血小板减少
10. 免疫学异常	抗 ds-DNA 抗体阳性,或抗 Sm 抗体阳性,或抗磷脂抗体阳性(包括抗心磷脂抗体、或狼疮抗凝物、或至少持续 6 个月的梅毒血清试验假阳性三者中具备一项阳性)
11. 抗核抗体	在任何时候和未用药物诱发"药物性狼疮"的情况下,抗核抗体滴

2. 鉴别诊断　SLE 应与下述疾病鉴别:RA、各种皮炎、癫痫病、精神病、特发性血小板减少性紫癜和原发性肾小球肾炎等,也需和其他结缔组织病作鉴别。

【治疗】

SLE 目前虽不能治,但合理治疗后可以缓解,尤其是早期患者。治疗原则是活动且病情重者，予强有力的药物控制，病情缓解后，则接受维持性治疗。

1. 糖皮质激素　一般选用泼尼松或甲泼尼龙，只有鞘内注射时用地塞米松。

2. 免疫抑制剂　如环磷酰胺，硫唑嘌呤、吗替麦考酚酯及雷公藤总苷等药物。

3. 静脉注射大剂量免疫球蛋白（IVIG）

适用于某些病情严重或（和）并发全身性严重感染者，对重症血小板减少性紫癜有效，一般每日0.4g/kg，静脉滴注，连续3～5天为一个疗程。

4. 血浆置换

5. 人造血干细胞移植

6. 生物制剂

【预后】

随着早期诊断的手段增多和治疗SLE水平的提高，SLE预后已明显改善。目前1年存活率约96%，5年约85%，10年约75%，20年约68%。急性期患者的死亡原因主要是SLE的多脏器严重损害和感染，尤其是伴有严重神经精神性狼疮和急进性狼疮性肾炎者；慢性肾功能不全和药物（尤其是长期使用大剂量激素）的不良反应，冠状动脉粥样硬化性心脏病等，是SLE远期死亡的主要原因。

学习小结

类风湿关节炎最常以缓慢而隐匿方式起病，少数则有较急剧的起病，在数天内出现多个关节症状，临床上采用一般性治疗、药物治疗、糖皮质激素、外科手术治疗的综合措施。系统性红斑狼疮病因尚不清楚，临床可以出现各个系统和脏器损害的症状，可累及多个器官，故可产生球形红斑、关节炎、肾脏病变、神经系统损害以及血液学异常等特征性的表现，治疗主要是使用激素、细胞毒性药物等药物。

病例分析

病例1：患者，女性，26岁，近日来持续低热，面部蝶形红斑明显加重，有光过敏现象，腕、膝关节疼痛，并有疲倦、乏力等表现。血沉增快，免疫学检查ANA阳性，抗双链DNA抗体阳性，抗Sm抗体阳性，补体降低。

请问：

（1）该病例考虑何种疾病，为明确诊断还需做哪些实验室检查？

（2）指病需要与哪些疾病相鉴别？

病例2：患者，女性，59岁，独居。双手腕、掌指、指间关节疼痛、肿胀，时轻时重，有晨僵，约30年，体检发现病人双手天鹅颈样畸形，饮食起居困难。RF阳性。

请问：

（1）该病例考虑何种疾病，为明确诊断还需做哪些实验室检查？

（2）指病需要与哪些疾病相鉴别？

（贺　玲）

第八章　神经、肌肉疾病

学习目标

1. 掌握：急性脑血管疾病的临床特点、实验室检查对颅内感染性疾病和低钾性周期性瘫痪的诊断价值；
2. 熟悉：以上疾病的治疗原则；
3. 了解：急性脑血管疾病最有诊断价值的影像学检查。

走入现场

某日清晨，一个50多岁菜农挑一担青菜刚到菜市场，立刻倒地，昏迷不醒，口角歪斜，买菜的市民立即上前掐人中穴促其苏醒……

问题：1. 菜农可能得什么急病？

2. 应如何救治？

人类神经系统具有极其复杂精细的结构与功能，神经系统疾病通常具有独特的病理变化、特定的好发部位和发病规律。神经系统疾病的主要临床表现有感觉、运动、反射和意识等障碍。其病因有感染、血管病变、肿瘤、外伤、中毒、自身免疫、遗传、先天发育异常、营养缺陷和代谢障碍等所致的各种疾病。本章主要介绍脑血管疾病、中枢神经感染性疾病和低钾性周期性瘫痪等神经、肌肉系统常见病的临床表现（含检验结果异常）、诊断要点、治疗原则等重点内容。

第一节　脑血管疾病

脑血管疾病（cerebrovascular disease，CVD）是指各种病因引起脑血管（包括脑动脉、脑静脉、毛细血管网）损伤所导致的脑部疾病的总称。急性发病并迅速出现脑功能障碍的脑血管疾病称为急性脑血管病，也称为脑血管意外、脑中风或脑卒中。本病与心血管疾病和恶性肿瘤占据人类自然死亡原因的前三位。

脑血管疾病具有发病率高、致死率高、致残率高和再发率高的特点，是临床上的常见病、多发病。中国是全球卒中的第一大国，每年新发患者约200万人，死亡人数165万人，居世界首位。它是目前成年致残的第一位原因。

【脑的血液供应】

脑的血液供应由两个动脉系统供应，即颈内动脉系统和椎-基底动脉系统，其中颈内动脉主要供应眼部和大脑半球前3/5部分；椎-基底动脉供应大脑半球后2/5部分和丘脑、脑干和小脑的血液供应。

【病因】

引起脑血管疾病的病因很多，有血管壁病变（以动脉粥样硬化最为常见）、血液成分及血液流变学异常（如血液黏滞度增高、凝血机制异常）、心脏病和血流动力学改变（如血压的急骤波动、心瓣膜病）等。

【危险因素】

脑血管疾病的发生与发展还与许多危险因素有关，一般将危险因素分为不可干预危险因素和可干预危险因素。不可干预危险因素有年龄、性别、种族、遗传等；可干预危险因素有高血压、糖尿病、心脏病、高脂血症、吸烟、酗酒等。如能积极治疗和改善可干预的危险因素，则能降低脑血管疾病的发病率和死亡率。

【分类】

脑血管疾病依据病理性质主要分为缺血性脑血管疾病和出血性脑血管疾病。前者包括短暂性脑缺血发作、脑梗死（包括脑血栓形成、脑栓塞）；后者包括脑出血和蛛网膜下腔出血。

一、短暂性脑缺血发作

短暂性脑缺血发作（transient ischemic attack，TIA）是指脑血管病变引起的短暂性、局限性脑功能缺失或视网膜功能障碍，且没有急性梗死的证据。

【病因及发病机制】

TIA是由动脉粥样硬化、动脉狭窄、心脏疾患、血液成分异常和血流动力学变化等多因素致成的临床综合征。从病因上目前主要分为两种类型：

1. 血流动力学型　各种原因导致的低灌注，造成患者出现了神经功能缺失，如低血压、颈部血管受压、血流动力变化等。

2. 微栓塞型　主要包括心源性和动脉源性。如心脏病、动脉粥样硬化斑块碎片等。

【临床表现】

1. 一般特点　①TIA多发生于中老年人，男多于女，常有高血压、糖尿病、心脏病和高脂血症等危险因素；②发病突然，症状和体征数分钟达到高峰并持续数分钟或数十分钟，最长不超过24小时；③出现的可逆性局限性脑功能缺损或视网膜功能障碍可完全消失，不遗留后遗症；④常反复发作，每次发作症状基本相似。

2. 颈内动脉系统TIA　表现为单眼或大脑半球症状。视觉症状表现为一过性黑矇、雾视、失明等。大脑半球症状多为一侧面部或肢体的无力、轻偏瘫及感觉障碍，优势半球受累可出现失语。

3. 椎-基底动脉系统TIA　主要表现为眩晕、共济失调、交叉性感觉障碍或瘫痪、复视、构音障碍、异常的眼球运动等，还可以出现由于脑干下部网状结构缺血导致跌倒发作。

【实验室及其他检查】

1. 实验室检查　血常规、血糖、血脂、肝功能、肾功能和电解质检查对查找病因、危险因素、鉴别诊断及制定防治方案有重要价值。

2. 影像学检查　头颅CT或MRI检查大多正常，或发现无症状性病灶；DSA、CTA、

MRA、TCD 检查可见血管狭窄、动脉粥样硬化斑；单光子发射计算机断层扫描（SPECT）可发现局部脑灌流量减少程度及缺血部位；正电子发射断层扫描（PET）可显示局灶性代谢障碍。

【诊断及鉴别诊断】

TIA 患者就医时多发作已过，因此临床诊断主要依靠病史，中老年患者突然出现局灶性脑功能损害症状，符合颈内动脉或椎-基底动脉系统及其分支缺血表现，并在短时间内恢复（多不超过 1 小时），应高度怀疑 TIA。PWI/DWI、CTP 和 SPECT 有助 TIA 的诊断。

诊断时还应注意与癫痫、梅尼埃病、晕厥等疾病鉴别。

【治疗】

治疗原则：去除病因和诱因，控制危险因素，减少及预防 TIA 复发，保护脑功能。具体治疗措施有：①抗血小板聚集药（如阿司匹林、氯吡格雷）、②抗凝（如华法林）、③钙拮抗剂（如尼莫地平）、④降脂降纤类药物。对于有脑动脉明显狭窄的 TIA，可考虑脑动脉成形术和支架术等。

【预后】

有过 TIA 发作的患者，脑卒中的危险性远高于普通人群，所以应积极治疗和预防。通常，未经治疗或治疗无效的病例，约 1/3 发展为脑梗死，1/3 继续发作，1/3 可自行缓解。

二、脑血栓形成

脑血栓形成（cerebral thrombosis，CT）是脑动脉内形成血栓，导致血管管腔狭窄、闭塞，脑供血区血流减少或供血中断，引起相应的脑组织发生缺血性坏死。

【病因和发病机制】

最主要的病因是脑动脉粥样硬化，常伴有高血压、糖尿病和高脂血症等。其次是动脉炎、动脉畸形、血液成分改变、血流动力学异常等。

各种病因导致各级脑动脉硬化，发生内膜增厚、管腔狭窄闭塞和血栓形成，导致局部脑组织突然供血障碍。脑组织缺血缺氧后可发生一系列继发性脑损害，神经细胞坏死和凋亡。

【临床表现】

多见于中老年，男性多于女性，部分患者病前有 TIA 症状。常在安静或睡眠中发病。起病相对较慢，多数在数小时或 1～3 天达到高峰。除部分脑干梗死和大面积梗死外，大多数患者意识清楚，多无头痛、呕吐等颅内压增高表现。神经系统表现视梗死部位和范围而定。

1. 颈内动脉系统　主要表现为病灶对侧肢体出现不同程度的偏瘫、偏身感觉障碍，优势半球受损可出现失语。

2. 椎-基底动脉系统　临床表现为眩晕、恶心呕吐、复视、眼球震颤、交叉性瘫痪、共济失调、吞咽困难及构音障碍等。

【并发症】

脑疝是大面积脑梗死的主要死亡原因之一，而肺部感染和（或）尿路感染引起多器官功能衰竭是导致死亡的又一重要原因。其他并发症还有脑梗死出血转化、消化道出血、水电解质平衡失调、压疮、心脏损害、肾衰竭、卒中后抑郁状态、下肢深静脉血栓形成等。

【实验室及其他检查】

1. 实验室检查　血常规检查、血糖、血脂检查对寻找危险因素、除外低血糖或高血糖有重要价值。肝、肾功能和电解质检查对鉴别诊断及协助治疗有一定帮助；出凝血时间、凝血酶原时间、凝血酶原活动度、凝血酶时间、活化部分凝血活酶时间、纤维蛋白原等检查对查找病因、制定溶栓、抗凝治疗方案和监测有意义；对年龄较轻者还应查血沉、抗核抗体、C反应蛋白、类风湿因子、梅毒血清学检查，以除外潜在的血管炎。

2. 影像学检查　①头颅CT：颅脑CT检查快速、安全，尤其是排除脑出血有极大价值，在发病24～48小时后逐渐显示低密度梗死灶；②头颅MRI检查：头颅MRI发现脑梗死病灶比CT早，并且对脑干、小脑及更小的梗死灶显示清楚，平扫T_1加权像显示梗死灶为低信号，T_2加权像为高信号（图3-8-1）。弥散加权成像（DWI）可在2小时内观察到梗死灶；③DSA、MRA、CTA：可发现血管狭窄、闭塞及其他血管病变。

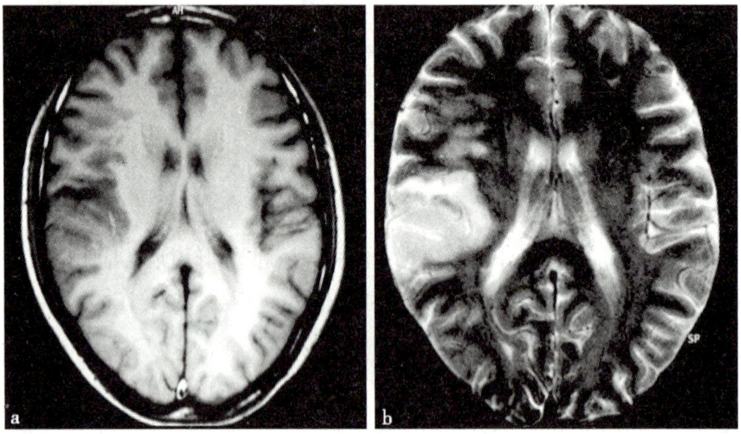

图3-8-1　脑梗死

a. MRI平扫T_1WI显示右侧颞顶叶呈低信号；b. T_2WI平扫显示右侧颞顶叶呈高信号

知识链接

腔隙性脑梗死

腔隙性脑梗死是由于脑的深穿支动脉闭塞所致的脑深部小缺血性软化灶，直径一般在2～15mm，外观如粟粒大小的小腔或筛孔样结果，故称之为"腔隙"。腔隙性脑梗死约占脑梗死的20%～30%，由于病变很小，许多病例无明确神经功能缺损证据，CT和MRI等神经影像学的广泛应用为本病临床诊断提供了可靠依据。

【诊断及鉴别诊断】

中老年人在静止状态下突然发病，数小时或数日内出现局灶性脑损害症状和体征，并能用一动脉供血区功能损伤来解释，临床应考虑脑血栓形成可能，CT或MRI检查发现低密度梗死灶可以确诊。脑血栓形成应注意与脑出血、硬膜下血肿等其他脑部疾病相鉴别。

【治疗】

原则：尽快恢复缺血脑组织的供血，改善微循环，减小梗死范围；加强脑保护，尽早进行神经功能锻炼，促进康复，减少复发率和降低病残率。

1. 急性期治疗　具体治疗措施有：

(1)溶栓疗法：分动脉溶栓和静脉溶栓。一般认为，溶栓治疗神经功能恢复较快，疗程短，应早期使用，在发病4小时内，但要严格掌握适应证，密切监控出血倾向。常用药物有尿激酶、阿替普酶。

(2)抗凝疗法：适用于高凝状态和脑栓塞患者，常用药物有肝素、华法林。

(3)抗血小板聚集：常用药物有阿司匹林、氯吡格雷。

(4)神经细胞保护等治疗：自由基清除剂如依达拉奉、钙通道阻滞剂如尼莫地平等。

(5)防治脑水肿：对大面积梗死需脱水治疗，防治脑水肿，常用药物有甘露醇等。

知识链接

溶栓疗法

溶栓疗法是近二十年来流行的一种治疗缺血性脑血管病的方法，目的是在血栓形成后尽早(一般在4小时内)使用凝血酶抑制剂或促使纤维蛋白溶解的药物溶解血栓，使堵塞的血管再通，促使缺血神经细胞修复，减轻神经功能的缺损。分为静脉溶栓和动脉溶栓，常用药物有rt-PA、尿激酶、腹蛇毒酶。经不同的临床研究，证实比常规治疗神经症状恢复更快，但有增加脑出血和全身出血的风险。要掌握溶栓的时间窗和适应证，严密监控出血倾向。

2. 康复治疗　遵循早期、个体化原则，分阶段对患者进行针对性体能和技能训练，降低致残率、提高生活质量。

【预后】

脑血栓形成比脑出血的病死率低，约为10%，而致残率高达40%～50%。存活患者中40%以上可复发，且复发次数越多病死率和致残率越高。

三、脑　栓　塞

脑栓塞(cerebral embolism)是各种栓子随血流进入颅内动脉使血管腔急性闭塞，引起相应供血区脑组织缺血坏死及脑功能障碍。

【病因和发病机制】

1. 心源性血栓　最多见，占脑栓塞的60%～75%，常见的栓子来源是风湿性心瓣膜病，尤其是二尖瓣狭窄合并心房纤颤最常见，其他原因还有各种心内膜炎、心脏黏液瘤、二尖瓣脱垂、先天性心脏病等。

2. 非心源性血栓　指心脏以外血管来源的栓子，如动脉粥样硬化斑块脱落、肺静脉血栓，骨折或手术时脂肪栓和气栓、血管内治疗时血凝块或血栓脱落等。

3. 来源不明血栓　约30%的栓子来源不明。

由于脱落的血栓突然堵塞脑血管，侧支循环来不及建立，脑组织无缺血的适应过程，导致脑栓塞具有发病急、病情较重的特点。

【临床表现】

脑栓塞可发生于任何年龄，平均发病年龄较轻。中青年患者主要以风湿性心脏病引起为多，中老年患者则以冠心病及颈动脉病变引起。多在活动中急性发病，神经体征在数秒至数分钟达到高峰，是脑血管疾病中发病最快者。多数患者意识障碍较轻且很快恢复，神经系统局灶表现与脑血栓形成相似，视栓塞的血管而定。

【并发症】

肺部感染、泌尿系统感染、压疮、心律失常等。

【实验室及其他检查】

1. **实验室检查**　应做血、尿常规、生化检查及细菌培养等检查，以便病因诊断和治疗。

2. **其他检查**　CT 和 MRI 检查同脑血栓形成的表现，若有出血性梗死，CT 示低密度灶内有高密度影。心电图、胸部 X 线及心脏超声等检查，有利于发现心脏或血管等原发病因，以明确栓子来源。

【诊断及鉴别诊断】

有栓子来源，急骤起病，出现偏瘫、失语等局灶性体征，数秒至数分钟达到高峰，可做出临床诊断。CT 和 MRI 检查可确定脑栓塞部位、数目及是否伴发出血等。

【治疗】

治疗分为脑栓塞治疗与原发病治疗两部分。脑栓塞治疗基本上同脑血栓形成治疗，但因脑栓塞容易合并出血性梗死，在急性期不宜使用大剂量或较强的抗凝或溶栓药物。对原发病治疗根据不同的原发病采用相应的治疗方案。

【预后】

脑栓塞的预后取决于患者年龄、栓塞脑血管的大小、部位和栓子的数量以及原发病的严重程度，急性期病死率在 5% ~15%，多死于严重脑水肿、脑疝、肺部感染、心力衰竭。

四、脑　出　血

脑出血（intracerebral hemorrhage，ICH）是指各种原因引起的、非外伤性的脑实质内自发性出血，占我国全部脑卒中的 20% ~30%。急性期死亡率高达 30% ~40%。

【病因和发病机制】

1. **病因**　最常见的病因是高血压合并小动脉硬化；其次是动脉瘤和动静脉血管畸形；其他病因有血液病、梗死后出血、动脉炎、抗凝或溶栓治疗等。

2. **发病机制**　长期高血压→脑细小动脉玻璃样变性或小动脉壁纤维样坏死→微小动脉瘤或微夹层动脉瘤形成→血压急剧升高、动脉瘤破裂出血→血液进入脑组织形成血肿。非高血压性脑出血，由于病因不同，发病机制各异。

【病理】

约 80% 脑出血发生在大脑半球，主要集中在基底节区，其次是脑叶、脑干及小脑。病理改变为血肿周围的脑组织受压，水肿明显，血肿较大时引起颅内压增高、脑组织移位，甚至形成脑疝。血肿小的可逐渐溶解、吸收，形成胶质瘢痕，大者形成囊腔，称中风囊。

【临床表现】

高血压脑出血多发生在 50 ~70 岁，男性略多，常有高血压病史，冬春季易发，多在活动和情绪激动时发生，症状常在数分钟至半小时内达高峰，少数可有头痛、头晕和肢体麻木等前驱症状。其临床表现主要取决于血肿的大小和部位。通常有头痛、呕吐、意识障碍、肢体瘫痪、失语、大小便失禁、脑膜刺激征等表现。常伴血压明显升高，部分有癫痫发作。常见部位出血的表现：

1. **基底节区出血**　占全部脑出血的近 70%，以壳核出血最常见。主要有三偏征（偏瘫、偏盲、偏身感觉障碍），优势半球受损可有失语。其中丘脑出血约占脑出血 5% ~10%，有某些特殊临床表现，如丘脑性感觉障碍，偏瘫较轻微。

2. 脑叶出血　约占脑出血10%，以顶叶出血最多，其次为颞叶、枕叶和额叶。发病年龄较轻，主要表现为头痛、呕吐等颅内压增高症状及各脑叶局灶损害的症状和体征，如单瘫、失语、偏盲、抽搐、精神症状或智能障碍等。

3. 脑干出血　约占脑出血的10%，绝大多数为脑桥出血。典型表现为交叉性瘫痪和共济失调性偏瘫，大量出血（血肿>5ml）则迅速出现昏迷、四肢瘫痪、针尖样瞳孔、中枢性高热、中枢性呼吸障碍、去大脑强直发作等，多在半小时至48小时内死亡。

4. 小脑出血　约占脑出血10%。轻者表现眩晕、呕吐、共济失调、眼球震颤、枕部疼痛等。重者病情十分严重，血液直接进入第四脑室，导致颅内压迅速增高、昏迷、枕骨大孔疝形成而死亡。

5. 脑室出血　约占脑出血的3%～5%，分原发性和继发性脑室出血。出血量少者，仅出现头痛、呕吐、脑膜刺激征，酷似蛛网膜下腔出血，预后良好。大量脑室出血，起病急骤，迅速出现昏迷、针尖样瞳孔、四肢弛缓性瘫痪，有阵发性强直性痉挛或去大脑强直发作，中枢性高热，预后极差。

【并发症】　有消化道出血、肺部感染、泌尿系统感染、压疮、心律失常等。

【实验室和其他检查】

1. 影像学检查　①CT是临床诊断脑出血的首选检查。可清楚显示出血的部位、出血量和占位效应等相关情况。新鲜血肿呈高密度影，边界清楚，见图3-8-2。②MRI对急性期脑出血的诊断价值不如CT，但对检出脑干和小脑的出血灶及显示血肿的演变过程优于CT。

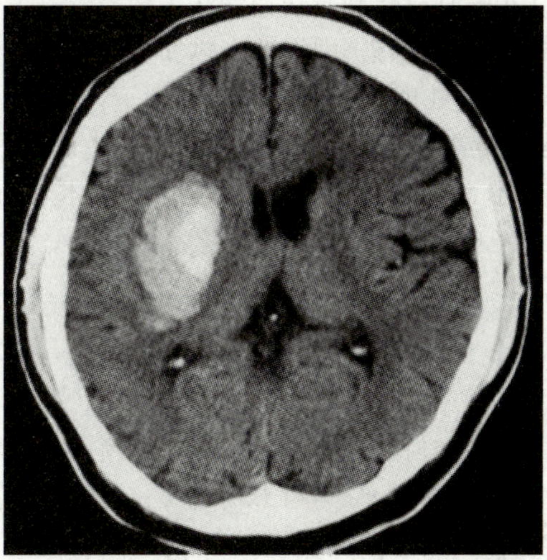

图3-8-2　脑出血

头颅CT平扫显示右侧基底节区团块状高密度影

2. 实验室检查　应进行血、尿常规及血糖、肝功能、肾功能、凝血功能和电解质等检查。血常规常见白细胞增高、尿常规可见尿蛋白；血糖检测可见升高。

3. 脑脊液检查（CSF）　常为血性脑脊液，有CT检查条件时一般不做此项检查，以免诱发脑疝。

【诊断和鉴别诊断】

1. 诊断要点　①常见于50岁以上，多有高血压病史，活动中或激动时突然发病；②迅速出现局灶神经体征和头痛、呕吐等颅内高压症状，常伴意识障碍；③头颅 CT 检查发现呈高密度影的血肿。

2. 鉴别诊断　①与引起昏迷的其他疾病鉴别：如肝性脑病、尿毒症、糖尿病昏迷、各类中毒等。此类疾病一般都有较明确的相关病史，多无局灶性神经体征，通过详细询问病史和体格检查，结合必要的实验室和影像检查不难鉴别。②须与脑血栓形成、脑栓塞、蛛网膜下腔出血等脑血管疾病鉴别。

【治疗】

（一）急性期治疗

1. 内科治疗　治疗原则是保持安静，防止继续出血；积极抗脑水肿，降低颅内压；调整血压，改善循环；加强护理，防止并发症。

（1）一般处理：宜就近治疗，尽量避免搬运，以免加重出血；安静卧床休息 2～4 周，避免情绪激动；保持呼吸道通畅，常规吸氧，及时吸痰，必要时行气管插管或气管切开；严密观察呼吸、血压、脉搏、神志和瞳孔变化；维持营养及水电解质平衡，发病后 3 日神志不清者需鼻饲保持营养；调整血糖，维持血糖在 6～9mmol/L 之间；做好皮肤、泌尿道护理，尿潴留者应予导尿，昏迷者应定时翻身，防治压疮发生。

（2）调整血压：血压的监测和处理是治疗的关键，血压过高易再出血，过低会导致脑灌注压降低。当收缩压 >200mmHg 或平均动脉压 >150mmHg 时，要用静脉持续滴注降压药物积极降压；降低幅度不宜过大，速度不宜太快。

（3）降低颅内压：脑出血后脑水肿可使颅内压增高，甚至导致脑疝形成，降低颅内压是急性期治疗的重要环节，常用 20% 甘露醇静脉快速滴注。

（4）并发症的防治：肺部和尿路感染、中枢性高热、应激性溃疡、痫性发作、深静脉血栓和卒中后抑郁等并发症应给予积极处理。

2. 外科治疗　目的是尽快清除血肿、降低颅内压、挽救生命。一般不常规采用。常用的手术方法有小骨窗血肿清除术、去骨瓣减压术、钻孔血肿碎吸术及脑室穿刺引流术等。

知识链接

锥孔血肿碎吸术

锥孔血肿碎吸术是一种微创手术，适用范围较开颅血肿清除术更大，对年龄较大，有合并症者更加适用。方法简单，可在床旁开展。具体步骤为：根据 CT 结果测算血肿体积和所处深度，然后用筛板定位尺在头皮上定位选择穿刺点和深度，用颅锥钻孔后用穿刺针进针至血肿中央，导入碎吸器管至同样深度之后，退出管芯，安装螺旋绞丝至碎吸器管中，即可开始边打碎边吸除血块。抽吸力度要适度，首次抽吸量不超过血肿量的 1/2，抽吸完毕后注入少量尿激酶有利于残留血肿的溶解，保留吸管引流。

（二）康复治疗

患者生命体征平稳、病情稳定后即可进行康复治疗。康复治疗对减少残疾，提高生命质量非常重要。

【预后】

死亡率高约为30%～40%，脑水肿、颅内压增高和脑疝形成是致死的主要原因。脑干出血、大量脑室出血预后较差。70%的存活患者遗留不同程度的残疾。

五、蛛网膜下腔出血

蛛网膜下腔出血(intracerebral hemorrhage，ICH)是指各种原因引起颅内血管破裂，血液流入蛛网膜下腔所致。临床上分为自发性和外伤性，自发性蛛网膜下腔出血又分为继发性和原发性两类。脑实质、脑室、硬膜外或硬膜下血管破裂出血流入蛛网膜下腔为继发性蛛网膜下腔出血。原发性蛛网膜下腔出血则是由于脑、脊髓表面或蛛网膜下腔内的血管破裂出血，血液直接流入蛛网膜下腔所致。此处主要介绍原发性蛛网膜下腔出血。

【病因】

最常见病因是颅内动脉瘤，约占50%；其他还包括动静脉畸形、高血压脑动脉硬化、颅内肿瘤、血液病及凝血障碍疾病和抗凝治疗并发症等，原因不明占10%。

【临床表现】

多发生于青壮年，发病前多有明显诱因如剧烈运动、过劳、激动、排便、咳嗽、饮酒等，少数可在安静状态下发病。典型表现是突发剧烈全头痛，可持续1～2周，伴呕吐、意识障碍，明显的脑膜刺激征。大多数患者无明确脑损害的定位体征，瘫痪少见。

【并发症】

病情稳定后可发生再出血，是蛛网膜下腔出血致命的并发症；脑血管痉挛严重可导致脑实质缺血，引起轻偏瘫等局灶性体征，是蛛网膜下腔出血死亡和致残的重要因素；急性或亚急性脑积水也是常见并发症，易导致智能障碍。

【实验室及其他检查】

1. 实验室检查 ①脑脊液检查是诊断蛛网膜下腔出血的重要依据，肉眼见均匀一致血性CSF，压力明显升高。12小时后脑脊液开始变黄，可持续1～2周。②其他检查：急性期血常规检查可见白细胞总数增高，尿常规可见尿蛋白或尿糖阳性，甚至血糖升高，这往往是应激反应所致。

2. 影像学检查 CT是确诊蛛网膜下腔出血的首选检查，可见蛛网膜下腔高密度出血征象。随着时间推移，阳性率逐步减低。数字减影血管造影(DSA)可确定动脉瘤位置，为病因诊断提供可靠证据。CTA和MRA可用于不能耐受DSA检查的患者。

【诊断及鉴别诊断】

突发剧烈头痛伴呕吐及脑膜刺激征，无局灶性神经体征，应高度提示蛛网膜下腔出血。如CT显示出血征象，腰穿压力明显增高和血性脑脊液，可临床确诊。

蛛网膜下腔出血应重点与脑出血鉴别，脑出血往往有神经定位损害体征，而蛛网膜下腔出血多不常见。

【治疗】

治疗原则：降低颅内压，预防再出血，治疗原发病。

1. 一般治疗 绝对卧床4～6周。避免诱因，如用力排便、咳嗽、喷嚏和情绪激动等，头痛时可用止痛药及镇静剂，可用缓泻剂保持排便通畅。

2. 降低颅内压 可用20%甘露醇、呋塞米和白蛋白等脱水降颅压治疗。

3. 预防再出血 可用6-氨基己酸、氨甲苯酸、注射用凝血酶(立止血)、维生素K等静脉用药。

4. **预防脑血管痉挛**　应用钙通道拮抗剂如尼莫地平，可减少迟发性脑血管痉挛导致脑缺血并发症。

5. **病因治疗**　手术治疗是消除动脉瘤、防止复发的有效方法，可择期进行。

【预后】

动脉瘤破裂出血、出血量大、年老体弱者、出现并发症者预后较差。

第二节　中枢神经感染性疾病

病原微生物侵犯中枢神经系统的实质、被膜及血管等引起的急性或慢性炎症性（或非炎症性）疾病即为中枢神经系统感染性疾病。这些病原微生物包括病毒、细菌、真菌、螺旋体、寄生虫、立克次体和朊蛋白等。本节仅介绍常见的化脓性脑膜炎、结核性脑膜炎、新型隐球菌脑膜炎。

一、化脓性脑膜炎

化脓性脑膜炎是由化脓性细菌感染所致的脑脊膜炎症，是中枢神经系统常见的化脓性感染。通常起病急，好发于婴幼儿和儿童。

【病因和发病机制】

化脓性脑膜炎最常见的致病菌为肺炎球菌、脑膜炎双球菌及流感嗜血杆菌，其次为金黄色葡萄球菌、链球菌、大肠杆菌等。感染来源可因心、肺或其他脏器涉及脑室和蛛网膜下腔，或由颅骨、椎骨或脑实质感染病灶直接蔓延引起，部分可由颅底附近的感染波及。

【病理】

基本病理改变是软脑膜炎、脑膜血管充血和炎性细胞浸润。

【临床表现】

各种细菌性感染引起的化脓性脑膜炎临床表现类似，主要如下：

1. **感染症状**　发热、寒战或上呼吸道感染表现等。
2. **脑膜刺激征**　表现为颈项强直，Kernig 征、Brudzinski 征阳性。
3. **颅内压增高**　表现为剧烈的头痛、呕吐、意识障碍等。腰穿时脑脊液压力明显升高。
4. **局灶症状**　部分患者可出现局灶性神经功能损害的症状，如偏瘫、失语等。
5. **其他症状**　脑膜炎双球菌脑膜炎菌血症时出现皮疹，迅速转变为瘀点。

【实验室及其他检查】

1. **血常规**　白细胞计数增加，通常为 $10\times10^9/L\sim30\times10^9/L$，以中性粒细胞为主。
2. **脑脊液检查**　压力常升高，外观混浊或呈脓性；细胞数明显升高，以中性粒细胞为主，通常为 $(1000\sim10000)\times10^6/L$；蛋白质升高，糖含量下降，通常低于 2.2mmol/L；氯化物降低。脑脊液涂片革兰染色阳性率达 60% 以上，细菌培养阳性率在 80% 以上。
3. **血培养**　血细菌培养常可检出致病菌，如有皮肤瘀点，应活检并行细菌染色检查。
4. **影像学检查**　MRI 诊断价值高于 CT，病程中晚期可发现脑膜异常信号和脑水肿改变。

【诊断及鉴别诊断】

根据急性起病的发热、头痛、呕吐，查有脑膜刺激征，脑脊液压力升高，白细胞明显升高，即应考虑本病。确认须有病原学证据，包括脑脊液细菌涂片检出病原体、血细菌培养阳性等。

本病须与病毒性脑膜炎、结核性脑膜炎和隐球菌性脑膜炎鉴别，脑脊液检查是重要的鉴别依据。

【治疗】

1. **抗菌治疗**　尽早使用抗生素，通常在确定病原体之前使用广谱抗生素，若明确病原体则选用敏感抗生素。

2. **激素治疗**　可降低颅内的炎症反应。

3. **对症支持治疗**　颅压升高者脱水降颅压，高热者使用物理降温或退热。

【预后】　病死率和致残率较高。少数可遗留智力障碍、癫痫、脑积水后遗症。

二、结核性脑膜炎

结核性脑膜炎是由结核杆菌引起的脑膜和脊膜的非化脓性炎症性疾病。在肺外结核中有5%～15%的患者累及神经系统，以结核性脑膜炎居多。

【病因及发病机制】

结核杆菌经血播散后在软脑膜下种植，形成结核结节，结节破溃后大量结核菌进入蛛网膜下腔引起结核性脑膜炎。

【病理】

脑底处破裂的结核结节渗出物在蛛网膜下腔扩散至基底池和外侧裂，光镜下渗出物由纤维蛋白网络中带有不同数量细菌的多形核细胞、巨噬细胞、淋巴细胞和红细胞组成。随着疾病进展，可引起结核性血管炎，引起脑梗死。结核渗出物可堵塞脑脊液通道造成脑积水。

【临床表现】

起病多隐匿，慢性病程，也可急性或亚急性起病，可无结核接触史。症状轻重不一，其一般表现为：

1. **结核中毒症状**　低热、盗汗、食欲减退、全身倦怠无力、精神萎靡不振。

2. **脑膜刺激症状和颅内压增高**　表现为头痛、呕吐及脑膜刺激征甚或视乳头水肿。

3. **脑实质损害**　如早期未得到及时有效治疗，发病4～8周后常出现脑实质损害症状，如精神萎靡、淡漠、谵妄、癫痫发作，昏睡或意识模糊；结核性动脉炎可致卒中样发病，出现偏瘫、交叉瘫等。

4. **脑神经损害**　颅底炎性渗出物的刺激、粘连、压迫，可致脑神经损害，以动眼、外展、面和视神经最易受累，表现为视力减退、复视和面神经麻痹。

【实验室及其他检查】

1. **血沉及OT试验**　部分患者血沉加快，OT试验约半数患者可呈阳性。

2. **脑脊液检查**　压力增高，外观无色或呈毛玻璃状混浊，静置后可有薄膜形成；淋巴细胞显著增多，常达$(50\sim500)\times10^6/L$；蛋白增高，通常为1～2g/L，糖及氯化物下降，典型的脑脊液改变可高度提示诊断。脑脊液沉渣涂片抗酸染色仅少数为阳性，CSF培养出结核菌可确诊。

3. **CT检查**　可显示基底池和皮质脑膜对比增强和脑积水。

【诊断及鉴别诊断】

根据结核病史或接触史，出现头痛、呕吐、脑膜刺激征，结合CSF淋巴细胞增多、糖和氯化物下降等特征性改变可作出初步诊断，如有 CSF 抗酸染色阳性或结核菌培养阳性可确认。

应与隐球菌脑膜炎鉴别，两者的临床过程和 CSF 改变极为相似，应尽量寻找结核菌和新型隐球菌感染的实验室证据。还需要与脑膜癌病相鉴别。

【治疗】

本病的治疗原则是早期给药、合理选药、联合用药及系统治疗，只要患者临床症状、体征及实验室检查高度提示本病，即使抗酸染色阴性亦应立即开始抗结核治疗。

1. **抗结核治疗**　抗结核药物有异烟肼、利福平、吡嗪酰破、或乙胺丁醇、链霉素。WHO 建议至少选用三种抗结核药联合使用三个月后，再选用二种联合用药半年以上。

2. **皮质类固醇**　可减轻中毒症状，抑制炎症反应及减轻脑水肿。

3. **药物鞘内注射**　必要时选用。

4. **降颅压**　颅内压增高者可选用渗透性利尿剂，如 20% 甘露醇、甘油果糖或甘油盐等，同时需及时补充丢失的液体和电解质。

【预后】

预后与患者的年龄、病情、治疗是否及时有关，发病时昏迷是预后不良的重要指征；即使经过适当的治疗，仍有约 1/3 的患者死亡。

三、新型隐球菌脑膜炎

新型隐球菌脑膜炎（oryptococcosis meningitis）是中枢神经系统最常见的真菌感染，其病情重，病死率高，极易误诊。

【病因及发病机制】

由新型隐球菌感染引起。新型隐球菌广泛分布于自然界，如水果、奶类、土壤和鸟类粪便中，为条件致病菌，当宿主的免疫力低下时致病，常经呼吸道侵入体内。

【病理】

大体可见脑膜广泛增厚和血管充血，脑组织水肿，脑回变平，脑沟和脑池可见小的肉芽肿、结节和脓肿，蛛网膜下腔内有胶样渗出物．脑室扩大。镜下可见脑膜有大量淋巴细胞、单核细胞浸润，在脑膜、脑池、脑室和脑实质中可见大量隐球菌菌体，脑实质很少有炎症反应。

【临床表现】

1. **发病情况及诱因**　起病隐匿，进展缓慢。早期可有不规则低热或间歇性头痛，后呈持续性并进行性加重；免疫功能低下的患者可呈急性发病。

2. **颅内压增高等症状**　大多数患者出现颅内压增高症状和体征，剧烈头痛、呕吐、视乳头水肿及后期视神经萎缩、不同程度的意识障碍。少数出现精神症状如烦躁不安、人格改变，记忆衰退。

3. **脑膜刺激征**　神经系统检查多数患者有明显的颈强和 Kernig 征。

4. **其他脑损害症状**　大脑、小脑或脑干的较大肉芽肿引起肢体瘫痪和共济失调等局灶性体征。脑底蛛网膜粘连可引起多数脑神经受损的症状，常累及听神经、面神经和动眼神经。

【实验室及其他检查】

1. **CSF 检查**　压力常增高，白细胞呈轻中度增多，一般不超过 $500 \times 10^6/L$，以淋巴细胞为主，蛋白含量增加，糖含量降低。CSF 离心沉淀后涂片做墨汁染色，检出隐球菌可确诊。CSF 真菌培养是常用的检查方法。

2. 影像学检查　CT 及 MRI 可帮助诊断脑积水。

【诊断和鉴别诊断】

依据慢性消耗性疾病或全身免疫缺陷性疾病的病史，慢性隐匿病程，临床表现为脑膜炎的症状和体征，CSF 墨汁染色检出隐球菌即可确诊。

须与结核性脑膜炎鉴别，临床表现和 CSF 常规检查相似，容易误诊。还需和其他真菌感染性脑膜炎及其他不典型化脓性脑膜炎鉴别。

【治疗】

1. 抗真菌治疗　常用药物有两性霉素 B、氟康唑、5-氟胞嘧啶，疗程较长，毒副作用较大。

2. 对症及全身支持治疗　脱水降颅压，、维持水电平衡和改善营养状态，预防其他感染。

【预后】　本病常进行加重，预后不良，死亡率较高。

第三节　低钾型周期性瘫痪

低钾型周期性瘫痪（hypokalemic periodic paralysis）为常染色体显性遗传或散发的疾病，我国以散发多见。临床表现为发作性肌无力、血清钾降低、补钾后能迅速缓解，为周期性瘫痪中最常见的类型。

【病因及发病机制】

低钾型周期性瘫痪为常染色体显性遗传性疾病，其致病基因主要位于 1 号染色体长臂（1q31—32）。肌无力在饱餐后或激烈活动后的休息中最易发作，能促使钾离子转入细胞内的因素如注射胰岛素、肾上腺素或大量葡萄糖也能诱发。

具体发病机制尚不清楚，可能与骨骼肌细胞膜内、外钾离子浓度的波动有关。在正常情况下，钾离子浓度在肌膜内高，肌膜外低，当两侧保持正常比例时，肌膜才能维持正常的静息电位，才能为 ACh 的去极化产生正常的反应。本病患者的肌细胞膜经常处于轻度的去极化状态，较不稳定，电位稍有变化即产生钠离子在膜上的通路受阻，导致电活动的传播障碍。在疾病发作期间，受累肌肉对一切电刺激均不起反应，处于瘫痪状态。

【临床表现】

1. 发病情况及诱因　任何年龄均可发病，以 20～40 岁男性多见，随年龄增长而发作次数减少。常见的诱因有疲劳、饱餐、寒冷、酗酒、精神刺激等。

2. 临床特点　发病前可有肢体疼痛、感觉异常、口渴、多汗、少尿、潮红、嗜睡、恶心等。常于饱餐后夜间睡眠或清晨起床时发现肢体肌肉对称性的无力或完全瘫痪，下肢重于上肢、近端重于远端；也可从下肢逐渐累及上肢。瘫痪肢体肌张力低，腱反射减弱或消失。可伴有肢体酸胀、针刺感。脑神经支配肌肉一般不受累，膀胱直肠括约肌功能也很少受累。少数严重病例可发生呼吸肌麻痹、尿便潴留、心动过速或过缓、心律失常、血压下降等情况甚至危及生命。

发作持续时间自数小时至数日不等，最先受累的肌肉最先恢复。发作频率也不尽相同，一般数周或数月一次，个别病例每天均有发作，也有数年一次甚至终身仅发作一次者。发作间期一切正常。伴发甲状腺功能亢进者发作频率较高，每次持续时间短，常在数小时至 1 天内。甲亢控制后，发作频率减少。

【实验室和其他检查】

1. **血钾检查**　发作期血清钾常低于3.5mmol/L以下，间歇期正常。

2. **心电图检查**　呈典型的低钾性改变，U波出现，T波低平或倒置，P-R间期和Q-T间期延长，ST段下降，QRS波增宽。

3. **肌电图检查**　示运动电位时限短、波幅低，完全瘫痪时运动单位电位消失，电刺激无反应。膜静息电位低于正常。

【诊断及鉴别诊断】

根据常染色体显性遗传或散发，突发四肢弛缓性瘫痪，近端为主，无脑神经支配肌肉损害，无意识障碍和感觉障碍，数小时至一日内达高峰，结合检查发现血钾降低、心电图低钾性改变，经补钾治疗肌无力迅速缓解等不难诊断。

需与高钾型周期性瘫痪、正常血钾型周期性瘫痪、重症肌无力及吉兰-巴雷综合征鉴别。

【治疗】

发作时给予10%氯化钾或10%枸橼酸钾40～50ml顿服，24小时内再分次口服，一日总量为10g。也可静脉滴注稀释的氯化钾溶液以纠正低血钾状态。对发作频繁者，发作间期可口服钾盐1g，3次/日；螺内酯200mg，2次/日以预防发作。同时避免各种发病诱因如避免过度劳累、受冻及精神刺激、低钠饮食、忌摄入过多高碳水化合物等。严重患者出现呼吸肌麻痹时应予辅助呼吸，严重心律失常者应积极纠正。

【预后】

预后良好，随年龄增长发作次数趋于减少。

学习小结

急性脑血管疾病分为缺血性和出血性脑血管病。TIA发病突然，症状持续数分钟至数十分钟，症状完全恢复，可反复发作。脑血栓形成常见病因为脑动脉硬化，常在安静状态时发病，多数患者无意识障碍和头痛呕吐等颅高压症状。大脑中动脉系统血栓形成多有偏瘫和感觉障碍；椎-基底动脉系统血栓形成常有眩晕、呕吐、共济失调、吞咽困难及构音障碍等症状，MRI可早期确诊。脑栓塞可见于各种年龄，多在活动中发病，症状迅速达到高峰，多数伴有短时昏迷，神经局灶症状与脑血栓形成相似。脑出血多在活动状态发病，有明显的头痛、呕吐、意识障碍等颅高压表现，神经损害体征与出血部位和出血量有关，CT为首选检查。蛛网膜下腔出血的典型表现为突发剧烈头痛、呕吐、意识障碍、脑膜刺激征及血性脑脊液。

颅内感染性疾病常见的有病毒性脑炎、化脓性脑膜炎、结核性脑膜炎、新型隐球菌性脑膜炎。化脓性脑膜炎起病急骤，寒战高热，头痛呕吐、颈项强直，血常规白细胞总数和中性白细胞比例明显增高，脑脊液压力增高、混浊，蛋白增高，糖和氯化物降低。结核性脑膜炎和新型隐球菌性脑膜炎起病较缓慢，可有低热症状，逐步出现头痛、呕吐等颅内压增高的表现，并出现脑膜刺激征，均可出现脑神经的损害。脑脊液的改变相似，病原学检查是确诊的依据。结核性脑膜炎的治疗主张联合较长时间抗结核药治疗，新型隐球菌则用抗真菌治疗。二者均有较高的死亡率，以新型隐球菌性脑膜炎预后较差。

低钾性周期性瘫痪为常染色体显性遗传或散发疾病。临床表现为发作性肌无力、无感觉障碍，血清钾降低和心电图低钾改变、补钾后能迅速缓解。

病例分析

病例1:某男,61岁,近几年时有头晕,未发现高血压。今晨起床时发现右侧肢体无力伴有麻木,起床需人搀扶,说话不流利,口角向左侧轻度歪斜。家人急忙送医。医生体检:BP:110/70mmHg,神志清晰,说话略含糊,双侧瞳孔等大,对光反射正常,颈无抵抗,心肺未发现异常。右侧肢体肌力3级,肌张力偏低,痛觉轻度减退,膝腱反射未引出,未发现病理征。马上做头颅CT扫描未发现明显异常。

请问:

(1)最可能的诊断是什么,请提供诊断依据。

(2)需与哪些疾病鉴别?

(3)请提出下一步的诊疗措施。

病例2:某女,18岁,发热、头痛半月余、伴呕吐一周,无咳嗽。体检:T38.5℃,意识清晰,言语流利。营养状态略差,精神萎靡。脑神经未发现异常,瞳孔等大,对光反射正常。屈颈轻度抵抗,心肺检查无明显异常,腹部柔软,无压痛及反跳痛。四肢肌力、肌张力正常,病理征阴性,克尼格氏征阴性。血常规正常,血沉30mm/h,PPD试验(+),胸片未发现肺部异常。CSF压力:220mmH_2O,微混,蛋白80mg/dl,细胞总数1100/μl,糖2.2mol/L,氯化物110mol/L,抗酸染色未检出结核菌,墨汁染色未检出隐球菌。

请问:

(1)请根据病史和相关检查结果,提出初步诊断及依据。

(2)须与哪些疾病进行鉴别,鉴别依据是什么?

(朱祖余)

第九章　急危重症

学习目标

1. 掌握：休克，心搏骤停与心肺脑复苏的实验室检查结果。
2. 熟悉：休克，心搏骤停与心肺脑复苏的临床表现、诊断、治疗。
3. 了解：休克的病因、发病机制、预后；心搏骤停与心肺脑复苏的病因、病理生理、预后。

走入现场

周阿姨，49 岁，3 天前呕吐鲜红色血，1～2 次/日，每次约 30～50ml，排黑色稀便，未治疗。入院前 4 小时，再发呕吐鲜红色血数次，总量约 1000ml，伴头晕、乏力、心悸、出冷汗入院。2 年前有“肝硬化”病史。病人体温 38.9℃，脉搏 116 次/分，呼吸 22 次/分，血压 40/20mmHg，昏迷状态，腹壁静脉曲张。门诊以上消化道大出血，失血性休克，肝硬化收住院。请问：

1. 诊断该病人为休克的依据是什么？
2. 该病人应做哪些实验室检查？在检查时间安排上应该注意什么？

第一节　休　　克

休克[illegible]指机体在各种致病因素侵袭下引起的以有效循环血量锐减，微循环灌注不足，细胞[illegible]主要脏器损害所产生的一种危急综合征，是临床各种严重疾病常见的并发症。其临[illegible]压下降、尿量减少、脉搏细速、皮肤苍白、湿冷、发绀、甚至出现神志障碍、昏迷。

【病因和发病[illegible]

1. 低血容量性[illegible]

[illegible]出[illegible]裂、外伤或骨折后出[illegible]炎因引起的大量内、外出血，如外伤性肝脾破裂、异位妊娠破伤、严重呕吐腹泻[illegible]等；各种原因造成的血浆及体液大量丢失，如大面积烧[illegible]汗、利尿等。当血容量减少 30%～40% 以上时，有效

循环血量绝对不足而休克。

2. 心源性休克　常见于严重心律失常、急性心肌梗死、心脏压塞等患者，这些疾病引起心脏泵血功能减退，心排血量突然减少，而致有效循环血量急剧下降。

3. 神经源性休克　常因外伤、剧痛、脑脊髓损伤、手术时牵拉内脏神经等引起，血管运动中枢功能受到抑制，导致血管张力降低、周围血管扩张、毛细血管床扩大，大量血液滞留在外周循环致有效循环血量急剧下降。

4. 过敏性休克　因机体注射药物（如青霉素）或血清制品后引起速发型变态反应，细胞释放大量组胺、缓激肽等物质，引起周围血管急剧扩张、毛细血管床扩大，大量血液滞留外周循环致有效循环血量急剧下降。

5. 感染性休克　常继发于脓毒血症、急性梗阻性化脓性胆管炎、急性腹膜炎、绞窄性肠梗阻等严重感染性疾病。感染诱发机体产生的炎症介质引起全身小血管扩张和血管壁通透性升高，致大量血液滞留在外周循环和血液中的液体成分渗出血管外；同时，毒素作用于心肌细胞，影响心肌收缩力导致心脏泵血功能下降。这些因素共同导致有效循环血量急剧下降。

【临床表现】

根据休克的发展过程，将休克分为三期：

1. 休克早期（轻度）　持续时间较短，患者表现为兴奋或烦躁不安、面色苍白、皮肤湿冷、心率加快、脉搏细数、收缩压正常或稍高，舒张压升高，故脉压缩小，呼吸加快，尿量减少等。脉压缩小是血压下降的先兆，对诊断早期休克很有意义，应予重视。

2. 休克期（中度）　持续时间较长，典型表现为表情淡漠、反应迟钝、皮肤发绀、呼吸急促、四肢厥冷、浅静脉下陷、少尿或无尿，血压下降，脉压更小。

3. 休克晚期（重度）　病情恶化，发生于心、肺、肾等器官功能衰竭为本期特征。患者昏迷、无脉搏、无血压、无尿、全身广泛出血倾向，缺氧难以纠正。

知识链接

休克程度的评估

	早期（轻度）	中期（中度）	晚期（重度）
血压	收缩压正常或稍高，舒张压升高，脉压缩小	收缩压为70～90mmHg，脉压小	收缩压＜70mmHg或测不到
脉搏	快（80～100次/分）强	快（100～120次/分）弱	速而细弱，或摸不清
呼吸	快（16～25次/分）深	快（25次/分）浅	窘迫、不规律
意识	清楚或烦躁不安	表情淡漠	模糊或昏迷
皮肤色泽	开始苍白	苍白到发绀	发绀、瘀斑
尿量	正常或略少	少尿	0～15ml

【实验室及其他检查】

1. 血常规 失血后数小时，出现红细胞和血红蛋白显著降低；脱水者可因血液浓缩而出现红细胞计数增高，血细胞比容增加；感染时出现白细胞升高，其中以中性粒细胞升高为主，可出现中毒颗粒及核左移现象，严重者亦可出现白细胞不升高，甚至降低。

2. 尿常规 尿常规改变无特异性，但在发生肾衰时，尿量减少，尿比重由初期的偏高转为低而固定。

3. 粪常规 合并消化道出血时可出现黑便，大便隐血试验阳性。

4. 血气分析 休克早期呼吸性碱中毒时，血 pH 升高，CO_2CP 下降；休克晚期酸中毒时 pH 下降，代谢性酸中毒时 CO_2CP 下降；当有混合性酸碱失衡时，须借助于碱剩余（BE）、缓冲碱（BB）、标准碳酸盐（SB）等综合分析。

5. 肾功能检查 血尿素氮和肌酐值升高，尿、血肌酐浓度之比小于 15。

6. 酶学检查 合并肝功能损害时 ALT 升高；急性心肌梗死时 CPK、LDH、AST 及其同工酶升高。

7. 中心静脉压（CVP） 是右心房或胸腔内上、下腔静脉压力。反映全身血容量及心功能状况方面一般比动脉更早，CVP 正常值 5～10cmH_2O。当 CVP＜5cmH_2O 时，表示血容量不足；CVP＞15cmH_2O 时，提示心功能不全、静脉血管过度收缩或肺循环阻力增高；若 CVP＞20cmH_2O 时，表示充血性心力衰竭。

8. 动脉血乳酸盐测定 休克患者组织灌注不足，引起无氧代谢和高乳酸血症，监测有助于估计休克及复苏的变化趋势，正常值为 1～2mmol/L，持续升高表示病情严重。

9. 心电图检查 在心肌梗死或心肌炎及心包积液时有相应改变，详见有关章节。

10. 病因学检查 感染性休克患者应用抗生素前，应作有关体液及脓液的细菌培养检查。

【诊断】

各类休克均具有低血压、微循环灌注不良、交感神经代偿性亢进等主要临床表现，故为临床诊断依据。休克诊断标准为：①有发生休克的病因；②意识异常；③脉搏快超过 100 次/分钟，细或不能触及；④四肢湿冷，胸骨部位皮肤指压阳性（压后再充盈时间大于 2 秒），皮肤花纹，黏膜苍白或发绀，尿量小于 30ml/h 或无尿；⑤收缩压小于 10.64kPa（80mmHg）；⑥脉压小于 2.66kPa（20mmHg）；⑦原有高血压者收缩压较原有水平下降 30% 以上。凡符合①，以及②、③、④中的二项，和⑤、⑥、⑦中的一项者，即可成立诊断。

【治疗】

原则是尽早去除引起休克的原因，尽快恢复有效循环血量，纠正微循环障碍，增进心脏功能和恢复人体的正常代谢。

1. 密切观察病情 定期监测病人的精神状态、肢体温度、色泽、血压、脉率、尿量等。

2. 一般紧急处理 取平卧位，必要时采取头和躯干抬高 20°～30°、下肢抬高 15°～20°，以利于呼吸和下肢静脉回流同时保证脑灌注压力；保持呼吸道通畅，尽快控制活动性大出血；必要时作气管插管或气管切开；尽量减少搬动患者；保暖；吸氧；必要时予以镇静。

3. 补充血容量 积极扩容是治疗休克的根本措施，临床上常根据休克指数（脉搏/收缩压，正常人为 0.54 左右），指数为 1 时丢失有效循环血量约 1000ml，指数为 2 时，有效循环血量丢失约 1500～2000ml，可作为补液时参考。输液的原则为先盐后糖、先晶后胶、先快后慢、见尿补钾。一般可根据监测指标来估计血容量及微循环情况，以调节补液的速度及量，根据休克的病因选择补液的性质，通常首先采用晶体液，同时根据病情给予全血、血浆、血浆增量剂等胶体液体。

4. **积极处理原发病**　是纠正休克的先决条件。外科疾病引起的休克，不少存在需要手术处理的病灶，如肝脏破裂大出血等。应尽快恢复有效循环血量，及时处理原发病变，若不去除原发病变，休克难以纠正时，应一面抗休克，一面行手术，力争以最短的时间、最简捷的操作解决问题。

5. **纠正酸碱失衡**　一般而言，休克机体获得充足的血容量后，微循环障碍即能解除，组织的血流灌流得到改善，酸中毒即可消失。但在休克比较严重时，酸中毒亦较重，可根据血气分析或二氧化碳结合力来估计补碱量，常用5%碳酸氢钠、7.28%三羟甲基氨基甲烷(THAM)等。

6. **心血管药物的应用**　随着近年来对休克病理生理的进一步研究。已极少应用血管收缩剂，而在先补充血容量的基础上，用氢溴酸山莨菪碱等血管扩张剂，能使微循环得到较好的改善，亦使休克的抢救效果较以往大大提高。

7. **皮质类固醇激素**　有保护细胞内溶酶体和线粒体、增强心肌收缩力、减低细胞膜的渗透性以及促进糖原异生等作用。对于休克、尤其是严重休克或感染性休克疗效肯定，一般主张大剂量、短期应用。

【休克的预后】

休克的预后与休克的类型、原发基础疾病严重程度和休克持续时间长短密切相关。一般说来，休克持续时间愈长，血液灌流障碍愈严重，动脉血乳酸盐浓度也愈高。乳酸盐浓度持续升高，表示病情严重，预后不佳。

第二节　心搏骤停与心肺脑复苏

心搏骤停(cardiac arrest)是指心脏射血功能的突然终止。心肺脑复苏(cardiopulmonary cerebral resuscitation，CPCR)，即对心跳、呼吸骤停病人采取连续的、多层次的生命支持措施，最终恢复其循环、呼吸和大脑功能。心跳呼吸骤停，患者处于“临床死亡”状态，如积极抢救，有可能复苏成功。

知识链接

心搏骤停早期表现及脑细胞损伤

一般情况下，心跳停止10~15秒意识丧失，30秒呼吸停止，60秒瞳孔开始散大固定，4分钟糖无氧代谢停止，5分钟脑内ATP枯竭，能量代谢完全停止。故一般认为，完全缺血缺氧4~6分钟脑细胞即可发生不可逆性的损伤。

【心搏骤停的原因】

1. **心血管疾病**　以冠心病最常见，其中70%死于院外。其他如急性心脏压塞、高度房室传导阻滞、心肌炎、心肌病、心脏瓣膜病变、某些先天性心脏病等。

2. **呼吸系统疾病**　张力性气胸、气管异物、窒息、缺氧、肺梗死等。

3. 其他　淹溺、电击、颅脑或胸部外伤、某些药物中毒、一氧化碳中毒、严重酸中毒、高血钾、低血钾、麻醉及手术意外、急性出血坏死性胰腺炎、各型休克、脑部疾病等。

【病理生理】

1. 心跳呼吸骤停发生后机体改变　心跳呼吸骤停发生后，机体各组织器官立即停止供血供氧，随之发生代谢性酸中毒、二氧化碳潴留和细胞内外电解质紊乱。由于机体各组织器官对缺氧的耐受程度不同，最易受损的是脑，其次为心、肾、肝、肺等。如组织血供量降低至正常10%以下，ATP迅速耗竭，蛋白质和细胞变性，细胞坏死。

2. 氧自由基所致改变　缺血缺氧时，细胞内氧自由基的含量明显增加，超过氧歧化酶的清除能力，严重破坏蛋白质和脂肪的成分，引起广泛的脂肪过氧化酶连锁反应，从而严重破坏细胞的正常结构。

3. 再灌流损伤　心跳骤停，组织灌流停止，当心肺复苏术后组织恢复灌流，可产生一些有害物质，如大量钙离子流向细胞内，氧自由基等可造成组织的损伤。

【心搏骤停的表现】

循环和呼吸是直接关系到生命安全的生理功能，心搏骤停后，有效血液循环中断，各项生理指标立即发生变化。表现为：病人突然意识消失，或者手术病人手术区（特别是动脉性）出血停止，创面灰暗；大动脉（颈动脉或股动脉）搏动消失、心音消失；血压测不出；呼吸停止或呈喘息样呼吸；瞳孔散大；面色发绀或苍白。

【心电图及实验室检查】

1. 心电图检查　心搏骤停后的心电图变化有三种类型，即心室颤动，占80%；心室停搏和心电-机械分离。

2. 实验室检查　血清钾离子、钠离子、钙离子测定，肝肾功能、血气分析及血糖测定等，对诊断和处理有重要指导意义。

【心搏骤停的诊断】

心搏骤停的诊断依据为：①清醒病人神志突然消失；②大动脉摸不到搏动，心音消失；③呼吸停止或呈喘息样呼吸；④瞳孔散大；⑤面色发绀或苍白。其中，最可靠而出现较早的临床征象是意识突然丧失伴有大动脉（如颈动脉、股动脉）搏动消失。此两个征象存在，心搏骤停的诊断即可成立，并应立即进行初步急救。

在实际工作中不应要求上述临床表现都具备齐全才确立诊断，不能因反复心脏听诊而浪费宝贵时间，也不可等待血压的测定和心电图证明而延误复苏救护的进行。

【治疗】

（一）识别心搏骤停

当患者意外发生意识丧失时，首先需要判断是否由心搏骤停引起。可先用数秒钟观察患者对声音和周围环境的反应、皮肤的颜色、呼吸运动，同时立即触诊大动脉有无搏动。突发意识丧失，伴大动脉（颈动脉和股动脉）搏动消失，特别是心音消失，是心搏骤停的主要诊断标准。

（二）呼救

在不延缓实施心肺复苏的同时，应设法（打电话或呼叫他人打电话）通知急救医疗系统。

（三）初级心肺复苏

即基础生命活动的支持（basic life support，BLS），一旦确立心搏骤停的诊断，应立即进行。其主要措施包括开通气道、人工呼吸和人工胸外按压，被简称为ABC（airway，breathing， circulation)三步曲。

1. 开放气道　保持呼吸道通畅是成功复苏的重要一步,可将一手置于患者前额用力加压,使头后仰,另一手的示、中两指抬起下颏,使下颌尖、耳垂的连线与地面呈垂直状态,以通畅气道。及时清除患者口中的异物和呕吐物,患者义齿松动应取下。

2. 人工呼吸　开放气道后,先将耳朵贴近患者的口鼻附近,感觉有无气息,再观察胸部有无起伏动作,最后仔细听有无气流呼出的声音。若无上述体征可确定无呼吸,应立即实施人工通气,判断及评价时间不应超过10秒。

可在现场进行口对口或口对鼻的人工呼吸,每次吹气量为800~1200ml,吹气时随时观察患者胸部有无起伏,每5s吹气1次,频率为12~16次/分钟,每次吹气时间1~1.5s(图3-9-1)。

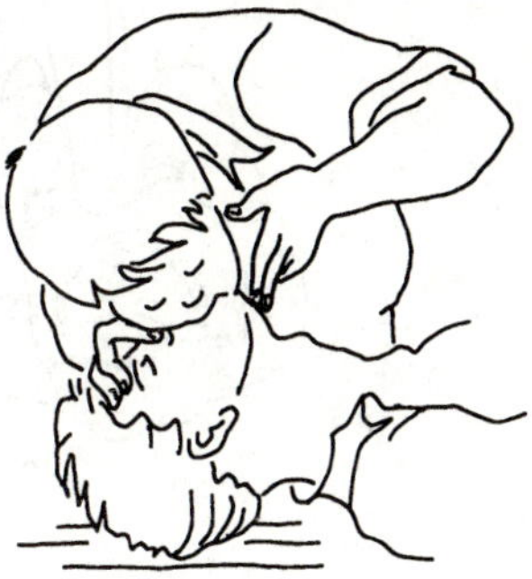

图3-9-1　口对口呼吸

3. 人工循环　人工循环是通过心脏按压的方式来达到恢复人体血液循环的目的。心脏按压亦称心脏按摩,是间接或直接施压于心脏,使心脏维持充盈和搏出功能,并能诱发心脏自律搏动的措施。

知识链接

心前区锤击法

心脏停搏多为心室颤动所致,捶击心前区可产生20~25J电流,如心脏停搏在1.5分钟内,心脏复苏成功率较高,且操作简单,即右手握空拳,以距离胸壁20~25cm的高度,力量中等,用小鱼际肌向胸骨中下1/3交界处捶击,捶击1~2次,每次1~2秒。不宜反复捶击,婴幼儿禁用。

胸外心脏按压方法:将病人就地平卧,背部垫一木板或平卧于地板上。术者立于或跪于病人一侧。胸外按压的正确部位是胸骨中下1/3交界处。用一只手的掌根部放在胸骨的下半部,另一手掌重叠放在这只手背上,手掌根部横轴与胸骨长轴确保方向一致,手指无论是伸展还是交叉在一起,都不要接触胸壁。按压时肘关节伸直,依靠肩部和背部的力量垂直向下按压,使胸骨压低约3~5cm,随后突然松弛,按压和放松的时间大致相等(图3-9-2)。放松时双手不要离开胸壁,按压频率为100次/分。

(四)高级心肺复苏

即进一步生命支持期(advanced life support,ALS)　经BLS抢救后,患者已恢复心跳呼吸,为稳定心肺功能,继续进行以下几步:

1. 尽快建立静脉道路,以利给药。
2. 及时作心电监测。
3. 心电监护示心室颤动,可进行电除颤,必要时行开胸心脏按压及起搏。

(五)持续生命支持期(prolonged life support,PLS)

此期称为复苏后的处理,其中重点是脑复苏,关系着复苏患者的预后。处理原则和措施包括维持有效的循环和呼吸功能,预防再次心搏骤停,维持水、电解质和酸碱平衡,防治脑水

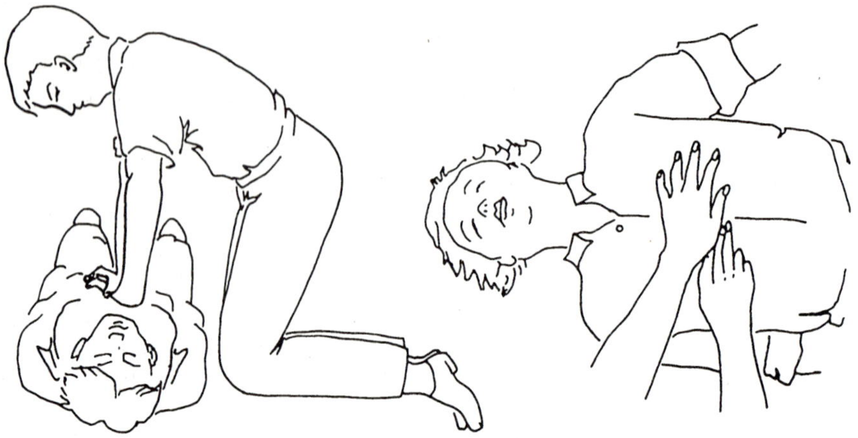

a　　　　　　　　　　b

图 3-9-2　胸部按压

a. 操作者肩部正对患者胸骨上方，肘部保持不动；b. 先确定剑突，然后正确摆放手的位置

肿、急性肾衰竭和继发感染等，以上对所有心肺复苏后患者均适用。

1. 患者心跳呼吸骤停病因的判断及处理　病因在本节前已简述，可通过病史、体检及进一步的检查尽量查找，并为预防再次心跳呼吸骤停作出预防措施。

2. 恢复知觉（human mentation）　此为脑复苏成功的重要标志，可通过改善脑循环、头部降温或全身低温疗法，脱水降颅压，高压氧疗法，脑细胞活性药物和苏醒剂的应用而实施。

3. 强化监护（intensive care）　心跳呼吸骤停复发率较高，第一年内即可达30%以上，故应加强其监护，其他如急性肝、肾功能衰竭的防治参见有关章节。

【心搏骤停的预后】

心搏骤停复苏成功的患者，及时地评估左心室的功能非常重要。和左心室功能正常的患者相比，左心室功能减退的患者心搏骤停复发的可能性较大，对抗心律失常药物的反应较差，死亡率较高。

急性心肌梗死早期的原发性心室颤动，为非血流动力学异常引起者，经及时除颤易获复律成功。急性下壁心肌梗死并发的缓慢性心律失常或心室停顿所致的心搏骤停，预后良好。相反急性广泛前壁心肌梗死合并房室或室内阻滞引起的心搏骤停，预后往往不良。

继发于急性大面积心肌梗死及血流动力学异常的心搏骤停，即时死亡率高达59%～89%，心脏复苏往往不易成功。即使复苏成功，亦难以维持稳定的血流动力学状态。

学习小结

通过急危重症一章学习，使我深刻认识到，休克、心搏骤停与心肺脑复苏都是危及病人生命的疾病，必须迅速正确判断，及时有效救治方能挽救病人的生命。作为实验室检查人员，应该在接到化验单后迅速安排检测，及时出检验结果，有效协助医护人员救治病人。

病例分析

李大爷，68岁，意识突然消失，无呼吸动作，颈动脉未扪及。

请思考：

1. 心搏骤停的诊断依据是什么？应该注意什么？
2. 诊断后应如何处理？
3. 可能有哪些化验指标异常？

（涂 映）

第四篇　外科常见疾病

第一章　水、电解质和酸碱平衡紊乱

学习目标

1. 掌握：水、钠代谢紊乱及低钾血症病人的临床表现及处理原则。
2. 熟悉：高钾血症、低钙血症、镁缺乏及其他类型酸碱平衡紊乱的临床特点。
3. 了解：水、电解质和酸碱平衡失调病人的治疗。

走入现场

患者，男性，45 岁，因腹痛、呕吐、尿少 2 天诊断为“急性肠梗阻”入院，体检：精神萎靡、口唇干燥、眼窝下陷、皮肤弹性较差。

问题：1. 请判断该患者为何种水、钠代谢紊乱？

2. 采取什么检查治疗措施？

第一节　水和电解质的正常代谢

人体正常的体液容量、渗透压及电解质含量是机体正常代谢及各脏器功能正常运行的基本保证。临床很多外科疾病如大面积烧伤、肠梗阻、消化道瘘、急性肾衰竭等都会导致体内水、电解质和酸碱平衡的失调，严重的可引发器官功能障碍，甚至危及生命。

【体液的组成与分布】

（一）体液的组成

体液除了水外，还有电解质和非电解质两类溶质。电解质在细胞内液和细胞外液的分布显著不同。细胞外液中阳离子主要是 Na^+，阴离子主要是 Cl^-、HCO_3^- 和蛋白质。细胞内液中阳离子主要是 K^+，其次为 Mg^{2+}；阴离子主要是 HPO_4^{2+} 和蛋白质。细胞外液和细胞内液渗透压相等，正常为 290～310mmol/L。渗透压的稳定对维持细胞内、外液平衡具有非常重要的意义。

（二）体液的分布

体液分为细胞内液和细胞外液两部分。其量与年龄、性别、体形有关。成年细胞内液绝大部分存在于骨骼肌中，男性约占体重的40%，女性约占体重的35%；细胞外液男、女均约占体重的20%。细胞外液又被血管分成血浆和组织间液。血浆量约占体重的5%，组织间液约占体重的15%。

知识链接

临床评估水分出入量注意要点

临床工作中判断水分出入量时应注意以下几点：①皮肤蒸发与呼吸道排出的水分（即不显性失水）每日约850ml。②体温升高时，水分蒸发增多。每升高1℃，失水量增加3～5ml/(kg·d)。③出汗明显增多时，失水量增加。故在应用发汗退热药时，如出汗过多应及时补液。④气管切开时，呼吸道失水量增加，约为正常人的2～3倍（1000ml）。⑤每日约有8000ml消化液分泌，多经大肠吸收。在腹泻、呕吐或肠梗阻时，大量消化液排出体外或留滞于肠腔，造成脱水和电解质紊乱。

【正常体液平衡及渗透压的调节】

（一）水的出入平衡

正常人每日摄入和排出的水量基本保持平衡（表4-1-1）。一般成人24小时的出入量为2000～2500ml，此为人体的生理需要量。

表4-1-1　正常成人每日水的出入量(ml)

每日摄入水量(ml/d)		每日排出水量(ml/d)	
饮水	1000～1500	尿量	1000～1500
食物含水	700	粪便	150
食物氧化内生水	300	皮肤蒸发	500
		呼吸道失水	350
总计	2000～2500	总计	2000～2500

（二）机体对水的调节

机体对水的调节是通过肾完成的，肾的调节功能受神经和内分泌的影响。机体通过下丘脑-神经垂体-抗利尿激素系统来恢复和维持体液的正常渗透压。醛固酮是由肾上腺皮质球状带分泌的激素，能促进肾对水、钠的重吸收及对钾的排出。机体通过肾素-醛固酮系统来恢复和维持血容量。

【酸碱平衡的维持】

机体生理活动和代谢功能需要一个酸碱适度的体液环境。正常人体动脉血的pH是7.40±0.05。通过HCO_3^-/H_2CO_3等缓冲系统的调节作用，维持体液相对恒定的酸碱度。正常的[HCO_3^-]值为22～27mmol/L。

第二节　体液代谢的失调

体液平衡失调可以有三种表现：容量失调、浓度失调、成分失调。

一、水和钠的代谢紊乱

体液中水钠关系密切，临床上缺水和缺钠时常并存，只是在比例上有所不同。根据两者缺失的情况，可分为等渗性缺水、低渗性缺水和高渗性缺水。正常成人每日需要氯化钠4.5～9.0g，相当于生理盐水500～1000ml。

（一）等渗性缺水

等渗性缺水又称急性缺水或混合性缺水，是外科最常见的缺水类型，水和钠成比例丢失，测血清钠135～145mmol/L处于正常范围，细胞外液的渗透压也正常。

【病因】

1. 体液的急性丧失，见于大面积烧伤、肠外瘘、大量呕吐、腹泻等。

2. 体液丧失在不易参与循环的体腔、感染区或软组织内，如腹腔内或腹膜后感染、梗阻的肠腔内等。

【临床表现】

由于患者既有缺水也有缺钠，缺水表现为：舌干燥、眼球凹陷、尿少等；缺钠表现为：厌食、恶心、乏力等。但不口渴。短期内体液的丧失达到体重的5%，病人出现脉搏细速、肢端湿冷、血压不稳定或下降等血容量不足的症状。体液继续丧失达体重的6%～7%时，休克的表现更严重，常伴发代谢性酸中毒。因呕吐导致胃液中H^+的大量丢失，出现代谢性碱中毒。

【诊断】

主要依靠病史和临床表现。实验室检查血清Na^+和Cl^-一般无明显降低。血细胞比容明显增高提示血液浓缩现象。尿比重增高。必要时作血气分析或二氧化碳结合力测定，以确定有否酸（或碱）中毒。

【治疗原则】

积极进行原发病治疗，缺水才能纠正；针对细胞外液量的减少，首选平衡盐溶液或等渗盐水尽快补充血容量。另外还应补给日需要量（水2000～3000ml和氯化钠4.5～9.0g）；纠正缺水后注意对低钾血症的预防，见尿补钾，一般尿量达40ml/h后开始补钾。

（二）低渗性缺水

低渗性缺水又称慢性缺水或继发性缺水，水和钠同时丢失，但缺水少于失钠。故血清钠低于正常范围，细胞外液的渗透压呈低渗状态，属于浓度失调。

【病因】

常见病因有：胃肠道消化液持续性大量丢失、大创面慢性渗液、长时间应用排钠利尿剂（氯噻酮、利尿酸等）、禁食等病人。

【临床表现】

主要为低钠的症状，一般无口渴感。据缺钠程度分为三度：轻度缺钠，约失钠0.5g/kg。病人有疲乏、头晕、手足麻木，血清钠为130～135mmol/L。尿中钠、氯减少，血红蛋白及血细胞比容升高。中度缺钠，约失钠0.5～0.75g/kg，除上述症状外，还有食欲减退、恶心、呕吐、血压不稳、直立性低血压等表现；血清钠120～130mmol/L，尿少，尿中几乎不含钠和氯。重度缺钠，约失钠0.75～1.25g/kg。出现表情淡漠、肌痉挛性抽痛、休克及昏迷等，腱反射减弱或消失。血清钠＜120mmol/L。

【诊断】

有上述的体液丢失病史及临床表现，可初步诊断为低渗性缺水。血钠溶度低于135mmol/L，血钠浓度越低，病情越重。红细胞计数、血红蛋白、血细胞比容及血尿素氮值均有增高，尿比重小于1.010，常伴有尿 Na^+ 和 Cl^- 减少。

【治疗原则】

积极处理原发病。轻、中度病人口服盐水或静脉输入生理盐水，通过机体的调节就会纠正脱水。重症病人出现休克者，应快速输入平衡盐液和胶体液，补充血容量，改善组织灌注后，可输入高渗盐液（3%～5%氯化钠溶液）200～300ml，纠正血钠过低。

（三）高渗性缺水

高渗性缺水又称原发性缺水，水和钠同时缺失，但缺水多于失钠，造成细胞外液呈高渗状态，血清钠大于正常范围，属于浓度失调。

【病因】

摄入水分不够，如食管癌患者。水分丧失过多，如大面积烧伤。

【临床表现】

因缺水程度不同，所表现的症状也不同。口渴为最早出现的症状，随后出现黏膜干燥、皮肤弹性减退、眼窝凹陷、尿量减少、尿比重增高、体温上升等。按脱水的多少可分为轻、中、重三度（表4-1-2）。

表4-1-2　脱水的程度

脱水程度	身体状况	失水量（占体重）
轻度脱水	口渴、尿少等缺水症状	2%～4%
中度脱水	极度口渴，乏力、尿少和尿比重增高，唇舌干燥，皮肤弹性差，眼窝凹陷，常出现烦躁	4%～6%
重度脱水	除上述症状外，出现躁狂、幻觉、谵妄，甚至昏迷等脑功能障碍的症状	＞6%

【诊断】

有缺水病史和口渴、皮肤弹性差，眼窝凹陷等表现。尿比重增高，红细胞计 红蛋白、血细胞比容及血尿素氮值增高。血清钠浓度大于150mmol/L。

【治疗原则】

去除病因，尽量口服补液，对不能饮水或中度以上的脱水病人可静 %葡萄糖溶液或0.45%氯化钠溶液。

二、钾的代谢异常

钾是细胞内液中的主要阳离子，血清 K^+ 的正常参考 5mmol/L。成年人每日需钾盐3～4g。血清钾浓度反映细胞外液的钾含量 调节的动态变化，但不反映体内钾的总量 ，属于成分失调。

（一）低钾血症

血清钾低于3.5mmol/L时，称为低钾血的病人。常与缺钙、缺钾同时存在。治疗低镁血症可口服硫酸镁或氯化镁。

第三节　酸碱平衡失调

在病理状态下，机体内外环境产生的酸或碱性物质过量，超过了机体的缓冲和调节能力，就可导致酸碱平衡失调。本节重点介绍常见的代谢性酸中毒和代谢性碱中毒。

知识链接

目标导向液体治疗

目标导向液体治疗（GDFT）指根据病人性别、年龄、体重、疾病特点、术前全身状况和血液循环容量状态等指标，采取个体化补液方案。

原则：优化心脏前负荷，既维持有效循环血容量、保证微循环灌注和组织氧供，又避免组织水肿，降低并发症发生率，减少住院天数。

实施 GDFT 过程中，需要连续、动态监测病人容量反应性指标，维持血压不低于正常值的 20%，心率不快于正常值的 20%，CVP 处于 4～12mmHg，尿量维持在 0.5ml/(kg·h) 以上，血乳酸不超过 2mmol/L，中心静脉血氧饱和度（$ScvO_2$）>65%，每搏出量变异度（SVV）不超过 13%。

一、代谢性酸中毒

代谢性酸中毒临床上最为常见，由体内酸性物质集聚或产生过多，或 HCO_3^- 减少引起（HCO_3^- 的正常值平均为 24mmol/L）。

【病因】

1. **丢碱过多**　如肠瘘。
2. **产酸过多**　如休克。
3. **肾排酸功能障碍**　如急性肾衰竭。
4. **酸性物质摄入过多**　如氯化钠溶液输入过多过快。

【临床表现及诊断】

代谢性酸中毒突出的表现是呼吸深而快，有的呼气中可带酮味。有些病人还可有面部潮红、心率加快、血压偏低。重症患者有乏力、眩晕、头痛、嗜睡，甚至昏迷。尿液检查一般呈酸性。动脉血气分析可明确诊断，血液 pH 和[HCO_3^-]明显降低。呼吸代偿时，$PaCO_2$ 降低。

【治疗】

治疗原发病是纠正代谢性酸中毒的关键。轻度患者（HCO_3^- >16～18mmol/L）经适当补液、纠正脱水后，可自行好转。严重者，（HCO_3^- <10mmol/L）可考虑静脉应用碱性溶液。纠正酸中毒要注意及时补钾。

二、代谢性碱中毒

代谢性碱中毒是体内 HCO_3^- 增加，血 pH>7.5 的酸碱平衡失调状态。

【病因】

1. **胃液丢失过多**　如幽门梗阻。

2. **碱性物质摄入过多**　如长期服用碱性药物。

3. **长期应用利尿剂**　如呋塞米(速尿)。

【临床表现及诊断】

轻者一般无明显症状,重者表现为呼吸变浅变慢和中枢神经症状,如谵妄、嗜睡、昏迷。也可引起低钙血症出现手足抽搐。血气分析显示血 pH 和 HCO_3^- 增高,可见血 K^+ 或 Cl^- 减少,有助诊断。

【治疗】

首先应积极治疗原发疾病。对丢失胃酸过多的患者,可输入等渗盐水。代谢性碱中毒时都伴有低钾血症,需考虑补液的同时补给氯化钾。

学习小结

水、电解质和酸碱平衡失调的临床情况常比较复杂,多同时或先后兼有几个类型。在纠正水、电解质、酸碱平衡失调治疗的过程中应该密切观察病情的变化,随时监测病人体液失调的恢复情况,及时调整输液量。因此,纠正任何体液失调的初期治疗方案都不可能一步到位,必须确立“边治疗、边观察、边调整”的治疗方案。

病例分析

患者,男性,45 岁,因“阵发性腹痛并呕吐,肛门停止排便排气 2 天”,以“急性肠梗阻”入院,入院后呕吐加剧且感乏力,尿少。

体查:T 36.7℃,P 116 次/分,R 20 次/分,BP:90/60mmHg,体重 65kg。口唇干燥、眼窝下陷、皮肤干燥、松弛及弹性差。

辅助检查:血清钠 140mmol/L,Hb 163g/L,血细胞比容 0.55,血钾 4mmol/L。

请问:

1. 诊断及诊断依据是什么?
2. 鉴别诊断是什么?
3. 进一步哪些采取检查手段?

(姚积龙)

第二章　外科常见急症

学习目标

1. 掌握：急性阑尾炎、肠梗阻、急性胆囊炎、胆石症和泌尿系统结石的临床表现及诊断。
2. 熟悉：急性阑尾炎、肠梗阻、急性胆囊炎、胆石症和泌尿系统结石的实验室及辅助检查项目。
3. 了解：急性阑尾炎、肠梗阻、急性胆囊炎、胆石症和泌尿系统结石的治疗原则。

走入现场

女，27岁，腹痛6小时伴恶心呕吐2次急诊入院……

请问：应做什么检查明确诊断？

外科常见急症以急性腹痛为主要表现，起病急、病情重、发展快、变化多，需要及时作出诊断和处理。引起急性腹痛的原因复杂，诊断较困难，需要详细询问病史，仔细体格检查，参考必要的实验室或其他特殊检查，进行合理分析。

第一节　急性阑尾炎

急性阑尾炎临床常见，各年龄段均可发病，男性多于女性。容易误诊，处理不当可出现严重后果，据统计大约有0.1%～0.5%的死亡率。

【病因和发病机制】

（一）阑尾管腔阻塞

阑尾管腔阻塞是阑尾炎最常见的病因。阑尾为一细长的盲管，仅一端与盲肠相通，诸如淋巴滤泡增生、肠石、寄生虫和肿瘤等造成阑尾梗阻，从而使腔内分泌物积存、内压增高，压迫阑尾壁阻碍远侧血运，发生感染和坏死。

（二）细菌入侵

阑尾腔内细菌直接感染，包括需氧菌及厌氧菌两大类。

（三）胃肠炎性疾病蔓延

各种原因的胃肠道功能紊乱，均可反射性引起阑尾功能和血运障碍。

知识链接

阑尾的局部解剖

阑尾位于右髂窝部，为一条细长的盲管，外形呈蚯蚓状，长约 5～10cm，直径约 0.5～0.7cm。起自盲肠根部，三条结肠带的汇合点，远端游离于右下腹腔。活动范围位置因人而异，变化很大，受系膜等的影响，阑尾可伸向腹腔的任何方位。一般以回肠后位和盲肠后位最多，盆位次之，再次为盲肠下位和回肠前位。

此外，还可有肝下位和左下腹位等。阑尾的血运来自阑尾动脉，它是一个无侧支的终末动脉，是肠系膜上动脉所属回结肠动脉的分支。因此，一旦发生血液循环障碍，易使阑尾发生坏死。

【病理分型】

随着炎症的发展，急性阑尾炎在病理学上大致可分为三类。

（一）急性单纯性阑尾炎

病变局限在阑尾黏膜或黏膜下层，阑尾黏膜可有小溃疡和出血点，阑尾表现为轻度肿胀，浆膜充血，失去正常光泽，附有少量炎性渗出。

（二）急性化脓性阑尾炎

阑尾全层组织充血、积脓，表面脓性渗出，形成局限性腹膜炎。

（三）急性穿孔性（坏疽性）阑尾炎

阑尾全部或部分坏死，浆膜呈暗红色或黑紫色。穿孔后并发弥漫性腹膜炎。

（四）阑尾周围脓肿

阑尾被大网膜等周围组织粘连包裹，形成阑尾周围脓肿。

【临床表现】

（一）症状

主要表现为腹部疼痛，胃肠道和全身反应。

1. 腹痛　腹痛多起于上腹或脐周，多为阵发性，数小时后，腹痛固定于右下腹，为持续性钝痛，大约 80% 的病人有转移性右下腹痛这一特点。

2. 胃肠道症状　有恶心，呕吐多为反射性，常发生在腹痛的高峰期，晚期的呕吐则与腹膜炎有关。盆位阑尾炎时，炎症刺激直肠壁或膀胱，引起里急后重和排尿疼痛。如并发弥漫性腹膜炎，肠麻痹，则出现腹胀。

3. 全身症状　早期全身疲乏，病情加重，可出现脉搏增快、寒战、高热等中毒症状，如出现黄疸，提示有化脓性门静脉炎。

（二）体征

主要体征为腹肌紧张，腹部有固定的压痛点，是诊断阑尾炎的主要依据。

1. 特殊体位　部分病人上身前弯且稍向患侧倾斜的姿势，右下腹部拒按。

2. 右下腹压痛　是阑尾疾病常见的重要体征。压痛点固定，多在脐与右髂前上棘连线中外三分之一处的麦氏点。感染扩散时，右下腹压痛的范围也随之扩大。

3. 腹膜刺激征　腹肌紧张、压痛、反跳痛，提示阑尾化脓出现腹膜炎。

4. 右下腹包块　由于化脓性阑尾炎,大网膜、小肠及其系膜与阑尾可相互粘连包裹形成团块。

知识链接

急性腹膜炎

急性腹膜炎是常见的外科急腹症,其病理基础是腹膜壁层和(或)脏层因各种原因受到刺激或损害发生急性炎性反应,多由细菌感染,化学刺激或物理损伤所引起。大多数为继发性腹膜炎,源于腹腔的脏器感染,坏死穿孔、外伤等。

其典型临床表现为腹膜炎三联征——腹部压痛、腹肌紧张和反跳痛,以及腹痛、恶心,呕吐,发热,白细胞升高等,严重时可致血压下降和全身中毒性反应,如未能及时治疗可死于中毒性休克。部分病人可并发盆腔脓肿,肠间脓肿、和膈下脓肿,髂窝脓肿、粘连性肠梗阻等并发症。

5. 其他辅助检查

(1)结肠充气试验:罗氏征(又称间接压痛),病人仰卧位,检查者用手掌按压左下腹部,或沿降结肠向上腹用力推挤,如右下腹疼痛加重者,即为结肠充气实验阳性。

(2)腰大肌试验:让病人左侧卧位,检查者帮助病人将右下肢用力向后背伸,如右下腹疼痛加重即为阳性。腰大肌征阳性,提示阑尾可能位于盲肠后或腹膜后。

(3)闭孔肌试验:病人仰卧后,当屈曲右侧髋及膝关节并被动内旋,右下腹疼痛加重即为阳性,表示阑尾位置较低,炎症波及闭孔内肌的结果。

(4)直肠指检:直肠右前壁有触痛,提示阑尾位于盆腔或炎症已波及盆腔处。如直肠膀胱隐窝有积脓时,直肠右前壁触痛且有饱满感或波动感。

【实验室及其他检查】

1. 实验室检查　血、尿、便常规化验:白细胞计数和中性粒细胞比例有不同程度的升高,白细胞总数大多在$(10\sim20)\times10^9/L$之间,中性粒细胞约为80%~85%。阑尾炎症刺激输尿管或膀胱时,尿中可出现少量红细胞、白细胞。

2. 腹部B超检查　排除腹腔其他病变,了解是否有腹腔炎性包块存在。

【诊断及鉴别诊断】

依据典型的转移性右下腹痛,右下腹有固定的压痛和不同程度的腹膜刺激征,同时可伴有白细胞计数和中性粒细胞比例有不同程度的升高,基本可作出诊断。

急性阑尾炎应与胃十二指肠溃疡合并穿孔、急性肠系膜淋巴结炎、右侧异位妊娠破裂、右侧卵巢囊肿扭转、急性输卵管炎、盆腔炎、右侧输尿管结石等疾病相鉴别。

【治疗】

1. 非手术治疗　仅适用于急性单纯性阑尾炎、病人不同意手术、高龄合并有重要脏器功能不全、阑尾脓肿已局限。可给予抗生素及中医治疗。

2. 手术治疗　阑尾炎一旦确诊,应尽早行阑尾切除术。

3. 术后并发症　有感染、出血、肠瘘、粘连性肠梗阻等。

第二节　急性肠梗阻

肠内容物不能正常通过肠道，部分或完全受阻称为肠梗阻。急性肠梗阻是外科常见急腹症，处理不及时常危及生命。

【病因和发病机制】

临床常见机械性肠梗阻。它是由于肠腔内堵塞，如寄生虫、异物等；肠管外受压，如肿瘤、粘连纤维索带、肠扭转、套叠、嵌顿等以及肠管本身病变而引起。另外，肠壁血运障碍可发生血运性肠梗阻，如肠系膜血管栓塞或血栓形成。少见的还有动力性肠梗阻，由于神经反射性抑制或毒素吸收造成肠麻痹。

单纯性肠梗阻如没有得到及时有效处理，病情发展到肠壁血运障碍，则变为绞窄性肠梗阻。严重者出现肠坏死、穿孔。结肠梗阻由于近端回盲瓣限制反流，形成两端受阻，肠管容易过度扩张导致绞窄性肠梗阻，加之结肠内含有大量细菌，加重全身中毒感染。

【病理】

1. 肠管局部病理　急性肠梗阻近端肠管扩张，肠腔内有大量的气体和液体积聚。肠壁静脉回流受阻，毛细血管通透性增加，肠管水肿，病情发展到了后期出现肠壁血运障碍，组织缺氧，肠袢坏死穿孔。

2. 全身病理生理　成人每日分泌约8000ml消化液，正常情况下大部分被小肠重吸收。由于肠梗阻，大量的体液积聚在肠腔内不能被吸收，容易引起水、电解质与酸碱平衡紊乱。加之肠管内细菌大量繁殖产生毒素，出现感染中毒症状，严重者导致休克的发生。随着病情发展，最终导致心、肺、肝、肾等多器官功能衰竭。

【临床表现】

肠梗阻典型表现是：腹痛、腹胀、呕吐及肛门停止排气排便。机械性肠梗阻腹痛多为阵发性绞痛，伴有肠鸣。腹胀呕吐与肠管梗阻部位的高低、梗阻的程度和时间有关。高位肠梗阻出现呕吐比低位肠梗阻早，一般腹胀不如低位梗阻明显，另外，梗阻越完全时间越长，则腹胀越明显。

临床体征方面，全身表现为脱水症状，包括口干、尿少、脉搏快，重者可出现血压下降、休克等症状。腹部可见局部隆起或见肠型。有压痛，有的可摸到肿块。叩诊多为鼓音。可以听到气过水声或金属音，后期发生肠坏死或麻痹性肠梗阻时肠鸣音减弱或消失。

【并发症】

肠梗阻可并发全身水、电解质以及酸碱平衡紊乱，严重者可导致肠壁血供障碍，继而发生肠坏死和肠穿孔，甚至死亡。

【实验室和其他检查】

1. 实验室检查　血常规、大小便常规检查，有助于了解血液浓缩和全身感染情况，呕吐物和粪便查有红细胞以及隐血试验阳性则可能有肠管血运障碍。血气分析、血电解质测定有助于判断水、电解质及酸碱平衡紊乱。血尿素氮、肌酐测定可了解肾功能。

2. X线检查　腹部X线平片可见到肠管扩张和肠内气液平(图4-2-1)。X线钡剂灌肠检查还有助于肠肿瘤以及肠套叠的诊断。

3. CT　能显示肠腔、肠壁、肠管和肠系膜改变的征象，有利于对肠梗阻的诊断。

4. 直肠指诊　直肠指诊指套上如有血性物，可能为绞窄性肠梗阻。

【诊断及鉴别诊断】

1. 诊断　根据腹痛、呕吐、腹胀、肛门停止排气排便四大表现，部分病人腹部见有肠型或蠕动波，听诊肠鸣音亢进，闻气过水声或金属音，腹部立位和卧位X线检查可见肠管扩张和多个气液平，一般即可诊断。

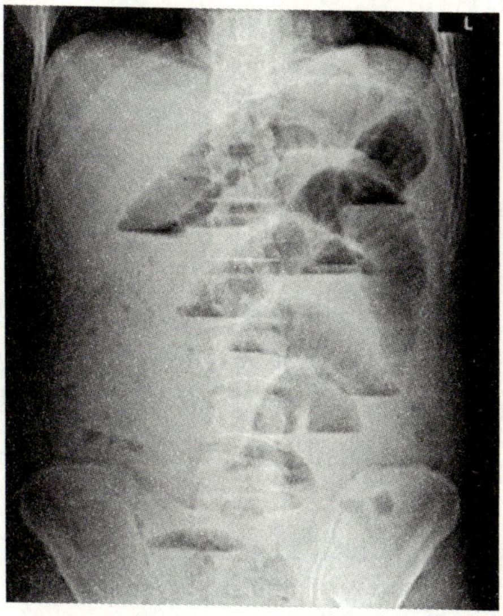

图4-2-1　肠梗阻：梗阻上方肠腔扩张、积气、积液，内可见气液平面

2. 鉴别诊断　急性肠梗阻常需与消化性溃疡穿孔、急性胰腺炎、急性胆囊炎、急性阑尾炎等疾病相鉴别。

【治疗】

1. 非手术治疗　包括胃肠减压，以减轻腹胀；补液，纠正水、电解质紊乱及酸碱失衡；防治感染，减轻细菌毒素吸收。还可采用中药、口服植物油等治疗。

2. 手术治疗　保守治疗无效，病情加重则一般需手术治疗，手术方式有：肠粘连松解、复位术；肠切除术；肠吻合术；肠造口术等。

【预后】

急性肠梗阻如未能得到及时有效的治疗，发展至绞窄性肠梗阻，极易出现肠坏死和肠穿孔，死亡率将大大增加。

知识链接

单纯性肠梗阻与绞窄性肠梗阻的鉴别

	单纯性肠梗阻	绞窄性肠梗阻
腹痛情况	阵发性腹痛	持续性绞痛且剧烈难忍
压痛	轻，压痛点不固定	有固定压痛
腹膜刺激征	无	明显
肠鸣音	气过水音或金属音	弱或消失
一般情况	较好	差，有中毒症状
休克	无	休克进行性加重
血便	无	可有
X线	肠管扩张梯形排列	孤立、位置固定的肠袢

第三节　急性胆囊炎

急性胆囊炎是临床常见急腹症，女性多见，以结石性为主，约5%～10%为非结石性胆囊炎。

【病因和发病机制】

绝大部分急性胆囊炎是由胆囊结石引起的。可能是因结石梗阻，胆汁淤滞、浓缩，造成胆囊黏膜炎症、水肿，细菌繁殖。此外，病人其他感染病灶也可经血运、淋巴道或直接蔓延侵及胆囊。细菌多来源于胃肠道。常见的有大肠杆菌、厌氧菌、粪链球菌等。

非结石性胆囊炎的病因机制未明。

【病理】

结石梗阻胆囊管，初期胆囊压力稍高，胆汁淤积，黏膜充血、水肿，胆囊表面光滑，为急性单纯性胆囊炎。若病变继续发展，胆囊壁充血水肿加重，部分黏膜坏死脱落，即为急性化脓性胆囊炎。进一步加重，胆囊呈片状缺血坏死，导致坏疽性胆囊炎。此时极易造成胆囊穿孔。少数胆囊穿透肠道，形成胆-肠瘘。急性非结石性胆囊炎更容易发生胆囊坏疽。

【临床表现】

腹痛常因进食油腻食物而引起。为持续性疼痛，多位于右上腹或剑突下，可向右肩部放射。伴有发热、恶心、呕吐等症状。检查右上腹有压痛、反跳痛和腹肌紧张。Murphy 征阳性，有的可触及肿大的胆囊。

有些病人，尤其是老年人合并有其他严重疾病，机体抵抗力低，病情发展迅速，容易胆囊坏疽、穿孔。血白细胞计数增高明显，血清丙氨酸氨基转移酶、胆红素和淀粉酶也可有不同程度的升高，应给予重视。

【并发症】

急性胆囊炎没有得到及时有效治疗，可出现胆囊坏疽穿孔，导致弥漫性腹膜炎，中毒性休克危及生命。少数病人胆囊结石压迫并穿透肠道，形成胆囊内瘘。有的可继发细菌性肝脓肿或胆源性胰腺炎。长期结石的刺激，有诱发胆囊癌的可能。

【实验室和其他检查】

（一）影像学检查

1. B 超　表现为胆囊腔内强回声光团伴声影，变换体位时，结石可移动，但嵌顿的结石不会移动。B 超对于直径 2mm 以上的胆囊结石，其诊断率可达 95% 以上，加上操作简便易行可重复，是临床首选的检查方法。

2. CT　具有分辨率高、不受十二指肠气体影响的特点，诊断正确率与 B 超相似，适用于 B 超检查怀疑为肿瘤的病人。

3. MRI　是无创伤性诊断方法，可显示肝、胆、胰等脏器的占位性病变。对胆结石的分布、肿瘤的部位、大小和淋巴结转移等均可作出较准确的判断，但价格较贵。

（二）实验室检查

1. 血常规检查　急性胆囊炎患者血白细胞计数常升高，有核左移。若在无缺水情况下，血白细胞计数超过 $12\times10^9/L$ 或低于 $4\times10^9/L$，有显著核左移者，常提示病情严重。

2. 肝功能检查　血清胆红素、转氨酶、碱性磷酸酶、γ-谷氨酰转肽酶等有不同程度升高。

3. 血培养　有的血培养可找出致病细菌，需做药物敏感试验。

【诊断及鉴别诊断】

1. 诊断要点　病人出现右上腹痛、发热，伴有右上腹压痛、肌紧张，扪及肿大的胆囊应考虑急性胆囊炎。首选 B 超检查，可见胆囊肿大，壁增厚。如有胆囊结石，可见强回声光团，伴后方声影。

2. 鉴别诊断　需与急性右下肺炎、急性胰腺炎、急性阑尾炎等疾病鉴别。

【治疗】

急性结石性胆囊炎病人根据病情可选择非手术治疗和手术治疗。早期症状较轻的病人可先行非手术治疗，待病情控制之后，择期手术治疗。急性非结石性胆囊炎病人，因本病发展快，胆囊坏疽、胆囊穿孔的发生率较高，一经确诊应积极手术。

1. 非手术治疗　包括禁食、胃肠减压，纠正水、电解质及酸碱平衡紊乱和营养支持，合理地使用抗生素，为手术做好准备。

2. 手术治疗　对病情反复发作或非手术治疗期间病情加重者，应行手术治疗。可选择开腹胆囊切除术，也可行腹腔镜胆囊切除术。

【预后】

急性胆囊炎得到及时正确的诊治一般都能收到良好的效果，如果延误了病情，并发化脓性感染或合并有其他严重疾病者，其病死率约为5% ~10%。

知识链接

腹腔镜胆囊切除术（LC）

1987年法国Mouret医生施行了首例腹腔镜胆囊切除术，因该术式具有创伤小、痛苦轻、恢复快等优点，迅速风靡全世界。它是在电视荧屏的监控下，通过腹壁3~4个小戳孔，将带有光导纤维的腹腔镜及与之配套的特殊手术器械置入腹腔进行胆囊切除。

第四节　胆 石 症

胆石症是指胆道系统发生结石的病症，是一种常见病，按结石所在部位不同分为胆囊结石和胆管结石。胆管结石包括肝外胆管结石和肝内胆管结石，肝管分叉部以下的结石为肝外胆管结石，肝管分叉部以上的结石为肝内胆管结石。

一、胆囊结石

【病因和发病机制】

病因尚未完全清楚。目前认为与脂类代谢、胆囊收缩功能和细菌感染等因素有关，引起胆汁的成分和理化特性发生了变化，使胆汁中的胆固醇过饱和，从而产生结石。

【临床表现】

部分病人为静止性胆囊结石，可终生无症状。有些表现为腹胀、隐痛等类似胃病症状。当进油腻食物后胆囊收缩，结石移动而发生绞痛，呈阵发性，并向右肩背部放射，多伴恶心。较大的结石，因持续压迫导致胆管狭窄、内瘘和梗阻性胆管炎，称为Mirizzi综合征，表现为反复发作的腹痛、寒战高热和黄疸。胆囊结石并发感染时，腹部检查可发现右上腹压痛，腹肌紧张，以左手拇指在右腹直肌外缘与肋弓交界处按压腹壁，此时嘱病人深吸气，因疼痛突然屏气临床上称为 Murphy 氏征阳性。小的胆囊结石排入胆总管内而形成继发性胆管结石，如引起胰腺炎，则称为胆源性胰腺炎。

【并发症】

胆囊结石可并发慢性胆囊炎，在此基础上可急性发作，严重的还会导致胆囊坏疽、穿孔和胆源性肝脓肿。结石进入胆总管产生继发性胆管结石，有的还可引起胆源性胰腺炎。

【实验室和其他检查】

1. 影像学检查

(1) B 超：首选，可见胆囊内结石光团。

(2) CT：不受肠道气体的影响，对结石的诊断准确率可达 80% 以上。

(3) 磁共振胰胆管成像（MRCP）：为无创检查，可显示胆、胰管的管道系统病变，了解结石的分布。

2. 实验室检查

(1) 血常规检查：白细胞计数和中性粒细胞升高。

(2) 大小便常规检查：正常。

(3) 肝功能检查：血清胆红素、血清转氨酶和碱性磷酸酶正常或轻度升高。

【诊断及鉴别诊断】

1. 诊断要点包括　根据病史和临床表现，结合 B 超检查可以确诊。

2. 鉴别诊断　常需与右肾结石、急性肠梗阻、十二指肠球部溃疡穿孔等疾病相鉴别。

【治疗】

对于无症状的胆囊结石可随访观察，结石较大或反复发作者则以手术治疗为主。

二、肝外胆管结石

【病因和发病机制】

肝外胆管结石可能与胆道感染、胆道梗阻和人体代谢异常有关，有的胆管内异物如虫卵等也可形成结石，还有胆囊内或肝内结石进入肝外胆管成为继发性结石。

肝外胆管结石易引起胆管梗阻，胆汁淤积继发感染，梗阻近侧胆管扩张，出现梗阻性黄疸，严重的出现急性梗阻性化脓性胆管炎，中毒性休克死亡。有些胆管炎症反复发作还可导致胆汁性肝硬化、胆源性肝脓肿和胰腺炎等疾病。

【临床表现】

肝外胆管结石典型的临床表现为反复发作的腹痛、寒战高热和黄疸，称为 Charcot 三联症。多数病人有恶心、腹胀、嗳气等消化道症状。

【并发症】

肝外胆管结石可并发急性梗阻性化脓性胆管炎，中毒性休克死亡。炎症反复发作还可致胆汁性肝硬化、门静脉高压症、肝脓肿和胆源性胰腺炎等疾病。

【实验室和其他检查】

1. 实验室检查

(1) 血常规检查：白细胞计数和中性粒细胞升高，血红蛋白降低。

(2) 小便常规检查：尿胆红素升高，尿胆原降低，尿中出现蛋白及颗粒管型。

(3) 大便常规检查：尿胆原降低。

(4) 肝功能检查：血清胆红素升高，血清转氨酶和碱性磷酸酶升高。

断。对 X 线不显影的结石，经输尿管插管注入空气造影。

4. 其他　静脉尿路造影、CT、皮肾穿刺造影、放射性核素亦有一定的诊断价值。

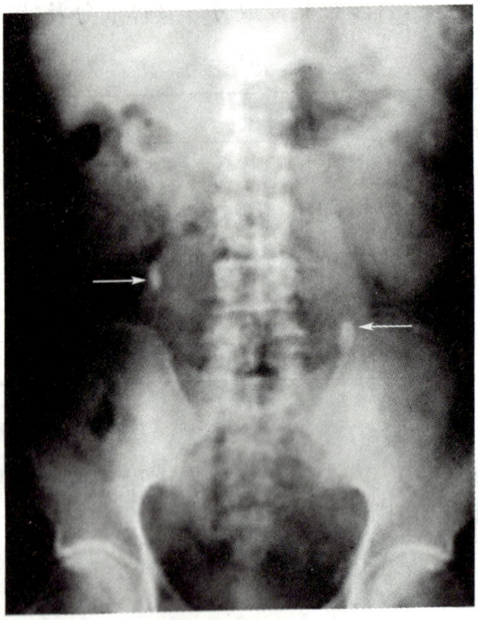

图 4-2-2　X 线平片显示输尿管结石

【治疗】

尿路结石的治疗要充分了解结石的大小、数目、位置、患者的肾功能及全身状况，有无梗阻或感染，以确定合理的治疗方案。

（一）上尿路结石的治疗

1. 保守治疗　适应于结石直径 <0.6cm，表面光滑，结石以下尿路无梗阻，无感染，宜多饮水，结合中药排石利尿。

2. 体外冲击波碎石（ESWL）　输尿管单发结石，碎石成功率 90% 以上。

3. 腹腔镜输尿管切开取石术　创伤小，适于经 ESWL、输尿管镜取石失败者。

4. 经输尿管镜取石或碎石　适于中、下段输尿管结石，可在直视下取出结石。

经皮肾镜取石或碎石　适应于中、上段输尿管结石和肾结石，可在直视下操作，创伤小。

开放性手术　对于梗阻严重且已影响肾功能，或经非手术治疗无效者，应考虑手术治疗

（

1. 尿路结石

用体外冲　膀胱结石多数可采用膀胱镜机械、液电、超声、激光或气压弹道碎石，也可

2. 尿　等方法。针对较大结石合并感染者，可选择耻骨上膀胱切开取石术。

结石。嵌顿　尿道结石，可在尿道黏膜麻醉下经尿道注入润滑油，然后用血管钳夹取

尿道结石尽量　结石，应在麻醉下用金属尿道探子将其推入膀胱，按膀胱结石处理。

【预后】　开取石，以免术后形成尿道狭窄或尿道瘘。

尿路结石预

1. 大量饮水　发，因此预防为重。

应保持在 2000ml 以上，降低尿中盐类的浓度，减少尿盐

沉积。

2. **解除尿路梗阻** 及时纠正引起尿不畅的原因，如前列腺增生、尿道狭窄、包茎等。

3. **积极防止尿路感染** 合理使用抗菌药物治疗。

4. **治疗全身代谢性疾病** 如甲状旁腺功能亢进、痛风等。

5. **调节饮食** 尿酸结石应采用低嘌呤饮食，对磷酸结石采用低钙、低磷饮食，含钙肾结石宜避免高钙、高脂及高糖饮食。

6. **药物** 维生素 B_6，可减少尿内草酸盐的排出；氧化镁可加速尿内草酸盐的溶解；碱化尿液，以利于尿酸盐的溶解。

学习小结

急性阑尾炎是外科常见的急腹症。主要以转移性右下腹部疼痛、右下腹固定压痛为特点，白细胞计数和中性粒细胞比例升高。治疗以手术为主。急性肠梗阻起病急，表现为腹痛、腹胀、呕吐及肛门停止排气排便。绞窄性肠梗阻如不及时治疗可出现场坏死穿孔，重者危及生命。急性胆囊炎以结石引起为主，女性多见。临床表现主要是进食油腻食物之后出现右上腹持续性疼痛，可向右肩部放射。伴有发热、恶心、呕吐等症状。检查右上腹压痛、反跳痛，腹肌紧张。Murphy 氏征阳性。B 超检查首选，治疗以腹腔镜胆囊切除术为主。胆管结石分为肝外胆管结石和肝内胆管结石，临床表现为反复发作的腹痛、寒战高热和黄疸，以手术治疗为主。尿石症常见症状为疼痛、血尿，腹部平片、B 超可发现结石，体外冲击波和腔镜技术成为主要治疗方法。

病例分析

患者男性，21 岁

主诉：阵发性腹痛伴呕吐 2 天

现病史：患者于 48 小时前开始突然发作腹痛，为阵发性绞痛，伴有肠鸣，呕吐胃内容物数次。两天来肛门未排便排气，尿少，无发热。三年前因外伤曾作“小肠破裂修补术”。

体格检查：急性病容，神志清楚，血压 105/60mmHg，脉搏 122 次/分，体温 37.1℃，皮肤干燥，弹性差。心肺正常，腹膨隆，未见肠型，腹软，下腹轻压痛，无反跳痛，未触及肿块，肝脾不大，肠鸣音活跃，高亢，有气过水音。

辅助检查：血红蛋白 157g/L，白细胞 9.6×10^9/L，尿常规阴性。腹部 X 线检查有多个液平面。

请问：

1. 诊断及诊断依据是什么？
2. 需要进一步做哪些检查？

（张景辉 姚积龙）

第三章　外科常见恶性肿瘤

学习目标

1. 掌握肺癌、乳腺癌、胃癌、肝癌和直肠癌的主要临床表现和诊断要点。
2. 熟悉肺癌、乳腺癌、胃癌、肝癌和直肠癌的检查。
3. 了解肺癌、乳腺癌、胃癌、肝癌和直肠癌的治疗。

走入现场

男性，60岁，因“反复咳嗽、乏力3个月，大便带血2天”于当地医院就诊……

问题：1. 应做什么检查？

2. 如何诊治？

肿瘤是机体在各种内外致瘤因素作用下，引起细胞异常增生而形成的新生物。恶性肿瘤细胞可无限生长，破坏正常组织与器官，并可转移到其他部位。恶性肿瘤已成为人类死亡的第2位病因。

第一节　肺　　癌

肺癌以来自支气管上皮细胞的支气管肺癌为多见，其发病率和死亡率已居各种肿瘤的首位。

【病因和发病机制】

肺癌的病因和发病机制较复杂，可能与下列因素有关：

1. 吸烟　吸入的烟雾中含有一氧化氮、亚硝胺、尼古丁等致癌物。
2. 职业因素　因职业而接触石棉、无机砷化物、煤烟、焦油等引起肺癌。
3. 空气污染　长期吸入汽车尾气中的致癌物质，如苯并芘。
4. 慢性肺炎　慢性支气管炎，肺间质纤维化，结核性瘢痕等可发生癌变。
5. 癌基因的变异　以*K-ras*基因突变最为明显。
6. 遗传因素　在肺癌病人中，发现有连续几代患肺癌的病例。

此外，维生素A缺乏，机体免疫力降低，病毒、真菌感染也可能是导致肺癌的危险因素。

【病理】

支气管肺癌以长在段支气管以上的中央型为多见,发生在段支气管以下的周围型较少见。按癌细胞形态特征分为:

1. 鳞状 上皮细胞癌(鳞癌)好发于50岁以上的男性,占支气管肺癌病例的50%,以中央型多见。鳞癌分高分化、中分化和低分化三种,预后相对好。

2. 腺癌 女性多见,占肺癌病例的25%,较多为周围型。低分化腺癌预后最差。

3. 大细胞未分化癌 男性多见,成巨块状,中央型多见,有巨细胞型和透明细胞型,预后较腺癌差。

4. 小细胞未分化癌 好发中青年,多为中央型,恶性程度高,预后差。

5. 混合型肺癌 以鳞癌和腺癌、肺泡细胞癌和小细胞肺癌混合型多见,其临床症状较复杂,预后较单一细胞类型肺癌差。

【临床表现】

肺癌病人多为50岁以上,我国男女约5:1。肺癌的临床表现在早期常无症状,约95%的病例在常规体检时发现。

肺癌早期,多以干咳为首发症状,随着癌肿快速生长,常出现痰中带血丝。肿瘤阻塞支气管,则可能合并局限性肺气肿、阻塞性肺炎或肺不张,病人伴发热、胸痛、胸闷、哮鸣,咳大量白色痰或脓痰。

肺癌发展到中、晚期,肿瘤向周围浸润生长、压迫,可引起相应症状。晚期发展到恶病质,病人严重消瘦。

【并发症】

有肺气肿、肺炎、肺不张等并发症。

【实验室和其他检查】

(一)诊断肺癌常用的检查

1. X线影像诊断 包括胸部X线平片和胸部CT。早期周围性肺癌常呈小斑片状影或1~2cm的小结节影,边缘模糊有毛刺,密度较淡。中央型肺癌呈现不规则的球形影,其外周可见阻塞性肺炎或肺不张阴影。X线胸片及胸部CT的阳性检出率可高达90%(图4-3-1)。

2. 磁共振成像(MRI) 它不需要造影剂,能更好地分辨肿瘤与血管的关系,以决定能否切除肿瘤,并能更好地进行临床分期。

3. 肺癌放射免疫显像(RII) 是一种灵敏度高、无创的肺癌早期定性诊断的手段。将放射性核素标记的抗肿瘤单克隆抗体,注入病人体内,用γ-探测仪检测,判断肿瘤浸润范围及转移程度。

4. 骨显像或发射型计算机体层(ECT) 给病人注射入亲骨的^{99m}Tc-MDP(二甲基二磷酸),经γ骨扫描,可发现放射性核素在骨转移灶积聚。

5. 正电子发射断层显像(PET) 是利用11碳(^{11}C)等放射性核素,从体外观察标记药物在人体内的活动,获得三维图像,发现早期肺癌,其效果优于任何影像学检查方法。

6. 纤维支气管镜检查 纤维支气管镜外径小又可弯曲,它可进入大部分段支气管进行检查,还可钳夹支气管黏膜的新生物作活检,其阳性率可达80%~90%,是诊断肺癌的一种重要手段。

7. 经胸壁穿刺活检 在CT引导下,用细针穿刺肺部病灶,作病理学或细胞学检查,其阳性率可达80%。

8. 转移病灶作活检 已有颈部、腋下等体表肿块，应切除活检，以明确诊断。

9. 纵隔镜检查 纵隔镜用于肺癌患者，以了解纵隔淋巴结有无转移，避免作不必要的开胸探查术。

10. 胸腔镜、开胸活检 临床难以排除肺癌诊断时，可采用电视胸腔镜探查，甚至开胸活检。

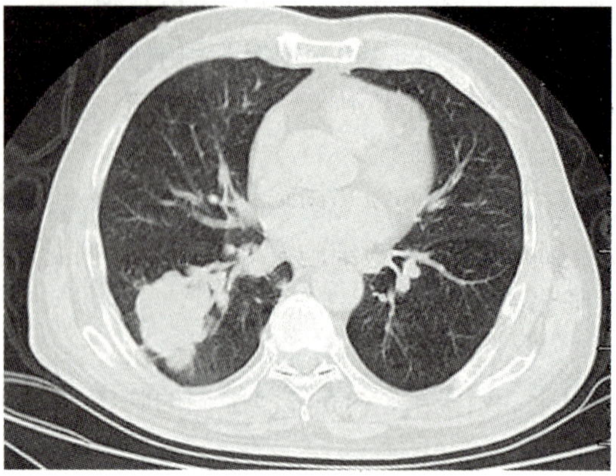

图 4-3-1 CT：肺窗及纵隔窗示右下叶不规则肿块，边界模糊

（二）实验室检查

应进行血、尿、大便常规及血糖、肝功能、肾功能、血糖、血脂、电解质和血气分析等检查。

【诊断及鉴别诊断】

1. 诊断 病人出现干咳、血性痰、发热、胸痛、胸闷等症状，抗感染治疗无效，胸部 CT 检查见边缘模糊有毛刺或不规则的结节影，组织病理学检查确诊。诊断可疑的肺癌病例，一般先作 X 线影像学诊断，确认形态学的表现后再争取有病理学的诊断，可以从简单的查痰找癌细胞到各种有创检查。

2. 鉴别诊断 肺癌的表现与某些疾病类似，应尽早鉴别。如：肺炎、肺结核、肺部良性肿瘤等。

【治疗】

肺癌的现代外科治疗原则仍是争取及早择期手术，最大限度保留健肺组织，使术后病人生活质量得到改善。

对中、晚期肺癌病例，特别是对化疗敏感的小细胞肺癌，可先行化疗或放疗，待肿瘤病灶缩小后再择期手术，或是先做手术，再化疗或放疗，以减少合并症。结合中医治疗和生物免疫治疗，逐步提高了肺癌个体化综合治疗的疗效。

【预后】

肺癌的预后较差，而且影响肺癌预后因素复杂，主要与肿瘤的生物学特性和患者的免疫功能有关。早期发现、早期诊断、早期治疗是改善预后的重要手段。

第二节 乳 腺 癌

乳腺癌是源于乳腺上皮组织的恶性肿瘤，在我国，发病率仅次于宫颈癌，占全身各种恶性肿瘤的 7% ~10%。

【病因和发病机制】

乳腺癌的病因和发病机制尚不完全明了。多数学者认为，过量雌激素的刺激是发生乳腺癌的重要因素。也有的认为,家族遗传因素在发病中占重要作用。另外,未婚、未育或未哺乳的妇女以及高脂饮食和肥胖的妇女,乳腺癌患病率较高。胸部X线照射易导致乳腺癌的发生。某些乳房良性疾病,如乳房纤维腺瘤、乳管内乳头状瘤等亦与乳腺癌的发生有一定关系。

【病理】

乳腺癌按肿瘤细胞的分化程度分为低分化和高分化两大类。

1. 低分化乳腺癌　特点是癌细胞分化程度低,恶性程度高。

(1)硬癌:最多见,肿块较小,质地坚硬,恶性程度高,早期即有转移。

(2)髓样癌:较少见,肿块较大,质地较软,易发生溃疡,恶性程度高,早期常有转移。

(3)弥漫性癌(亦称炎性癌):很少见,皮肤多呈暗红色,明显水肿,多发于青年妇女,恶性程度极高,转移早,多在短期内死亡。

(4)黏液癌:很少见,肿块切面呈胶冻状,生长缓慢,转移较晚。

2. 高分化乳腺癌　特点是细胞分化高而恶性程度较低。

(1)腺癌:较少见,肿块常偏大,恶性程度中等,转移较晚。

(2)导管癌:不常见,肿块内犹如粉刺内容物,恶性程度低,转移晚。

(3)乳头状癌:不常见,起源于乳头内大乳管。亦可由乳管内乳头状瘤恶变而成。肿块较大,有时有囊性变。恶性程度较低,转移较晚。

(4)湿疹样癌(亦称Paget乳头病):很少见,起源于乳头内大乳管。癌细胞呈空泡状,乳头、乳晕周围皮肤瘙痒、轻度糜烂,伴有灰黄色痂皮等。恶性程度低,转移晚。

【转移途径】

乳腺癌转移有直接浸润、淋巴转移和血液转移三个途径。

【临床表现】

乳腺癌早期表现为患乳出现小肿块,以单发、无痛并进行性生长为特点。肿块质地较硬,表面不光滑,边界不清,活动度差。肿块位于外上象限最多见,常在无意中被发现。随着肿块快速生长,可出现皮肤"橘皮样"改变或乳头内陷。也见乳头糜烂、溢液者,甚者皮肤破溃似菜花状,经久不愈。癌肿向深层侵犯,固定于胸壁而不易推动。

乳腺癌的淋巴转移多表现为同侧腋窝淋巴结肿大,无痛、质硬,互相融合,可与周围组织粘连而固定。

需要注意的是,某些特殊形式的乳腺癌(如炎性乳腺癌和乳头湿疹样癌),其临床表现有其自身的特点。

【并发症】

乳腺癌的并发症多数是癌症中晚期出现,患者可出现食欲缺乏、消瘦、乏力、贫血及发热等,最终衰竭死亡。

【实验室和其他检查】

(一)实验室检查

应进行血、尿、大便常规及血糖、肝功能、肾功能等常规检查。肿瘤标记物测定,如癌胚抗原(CEA)测定作为辅助诊断,尤对伴有远处转移者有帮助。此外,血清中催乳素、降钙素、乳酸脱氢酶同工酶等测定,均可作为诊断参考。

(二)影像学检查

影像学检查主要用于筛查,具体常用如下方法:

1. 钼靶 X 线摄影和干（硒）板静电摄影　钼靶 X 线的穿透性较弱，便于区分乳房内不同密度的组织。如恶性肿块多呈不规则或分叶状，中央区密度较高，有的边缘毛刺状，可见细小而散在的高密度钙化点，周围组织扭曲变形（图 4-3-2），皮肤可有增厚或凹陷等。

干板静电摄影与钼靶 X 线基本相同，目前广泛应用于乳腺癌的普查。

2. 计算机体层扫描（CT）　CT 的分辨率较高，更有利于发现小癌灶，还可清晰显示有无淋巴结转移，但费用较贵。

3. 乳腺导管造影　对乳头溢液患者，选用含碘造影剂行乳腺导管 X 线造影，对诊断乳腺导管内病变有一定作用。

4. B 超检查　B 超对乳腺肿块的质地可以准确判断。缺点是对较小包块难以区别其良、恶性。

5. 热图检查　用图像显示体表不同温度的分布，作出相应诊断。

（1）液晶热图：胆甾型液晶对温度敏感，采用微胶囊液晶膜检测皮肤温度的分布，诊断快速，操作简便，价格便宜故多用于普查。

（2）红外线热图：可测示乳腺皮肤不同温度的分布，推测恶性肿瘤可能。但诊断符合率尚不理想。

6. 近红外线乳腺扫描检查　图像直观清晰，能发现 0.5cm 的小病灶，诊断符合率达 90% 左右。由于操作简便、诊断迅速、对人体无损伤，故适合对各年龄组妇女（包括妊娠、哺乳妇女）进行乳腺普查。

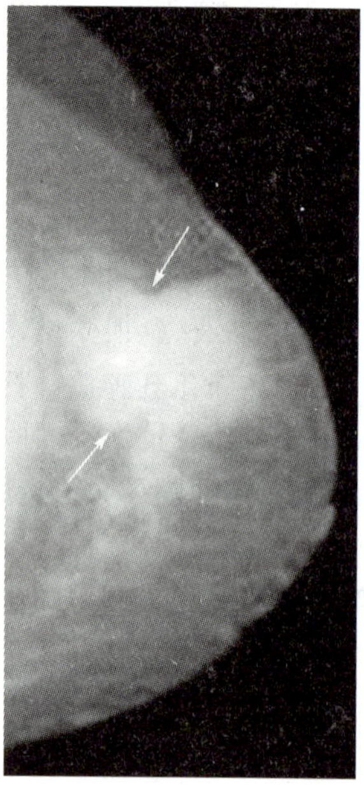

图 4-3-2　乳腺癌，钼靶摄影见乳腺内不规则钙化影

（三）细胞病理学检查

用于确定诊断。

1. 乳头溢液检查　乳头溢液有鲜红色或棕褐色血性溢液，也有黄色、草绿色或乳白色溢液。反复轻压乳晕区，了解溢液来自哪一乳管，溢液涂片找癌细胞有助于确定溢液的发生原因，但阴性者不能完全排除乳腺癌的可能。

2. 针吸细胞学和活组织切片检查　针吸细胞是以针头负压抽出肿块组织涂片染色，显微镜下查找瘤细胞。此法简便，损伤小，但有一定的假阴性率。活组织切片检查是术中或术后将乳腺肿块切取送病理切片镜检，准确率最高。

【诊断及鉴别诊断】

1. 诊断　发现乳房无痛性、边界欠清、质硬、表面不平、活动度差的肿块，与皮肤粘连出现“酒窝征”，同侧腋窝可扪及肿大淋巴结。晚期乳房皮肤可呈“桔皮”样改变，周围出现卫星结节，肿块可溃破有恶臭味。

彩色 B 超见肿块不规则低回声，伴有丰富的血流信号。钼靶摄片可见肿块边缘呈毛刺状，有时可见分布不规则的细砂状钙化点。常以乳头溢液涂片细胞学检查、肿块细针穿刺细胞学检查、术中肿块切除冷冻切片检查及术后石蜡切片检查等病理学诊断为准。

在采集病史时应注意有无乳腺癌的易感因素，如家族史、月经初潮过早（12 岁以前）、绝经期过迟（55 岁之后）、高龄未婚、未育或 35 岁后初产、曾患过一侧乳腺癌以及某些癌前期乳腺病变等。

2. 鉴别诊断　几种常见乳房肿块的鉴别（表 4-3-1）。

表 4-3-1　几种常见乳房肿块的鉴别

	年龄(岁)	病程	疼痛	肿块数目	肿块边界	移动度	转移性病灶
乳腺纤维腺瘤	20～25	慢	无	常为单个	清楚	不受限	无
乳房囊性增生病	25～40	慢	周期性疼痛	多数成串	不清	不受限	无
乳腺癌	40～60	快	无	常为单个	不清	受限	局部淋巴结肿大
乳腺结核	20～40	慢	较明显	不定	不清	受限	无

【治疗】

乳腺癌的手术疗法已有百年来历史，根治性切除仍是乳腺癌治疗的主要手段。目前认为术后生存率及预后与癌肿的生物学特性和机体的免疫反应有关，尤其是局部淋巴结转移的程度有密切关系。因过大的手术对病人的生理和心理造成不利影响，所以当今更倾向于尽量保留乳腺的小范围手术，同时采用放疗、化疗、内分泌治疗等，以期减少病人的创伤和痛苦，提高生存率。

【预后】

乳腺癌的预后与年龄、瘤体大小、病理组织类型、有无淋巴转移以及雌激素受体(ER)和孕激素受体(PR)是否阳性等多因素有关。总的来说，早期乳腺癌经手术等综合治疗后其 10 年生存率可达 90% 以上，而晚期的病人仅为 30% 左右。

知识链接

乳腺癌的手术方式

根据乳腺癌的临床分期和医疗条件因人而异选择手术方式，目前国内常用以下术式：①乳腺癌根治术(Halsted 术)；②保留胸大、小肌的或仅保留胸大肌的改良根治术；③单纯乳房切除术；④部分乳腺组织切除同时辅以腋淋巴结清扫手术；另外，也有报道用纤维内镜行乳腺癌切除的微创手术。当前，结合化疗、放疗、新辅助化疗、内分泌治疗和生物治疗等全身综合治疗手段，在不影响生存率和复发率的前提下，缩小手术范围，改善形体与功能的新理念取代了以往“局部根治”的旧观念。

第三节　胃　　癌

胃癌是源自胃上皮组织的恶性肿瘤，占我国消化道恶性肿瘤首位，45～60 岁为高发年龄，男多于女。

【病因和发病机制】

病因和发病机制未明，目前多认为胃癌的发生与种族、性别、年龄、遗传因素、饮食习惯、亚硝胺类化合物、真菌及幽门螺杆菌感染等有关。某些癌前疾病可使胃癌的发生机会增加，如慢性萎缩性胃炎、胃溃疡、胃息肉和胃切除术后残胃等。

【病理】

胃癌多发生于胃窦，其次为胃底或胃体。大体分为早期胃癌和进展期胃癌。早期胃癌是指癌肿局限于胃黏膜层或黏膜下层内，大体分三型：Ⅰ型（隆起型）、Ⅱ型（浅表型）、Ⅲ型（凹陷型）。进展期胃癌是癌肿浸润至肌层、浆膜及浆膜外层，又称中晚期胃癌。胃癌按组织学分类有：腺癌、鳞状细胞癌、腺鳞癌、未分化癌、类癌。

胃癌的生长方式有呈团块状生长的膨胀型、沿胃壁扩散的浸润型还有介于膨胀型与浸润型之间的中间型三种。

胃癌的远处转移有：直接浸润、淋巴转移、血行转移和腹膜转移。其中淋巴结转移是胃癌的主要转移途径。

胃癌临床病理分期通常以国际抗癌联盟（UICC）1997 年颁布的胃癌 TNM 分期法，T 表示：原发肿瘤，N 表示：区域淋巴结，M 表示：远处转移。

【临床表现】

胃癌早期的临床症状不典型，一般表现为上腹不适、隐痛、食欲减退、轻度贫血等，不易被重视。随着病情的加重，出现明显的营养不良、消瘦、乏力以及消化道出血、梗阻或穿孔等症状，病变已属中晚期。

胃癌早期体征不明显，可有上腹部深压痛。晚期腹部可触及固定的肿块，左锁骨上淋巴结肿大融合，直肠指诊可发现盆腔种植肿块，病人出现恶病质状态。

【并发症】

胃癌可并发胃穿孔、胃出血、幽门梗阻等。

【实验室和其他检查】

1. **X 线钡餐双重对比造影**　通过观察胃的大小、轮廓、黏膜改变、胃的张力、蠕动等情况，可对胃癌作出初步诊断。

2. **纤维胃镜检查**　通过胃镜直视胃黏膜有无破坏，病灶的部位、大小、形态等，并可钳取活组织作病理学检查，确定诊断。

3. **腔内超声**　通过胃镜可进行胃腔内超声检查，依据胃壁五层回声带的改变显示胃癌浸润深度以及胃周淋巴结转移情况。

4. **B 超**　用于判定胃癌转移情况，有助于术前分期及预后判断。

5. **CT 检查**　可见胃壁增厚情况、周围脏器有无侵犯以及淋巴结有无肿大等。

6. **磁共振成像（MRI）**　对软组织的分辨优于 CT。

粪隐血试验持续阳性，有助于胃癌出血的诊断。某些血清肿瘤标志物，如 CEA、CA50、CA199、CA72-4 不同程度增高以及 *p53* 基因突变有助于早期胃癌的发现和预后的评估。

【诊断及鉴别诊断】

1. **诊断**　晚期胃癌诊断不难，关键是要提高早期胃癌的检出率。对于常有上腹部隐痛不适等症状，特别是合并有胃癌癌前病变的患者应定期进行胃镜检查。

2. **鉴别诊断**　早期胃癌症状不是很典型，应与胃溃疡、十二指肠球部溃疡和慢性胃炎相鉴别，晚期有肝转移应与原发性肝癌鉴别。

【治疗】

根据不同的临床病理分期和肿瘤的生物学特点，胃癌的治疗以根治性手术切除为主，有开腹手术和腹腔镜微创手术等方式，结合化疗、放疗、生物免疫治疗及中医中药等综合治疗，可进一步提高疗效。

【预后】

早期胃癌术后 5 年生存率可达 90%，而晚期胃癌 5 年存活率低于 30%。

第四节　肝　　癌

发生于上皮组织的肝脏恶性肿瘤称原发性肝癌，目前占我国恶性肿瘤死亡原因的第二位。东南沿海地区高发。男性比女性多见，高发年龄 30～50 岁。临床上肝细胞性肝癌较多见。

【病因和发病机制】

肝细胞肝癌的病因和发病机制尚未完全清楚，可能与以下危险因素有关：

1. **病毒性肝炎**　乙肝（HBV）、丙肝（HCV）病毒慢性感染是肝细胞性肝癌发生最重要的危险因素。

2. **肝硬化**　肝细胞肝癌患者中 60%～90% 合并有肝硬化。

3. **其他危险因素**　包括黄曲霉毒素、亚硝胺、遗传、饮酒等因素。

在西方国家，过度饮酒导致酒精性肝硬化是肝细胞肝癌的主要因素。

【病理】

根据大体病理形态可分为巨块型、结节型和弥漫型；根据生长方式可分为浸润型、膨胀型、浸润膨胀混合型和弥漫型；根据肿瘤大小，分为微小肝癌（直径≤2cm）、小肝癌（>2cm，≤5cm）、大肝癌（>5cm，≤10cm）和巨大肝癌（>10cm）；根据癌细胞的分化程度，可分为：高分化、中分化、低分化。

肝细胞肝癌易侵犯门静脉分支，形成门静脉癌栓，经门静脉系统向肝内扩散。经体循环途径可向肝外转移，多见于肺，其次为骨、脑等。经淋巴转移多见肝门部淋巴结，其次为胰周、主动脉旁等淋巴结。此外，肿瘤可直接侵犯膈肌、胸膜、结肠等周围邻近器官。癌细胞脱落还可发生腹腔种植。

【临床表现】

早期多与慢性肝病的表现相似，等患者就诊时多数已属中晚期。常见的有右上腹持续性钝痛、胀痛，伴随纳差、恶心、腹泻等消化道症状。此外有全身不适、消瘦乏力、发热等恶病质表现。若发生肺、骨、脑等肝外转移，可产生相应的症状。少数患者因肝癌破裂出血急诊入院。

常见的体征有肝大、黄疸、腹水，癌肿破裂引起腹腔积血。合并肝硬化者常有肝掌、蜘蛛痣、男性乳房增大、脾肿大、腹壁静脉曲张等表现。

【并发症】

主要有肝癌破裂出血、上消化道出血、肝功能衰竭等。

【实验室和其他检查】

（一）影像学检查

1. **B 超**　是肝癌首选的检查方法，可显示肿瘤大小、形态、部位以及门静脉有无癌栓等，诊断符合率可达 90%。彩色超声多普勒检查可显示肿瘤内血流信号，有助于和良性肿瘤相鉴别。

2. **CT**　因其分辨率高，可检出 1cm 以下小病灶，对肝癌诊断符合率达 90% 以上，并能了解肿瘤位置、数目及与血管的关系，对指导手术有帮助（图 4-3-3）。

3. **磁共振成像（MRI）**　可帮助了解肿瘤的组织成分，敏感性与 CT 相当。

4. **选择性肝动脉造影（DSA）**　属于一种有创的检查方法，敏感性达 95%，可显示直径小于 1cm 的病灶，对了解肝内多发灶及术后复发有一定的价值，同时还可行肝动脉插管化疗、栓塞治疗。

5. 肝穿刺活组织检查　B 超引导下经皮肝穿刺吸取肿瘤组织病理学检查，能确定诊断，但有一定的假阴性和肝出血的可能。

6. 腹腔镜或剖腹探查　对高度怀疑肝癌者可行腹腔镜或剖腹探查，切取肿瘤组织进行术中冷冻切片病理检查。

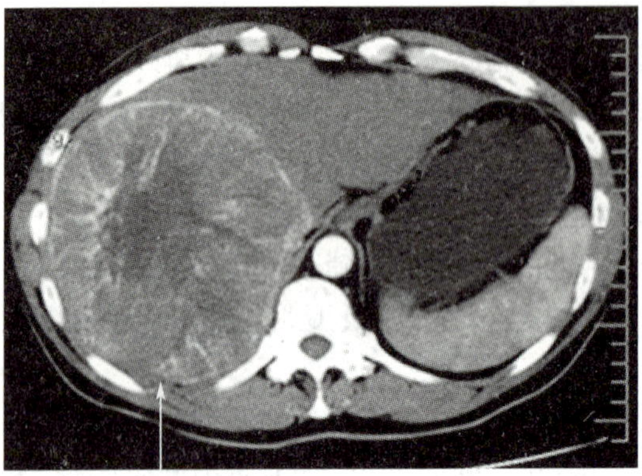

图 4-3-3　肝细胞癌：肝右叶实质内可见巨大类圆形肿块，CT 增强扫描动脉期可见不均匀明显强化

（二）实验室检查

1. 血清甲胎蛋白（AFP）检测　AFP 是肝细胞肝癌特异性的标志物。放射免疫法测定，AFP≥400μg/L，持续 8 周，排除妊娠、活动性肝病、生殖腺胚胎源性肿瘤后，影像学检查发现肝脏占位，应考虑肝细胞性肝癌，临床上约 30% 的肝细胞性肝癌患者 AFP 正常。

2. 血清酶学检查　碱性磷酸酶和 γ 谷氨酰转肽酶可增高，但缺乏特异性。

【诊断及鉴别诊断】

（一）诊断

要点包括：

1. 高危人群　年龄大于 40 岁的男性，近期出现肝区疼痛不适、消瘦等症状；长期饮酒史或伴有酒精性肝硬化者；乙肝或丙肝病毒感染史或伴有肝炎后肝硬化者；肝癌家族史等。

2. 如无其他肝癌证据，AFP 对流法阳性或放射免疫法≥400μg/L，持续 4 周以上；或 AFP≥200μg/L，持续 8 周以上，并能排除妊娠、活动性肝病、生殖腺胚胎源性肿瘤及转移性肝癌者。

3. 影像学检查有明确肝内实质性占位病变，排除肝血管瘤和转移性肝癌。

4. 组织病理学检查证实为肝细胞癌。

（二）鉴别诊断

肝细胞性肝癌主要应与肝硬化增生结节、肝良性肿瘤、胆管癌等相鉴别。

【治疗】

目前的治疗原则是以手术切除为主的综合治疗。

1. 手术治疗　手术切除是肝癌最有效的治疗方法，包括肝段切除、半肝切除、扩大半肝切除等。

2. 非手术治疗 对不能手术切除者可选择肝动脉插管栓塞化疗、全身化疗、B 超引导下经皮肝穿刺射频、微波、酒精注射、肝动脉结扎等方法，也有一定疗效。此外，免疫治疗、基因治疗、中医治疗等目前也用来作为辅助治疗手段。

【预后】

肝癌的预后主要取决于病期的早晚和肿瘤的恶性程度。早期的小肝癌手术后 5 年存活率可达 60% 以上，而晚期的术后 5 年存活率低于 20%。

第五节 直 肠 癌

直肠癌是生长于齿线至直肠乙状结肠交界之间的恶性肿瘤。我国 30 岁以下青年人患直肠癌较国外多，病变生长类型以溃疡型为常见且位置较低，易被直肠指诊检查发现。

【病因和发病机制】

病因和发病机制未明，可能与高脂、高蛋白饮食有关，特别是患有家族性直肠腺瘤病、绒毛状腺瘤和慢性溃疡性结肠炎等疾病，其癌变率高。

【病理】

分型 以大体形态分型有：①向肠腔内生长的肿块型；②向肠壁深层穿透的溃疡型；③沿肠壁侵袭的浸润型。以组织学分型有：腺癌、黏液腺癌、未分化癌。少见的有鳞状细胞癌等。

Dukes(1932)分期 A 期：肿瘤限于直肠壁内，未超出浆膜层；B 期：癌肿虽已超出浆膜层，但无淋巴结转移；C 期：癌肿已超出浆膜层，且已有局部淋巴结转移；D 期：癌肿已有远处转移。

扩散和转移 主要有直接浸润、淋巴转移、静脉血行转移，也有沿神经鞘扩散。

【临床表现】

直肠癌早期无明显症状，随着病情发展，癌肿溃疡可出现大便习惯改变、里急后重等直肠刺激症状。癌肿侵犯肠管导致肠腔狭窄可出现大便变细、腹痛、腹胀等不全肠梗阻症状。癌肿破溃出现血便。晚期癌肿侵犯前列腺、膀胱，出现尿频、尿痛、血尿。侵犯骶前神经可出现剧烈疼痛。

【并发症】

直肠梗阻、出血、穿孔是直肠癌常见的并发症。

【实验室和其他检查】

（一）实验室检查

大便隐血检查可用于直肠癌的筛查，部分病人为阳性。肿瘤标志物(CEA)测定对直肠癌诊断和术后监测复发有意义。

（二）影像学检查

常见的有：

1. 钡剂灌肠 气钡双重造影用以排除结肠多发性息肉病。

2. 腔内 B 超 用腔内探头可检测癌肿浸润肠壁的层次。

3. CT 可了解直肠癌向周围侵犯和有无远处转移情况。

4. MRI 可从三个方位检查直肠。轴位扫描可观察肿瘤与肠腔的关系，矢状位及冠状位扫描有助于确定肿瘤的大小、周围侵犯以及淋巴结转移情况。

（三）直肠指诊

是一种简便的方法，在门诊就可进行，约80%的直肠癌可经直肠指诊发现。根据病人情况采用不同的体位，要耐心细致，发现包块注意其大小、形状、位置、硬度、活动度、距肛缘的距离等。癌肿一般呈现形状不规则、边缘不齐、质地坚硬、表面不光滑等特点，早期有一定的活动性，晚期固定，并形成环状狭窄。指套染有脓血、黏液或坏死组织。

（四）内镜检查

直肠内镜检查常用肛门镜和电子直肠镜。其操作方便、不需肠道准备。发现可疑病变，应取活组织病理检查，有时需多处、多次活检，才能确诊。

【诊断及鉴别诊断】

1. 诊断　直肠癌早期表现多不明显，有的病人出现不明原因的便血、腹泻及体重减轻，直肠指诊可触及包块，指套染血，直肠镜和病理检查可明确诊断。

2. 鉴别诊断　直肠癌应与内痔、直肠腺瘤、直肠息肉、直肠炎性疾病等鉴别。

【治疗】

直肠癌的治疗以手术根治性切除为主。根据情况，手术前后辅以放疗、化疗及免疫治疗，以提高疗效。

【预后】

直肠癌预后受病理影响，主要表现在癌肿的组织学类型和分化程度，还有淋巴结转移和浸润深度对预后也有很大影响。高分化比低分化预后好。浸润越深，预后越差，而淋巴结转移情况对预后的影响比浸润深度更为明显。

学习小结

肺癌可能与吸烟、接触致癌物等因素有关。50岁以上男性多见。常见症状有干咳、咳血丝痰、发热、胸闷、胸痛等症状。胸部CT检查容易发现病灶。治疗原则为尽早择期手术，最大限度保留健康肺组织。乳腺癌病人常在无意中或体检时发现乳房无痛性质硬的肿块，钼钯检查多呈不规则或分叶状，密度较高，边缘毛刺状。治疗以手术根治为主，保留功能及乳房外形为辅的原则，同时结合放疗、化疗、内分泌治疗。胃癌发病年龄常在40岁以上，早期胃癌临床表现不典型，与胃溃疡、慢性胃炎等症状相似，特别是青年患者，应及时作胃镜检查，提高检出率。治疗以手术为主。肝癌可能与病毒性肝炎、肝硬化等有关，临床表现主要有右上腹持续性钝痛、胀痛。B超和CT是常用的检查方法。治疗原则以手术为主，对不能手术切除者可选择肝动脉插管栓塞化疗、全身化疗等手段。直肠癌常见大便习惯改变、便血、大便变形等，肛门镜或直肠镜取活组织病检可确诊。以手术切除为主，辅以放疗、化疗等综合治疗。

病例分析

患者男性，27岁

主诉：大便习惯改变半年，便血3天

现病史：半年前开始，无明显诱因出现大便习惯改变，时而便秘，时而腹泻．当时未重视，近两个多月以来，体重减轻约5千克，且渐感疲乏无力，三天前开始解大便带血性黏液，故入院就医。

体格检查：T 37℃，P 78 次/分，BP 110/80mmHg。神清合作，皮肤巩膜无黄染，腹平，无压痛，无肌紧张或反跳痛，未扪及包块，肠鸣音正常。

辅助检查：大便隐血检查阳性。B 超：肝大小形态正常，肝右叶见一 2cm×2cm 占位性病变。直肠指诊：距肛缘约 7cm 处触及一包块，约 4cm×3cm 大小，质硬，表面不光滑，活动度差，指套染血。

请问：

1. 初步诊断是什么？
2. 需进一步做什么检查？
3. 治疗原则是什么？

（张景辉）

第五篇 妇产科常见疾病

妇产科学是专门研究女性特有的生理、病理变化及生育调控的一门临床学科，由产科学和妇科学组成。产科学是一门研究女性在妊娠期、分娩期及产褥期全过程中孕产妇、胚胎及胎儿所发生的生理和病理变化，并对病理改变进行预防、诊断和处理的临床医学学科。妇科学是一门研究女性在非妊娠期生殖系统的生理和病理改变，并对其进行预防、诊断和处理的临床医学学科。随着临床医学学科的进步，妇产科也随之发展。

第一章 产科及常见疾病

学习目标

1. 掌握各期妊娠诊断，产程分期及相关临床经过。
2. 掌握流产、异位妊娠的临床表现和相应处理措施。
3. 掌握妊娠期高血压疾病的临床表现、分类和治疗原则。
4. 了解产科及常见疾病的相关实验室检查。

走入现场

张小姐，27岁。新婚，发现月经延后十余天，自诉有恶心、呕吐、喜食酸物现象。近日来出现少量阴道流血伴下腹痛，遂送入院。妇科检查：子宫较正常稍大，软，宫颈着色，宫口未开大，见少量血性分泌物流出。附件区未触及异常。

问题：1. 张小姐可能是什么情况？

2. 应完善哪些相关检查？

第一节 妊 娠

妊娠是胚胎（embryo）和胎儿（fetus）在母体内发育成长的过程。成熟卵子受精是妊娠的开始，胎儿及其附属物自母体排除是妊娠的终止。它妇女一生中一个特殊的生理时期。在妊娠过程中，妇女全身各器官和系统出现一系列生理变化以适应孕育胚胎及胎儿的需要。在妊娠的不同时期，孕妇、胚胎及胎儿的生理变化有着不同的特点。

一、妊娠生理

获能的精子与次级卵母细胞相遇于输卵管，结合形成受精卵的过程称为受精。受精发生在排卵后 12 小时内，整个受精过程约需 24 小时。受精后 30 小时，受精卵借助输卵管蠕动和输卵管上皮纤毛摆动向宫腔方向移动，同时进行有丝分裂形成多个子细胞。晚期胚囊种植于子宫内膜的过程称受精卵着床。

胎儿附属物包括胎盘、胎膜、脐带和羊水，它们对维持胎儿宫内的生命及生长发育起重要作用。

1. 胎盘（placenta）　是由胎儿部分的羊膜和叶状绒毛膜及母体部分的底蜕膜构成。其中叶状绒毛膜为胎盘的主要结构，胎儿和母体的血液流入胎盘，但是中间有胎盘屏障作用使胎儿和母体血液不直接相通。妊娠足月胎盘呈盘状，重约 450～659g，直径 16～20cm，厚 1～3cm，中央厚，边缘薄。分胎儿面和母体面。胎盘介于胎儿和母体之间，是维持胎儿宫内生长发育的重要器官。具有物质交换（气体交换、营养物质供应及排出胎儿代谢产物）、防御、合成（激素和酶及细胞因子）、免疫等功能。

2. 胎膜　是由外层的平滑绒毛膜和内层的羊膜组成。其重要作用是维持羊膜腔的完整性对胎儿起到保护作用。

3. 脐带　是连接胎儿与胎盘的条索状组织。表面有羊膜覆盖，内有一条脐静脉，两条脐动脉，脐血管周围有大量保护血管作用的胶样组织，称华通胶。脐带是母体与胎儿气体交换、营养物质供应和代谢产物排出的重要通道。脐带受压使血流受阻时可致胎儿缺氧，甚至危及胎儿生命。

4. 羊水　为充满在羊膜腔内的液体。妊娠早期羊水主要来自母体血清透析液，为无色澄清液体。中期后主要来源于胎儿尿液。妊娠 38 周羊水量约 1000ml，妊娠 40 周约 800ml。足月羊水略混浊、不透明。

二、早期妊娠诊断

早期妊娠（first trimester）指妊娠 13 周末以前，也称早孕，是胚胎和胎儿早期形成阶段。在这一时期是胚胎形成、胎儿器官分化的重要时期，外界环境的不良刺激对胚胎和胎儿影响极大，是导致畸形的敏感期和高发期。因此早期诊断主要是确定妊娠胎数、胎龄，排除异位妊娠等病理情况。

【临床表现】

1. 停经　平素月经周期规则的生育年龄已婚妇女，一旦月经过期 10 日或以上，应首先考虑早期妊娠的可能；若停经已达 8 周，妊娠的可能性更大。

2. 早孕反应　约有半数的妇女，在停经 6 周左右出现头晕、畏寒、嗜睡、乏力、食欲减退、恶心、晨起呕吐、喜食酸物或择食等症状，称早孕反应。多于妊娠 12 周左右自行消失。与 hCG 增多、胃酸减少及胃排空时间延长有关。

3. 尿频　妊娠早期因增大的子宫压迫膀胱而引起，妊娠 12 周以后，增大的子宫上升入腹腔，尿频症状自然消失。

4. 乳房的变化 自妊娠8周起,在雌、孕激素作用下,乳房逐渐增大,乳头及乳晕着色加深。乳晕周围皮脂腺增生出现褐色结节,称蒙氏结节。孕妇自觉乳房轻度胀痛、乳头刺痛。

5. 妇科检查 阴道黏膜及宫颈阴道部充血呈紫蓝色。子宫颈变软,子宫峡部极软,感觉子宫体与子宫颈似不相连,称黑加征。子宫体逐渐增大变软,妊娠5~6周子宫体呈球形;妊娠8周时宫体约为非孕时2倍;妊娠12周时宫体约为非孕时3倍,耻骨联合上方可触及子宫底。

【实验室和其他检查】

1. 妊娠试验 (pregnancy test) 利用孕卵着床后滋养细胞分泌hCG,并经孕妇尿中排出的原理,可用放射免疫学方法测定受检者血或尿中hCG含量,协助诊断早期妊娠。

2. 超声检查 妊娠早期超声检查的主要目的是确认宫内妊娠,排除异位妊娠和滋养细胞疾病。妊娠6周时可见到胚芽和原始心管搏动,是诊断早期妊娠快速、准确的方法(图5-1-1)。

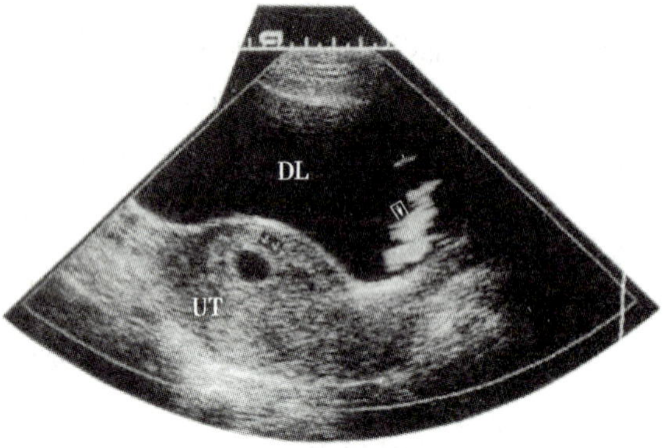

图5-1-1 早孕期B型超声图像

3. 宫颈黏液检查 宫颈黏液量少、黏稠,拉丝度差,涂片干燥后光镜下仅见排列成行的椭圆体,不见羊齿植物叶状结晶。

4. 黄体酮试验 利用孕激素在体内突然撤退能引起子宫出血的原理,对怀疑为早孕的妇女,每日肌注黄体酮20mg,连用3~5日。如停药后3~7日内出现阴道流血,则可排除早孕。

5. 基础体温测定 双相型体温的已婚妇女,停经后高温相持续18日不下降者,早孕可能性大。

三、中/晚期妊娠诊断

妊娠14周至27周末为中期妊娠(second trimester),满28周以后是晚期妊娠(third trimester)。中晚期妊娠时胎儿生长和各器官发育成熟的重要时期,主要的妊娠诊断是判断胎儿生长发育情况、宫内状况和发现胎儿畸形。

【临床表现】

孕妇有早期妊娠的经过,自觉腹部逐渐增大。初孕妇于妊娠20周感到胎动,经产妇感觉略早于初产妇。胎动随妊娠进展逐渐增强,至妊娠32~34周达高峰,38周后逐渐减少。正常胎动3~5次/小时。

【检查与体征】

1. 子宫增大 腹部检查时见增大子宫,手测子宫宫底高度或尺测宫底高度可以估计胎儿大小和孕周(表5-1-1)了解胎儿宫内发育情况。

2. 胎动 指胎儿躯体活动,妊娠18~20周孕妇可感觉到胎动。

3. **胎心音** 妊娠18~20周用一般听诊器经孕妇腹壁可听到胎心音，成双音，速度较快，正常110~160次/分。

4. **胎体** 妊娠20周后，经腹壁可触及宫内胎体。妊娠24周以后可以区分胎头、胎臀、胎背及胎儿四肢，从而判断胎儿宫内方位。

表5-1-1 不同妊娠周数的子宫底高度及子宫长度

妊娠周数(妊娠月份)	手测宫底高度	尺测耻上宫底高度
12周(3个月末)	耻骨联合上2~3横指	
16周(4个月末)	脐耻之间	
20周(5个月末)	脐下1横指	18(15.3~21.4)cm
24周(6个月末)	脐上1横指	24(22.0~25.1)cm
28周(7个月末)	脐上3横指	26(22.4~29.0)cm
32周(8个月末)	脐与剑突之间	29(25.3~32.0)cm
36周(9个月末)	剑突下2横指	32(29.8~34.5)cm
40周(10个月末)	脐剑之间或略高	33(30.0~35.3)cm

【实验室检查和其他检查】

超声检查不仅能显示胎儿数目、胎产式、胎先露、胎方位、有无胎心搏动、胎盘位置及其与宫颈内口的位置、羊水量、评估胎儿体重，还能测量胎头双顶径、股骨长等径线，了解胎儿生长发育情况。在妊娠18~24周，可用超声进行胎儿系统检查，筛查胎儿结构畸形。

第二节 正常分娩

妊娠满28周(196日)及以上，胎儿及附属物自临产开始至母体娩出的全过程，称为分娩(delivery)。妊娠满28周至不满37周(196~258日)期间分娩称为早产；妊娠满37周至不满42周(259~293日)期间分娩称为足月产；妊娠满42周(294日)分娩称为过期产。妊娠是一个正常的生理过程，是孕妇过渡到母亲、胎儿过渡到新生儿的关键时期。

一、第一产程临床经过及处理

第一产程又称宫颈扩张期，是指从出现规律宫缩开始至宫颈口开全。初产妇约需11~12小时，经产妇约需6~8小时。

【临床表现】

1. **规律宫缩** 临产开始的标志为规律且逐渐增强的子宫收缩，持续时间30秒以上，间歇时间5~6分，同时伴有进行性宫颈管的消失、宫口的扩张与胎先露的下降。随着产程进展，宫缩持续时间渐长且强度增加，当宫口近开全时，宫缩持续时间可达一分钟或者以上，间歇期仅1~2分钟。

2. **宫颈口扩张** 早期宫口扩张速度较慢，当扩张到3cm以上进展加快。初产妇宫口开全需约12小时。

3. **胎先露下降** 胎头下降情况是观察产程进展的可靠指标之一。

4. 胎膜破裂 当羊膜腔压力增加到一定程度时，胎膜自然破裂，多发生在宫口近开全时。

【产程、母体监测及处理】

1. 产程必须观察项目及处理

(1)监测宫缩：第一产程初期每隔1～2小时检查宫缩1次，随宫缩增强，检查次数逐渐增多。常用监测宫缩的方法有两种：人工监测或胎儿监护仪监测。辨别宫缩持续时间、间歇时间、收缩强度，并予以记录，通过连续观察分析宫缩发展规律。

(2)监测胎心：用胎心听诊器或多普勒胎心听诊仪于宫缩间歇期听诊胎心音，听诊时注意胎心音速度、强弱、规律性。正常情况下胎心率110～160次/分。胎心率低于110次/分钟或超过160次/分钟，均提示胎儿缺氧，应立即让产妇左侧卧位和吸氧，并及时处理。

(3)监测宫口扩张和胎先露下降：通过肛门检查或阴道检查，可以了解宫颈管消失、宫颈口扩张及胎先露下降程度。

(4)监测羊水：胎膜多在宫口近开全时自然破裂，前羊水流出，此时应立即监测胎心音，观察羊水颜色、性状和流出量，记录破膜时间。若羊水呈黄绿色，混有胎粪，提示胎儿窘迫；破膜后胎心率突然明显减慢提示脐带脱垂；若羊水清亮而胎头浮动未入盆者，嘱产妇卧床休息并抬高臀部，防止脐带脱垂；若破膜12小时尚未分娩，应遵医嘱应用抗生素预防感染。

(5)监测生命体征：每天测量体温、脉搏、呼吸2次，每2～4小时在宫缩的间歇期测量血压1次。若发现产妇血压超过150/100mmHg，应及时处理。

2. 母体观察及处理

(1)饮食指导：应指导产妇在宫缩间歇期进清淡、高热量、富含营养、易消化的食物，以流质、半流质食物为佳，使产妇保持良好的产力，及时补充水分和食物，避免出现电解质紊乱、宫缩乏力而导致产程异常。

(2)活动与休息：第一产程产妇进行适当的活动能促进胎先露下降及宫口扩张。若初产妇宫口开大5cm以上(经产妇宫口开大3cm以上)或有阴道流血、胎膜已破、使用镇静剂等情况，应取左侧卧位休息。尤其是夜间应指导产妇在宫缩间歇期睡眠，以保持体力。

(3)卫生指导：指导并协助产妇擦汗、更衣、沐浴，指导产妇排便后清洗外阴部，保持外阴清洁。

(4)排尿与排便：临产后，鼓励产妇每2～4小时排尿1次，以免膀胱充盈影响宫缩和胎先露下降。

知识链接

导乐陪伴分娩

20世纪50年代美国医生狄立斯通过研究证实了分娩是一个自然生理过程，掌握好临产的正确诊断、一对一护理、采用按摩和一些非药物镇痛措施能预防产程延长，提高产时服务质量，促进母婴健康。在此基础上，克劳斯医师提出导乐分娩。导乐分娩是指由导乐(由有爱心、有生育经验的妇女担任导乐)在产前、产时及产后给产妇持续的生理上的支持、帮助及精神上的安慰和鼓励，使产妇感到舒适，安全，陪伴产妇顺利度过分娩期。

二、第二产程临床经过及处理

第二产程是指从宫口开全至胎儿娩出，又称胎儿娩出期，初产妇约需1~2小时，经产妇数分钟到1小时。应密切观察产程和正确接产，使胎儿顺利娩出。

【临床表现】

进入第二产程后，胎膜多已自然破裂，宫缩较第一产程增强。宫缩的频率和强度达到高峰，宫缩持续1分钟或以上，间歇期仅1~2分钟。当胎头下降达到骨盆底时，压迫直肠前壁和肛提肌，产妇出现排便感，不自主屏气增加腹压。当胎头降至骨盆出口压迫盆底组织时，在良好产力的推动下，继续下降，于宫缩时胎头露出于阴道口，间歇时又缩回，称胎头拨露。随着胎头进一步下降，宫缩间歇时胎头也不再回缩，称胎头着冠。产程继续进展，胎头枕骨于耻骨弓下露出，出现仰伸动作，胎头娩出后，接着出现复位及外旋转，随后前肩和后肩相继娩出，胎体娩出，后羊水随之涌出。

【观察产程及处理】

1. 密切监测胎心变化　应勤听胎心，每5~10分钟听诊1次，每次听1分钟，注意胎心频率、节律及强度，有条件最好用胎儿监护仪动态监测胎心。

2. 指导产妇运用腹压　宫口开全后，产妇正确使用屏气动作可有效增加腹压，加速产程进展。正确运用腹压的方法是：宫口开全后，产妇在宫缩开始时，先深吸一口气，然后随宫缩向下屏气用力，尽量坚持6~8秒后，再深吸一口气屏气用力，每次宫缩约重复4~5次。宫缩间歇期全身肌肉放松，安静休息。再次宫缩时做同样动作。胎头"着冠"后，指导产妇宫缩时张口哈气，在宫缩间歇时稍向下屏气，使胎头缓慢娩出，防止因胎儿娩出过快导致产道裂伤。

3. 接产准备及接产

(1)接产准备：当初产妇宫口开全、经产妇宫口扩张4cm且宫缩规律有力时，应将产妇送至分娩室。做好分娩前准备工作：消毒液擦洗外阴，铺无菌巾，准备好生产器物准备接产。

(2)接产：接产要领：保护会阴并协助胎头俯屈，让胎头以最小径线(枕下前囟径)在宫缩间歇时缓慢通过阴道。接产者站在产妇右侧，右手大鱼际肌顶住保护会阴，左手当胎头拨露时开始保护会阴并协助胎头缓慢娩出。胎头娩出后，应先以左手自鼻根向下挤压，挤出口鼻内的羊水和黏液，然后协助胎头复位及外旋转，下压胎颈协助前肩娩出，上托胎头后肩娩出，双手协助胎体及下肢相继娩出(图5-1-2)。

三、第三产程临床经过及处理

第三产程是指从胎儿娩出至胎盘胎膜娩出，又称胎盘娩出期。需5~15分钟，一般不超过30分钟。此期是防止新生儿窒息、预防产后出血的关键时期。应正确出处理娩出新生儿、仔细检查胎盘完整性及预防产后出血。

【临床表现】

胎儿娩出后，宫缩暂时停止，子宫底下降平脐，产妇有短暂的轻松感。几分钟后宫缩重新出现，宫体变硬呈球形，宫底升高达脐上。子宫收缩使宫腔容积变小，而胎盘不能相应缩小，与子宫壁发生错位剥离，有少量血液从阴道口流出。宫缩时产妇再次屏气用力，胎盘随之排出。胎盘剥离排出方式有两种：胎儿面娩出式和母体面娩出式，以胎儿面娩出

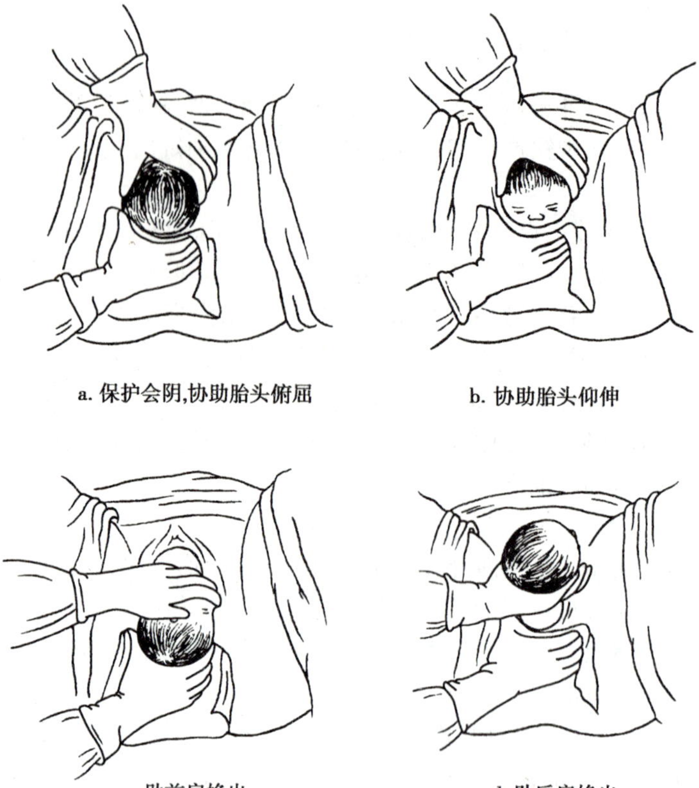

a. 保护会阴,协助胎头俯屈　　b. 协助胎头仰伸

c. 助前肩娩出　　d. 助后肩娩出

图 5-1-2　接产步骤

式多见。

【处理】

1. 新生儿处理

(1)清理呼吸道:是处理新生儿的首要任务,用吸痰管或洗耳球轻轻吸出新生儿口、鼻腔黏液及羊水,以免发生吸入性肺炎,保持呼吸道通畅。

(2)处理脐带:两把止血钳钳夹脐带,在其中剪断。在距脐根部消毒结扎。结扎脐带的方法有气门芯、棉线结扎法、脐带夹、血管钳等。结扎部位应盖上干洁敷料,避免感染。新生儿一般在出生后 7 天左右脐带自行脱落。

(3)新生儿阿普加(Apgar score)评分:新生儿 Apgar 评分法用于判断有无新生儿窒息及窒息的程度,是以出生后 1 分钟时的心率、呼吸、肌张力、喉反射及皮肤颜色五项体征为依据,每项为 0 ~ 2 分,满分为 10 分。判断标准:8 ~ 10 分属正常新生儿;4 ~ 7 分属轻度窒息,需采取清理呼吸道、人工呼吸、吸氧、用药等措施;0 ~ 3 分属重度窒息,需紧急抢救。重度窒息的新生儿在出生后 5 分钟、10 分钟要进行再次评分,可反映复苏效果(表 5-1-2)。

(4)一般处理:擦干新生儿身上的羊水和血迹,检查新生儿体表有无畸形,在新生儿左手腕及包被系上标有母亲姓名和床号、新生儿性别、体重、出生时间的标示物。在新生儿记录单上摁上新生儿足印和母亲拇指印,并给新生儿穿好衣服包裹于襁褓之中,注意新生儿保暖。将新生儿抱给母亲,进行首次吸吮乳头。

2. 协助胎盘娩出　接生者熟练掌握胎盘剥离征象,切忌在胎盘完全剥离前牵拉脐带或按揉子宫;当确认胎盘已完全剥离时,立即协助胎盘娩出。

表 5-1-2　新生儿 Apgar 评分法

评分项目	得分		
	0 分	1 分	2 分
心率	0	<100 次/分	≥100 次/分
呼吸	0	浅慢而不规则	佳
肌张力	松弛	四肢稍屈	四肢活动
喉反射	无反射	有些动作	咳嗽、恶心
皮肤颜色	口唇青紫、全身苍白	躯干红、四肢紫	全身红润

3. 检查胎盘胎膜　将胎盘铺平，先检查胎盘母体面胎盘小叶有无缺损，然后将胎膜撕开检查胎盘母体面有无小叶缺损，并测量其大小与厚度；提起胎盘，检查胎膜是否完整，再检查胎盘胎儿面边缘有无血管断裂。最后再将脐带提起，测量其长度。

4. 检查软产道　胎盘娩出后，应仔细检查产妇会阴、小阴唇内侧、尿道口周围、阴道及宫颈有无裂伤。如有裂伤，应立即缝合。

5. 预防产后出血　正常分娩出血量多不超过 300ml，遇有产后出血高危因素产妇，可在胎儿前肩娩出时静注缩宫素。

6. 产后观察　产后应在产房观察 2 小时，重点观察血压、脉搏、子宫收缩情况、宫底高度、阴道出血量、膀胱充盈程度、会阴及阴道有无血肿等。约有 80% 的产后出血发生在产后 2 小时内，因此需密切观察。产后 2 小时无异常者，将产妇及新生儿送至母婴同室。

【预后】

胎盘娩出后，全身各器官（除乳腺外）需要大约 6 周的时间恢复至未孕状态，这个时期称为产褥期。产后受体内激素变化的影响，乳房开始泌乳。

第三节　流　　产

妊娠不足 28 周、胎儿体重不足 1000g 而终止者，称为流产（abortion）。发生在妊娠 12 周前者，称为早期流产，而发生在妊娠 12 周或之后者，称为晚期流产。流产分为自然流产和人工流产。胚胎着床后 31% 发生自然流产，其中 80% 为早期流产。

【病因】

包括胚胎因素（染色体数目异常和结构异常）、母体因素（全身性疾病，生殖器官异常，内分泌异常等）、父亲因素和环境因素。

【病理】

孕 8 周前的早期流产，胚胎多先死亡，随后发生底蜕膜出血并与胚胎绒毛分离，已分离的胚胎组织如异物，可引起子宫收缩，妊娠物多能完全排出。妊娠 8～12 周时胎盘绒毛发育茂盛，与底蜕膜联系较牢固，流产的妊娠物往往不易完整排出，部分妊娠物滞留在宫腔内，影响子宫收缩，导致出血量较多。妊娠 12 周以后的晚期流产，胎盘已完全形成，流产时先出现腹痛，然后排出胎儿、胎盘。

【临床表现】

早期流产的临床过程表现为先出现阴道流血，后出现腹痛。晚期流产的临床过程表现为先出现腹痛(阵发性子宫收缩),后出现阴道流血。

按自然流产发展的不同阶段,分为以下临床类型。

1. 先兆流产　指停经后先出现少量阴道流血,少于月经量,常为暗红色或血性白带,无妊娠物排出,随后出现阵发性下腹痛或腰背痛。妇科检查宫颈口未开,胎膜未破,子宫大小与停经周数相符。经休息及治疗后症状消失,可继续妊娠;若阴道流血量增多或下腹痛加剧,可发展为难免流产。

2. 难免流产　由先兆流产发展而来,指流产发生不可避免。在先兆流产基础上,阴道流血量增多,阵发性下腹痛加剧,或出现阴道流液(胎膜破裂)。妇科检查宫颈口已扩张,有时可见胚胎组织或胎囊堵塞于宫颈口内,子宫大小与停经周数基本相符或略小。

3. 不全流产　难免流产继续发展,部分妊娠物排出宫腔,还有部分残留于宫腔内或嵌顿于宫颈口处,影响子宫收缩。导致大量出血,甚至发生休克。妇科检查见宫颈口已扩张,宫颈口有妊娠物堵塞及持续性血液流出,子宫小于停经周数。

4. 完全流产　指妊娠物已全部排出,阴道流血逐渐停止,腹痛逐渐消失。妇科检查宫颈口已关闭,子宫接近正常大小。

自然流产的临床过程简示如下:

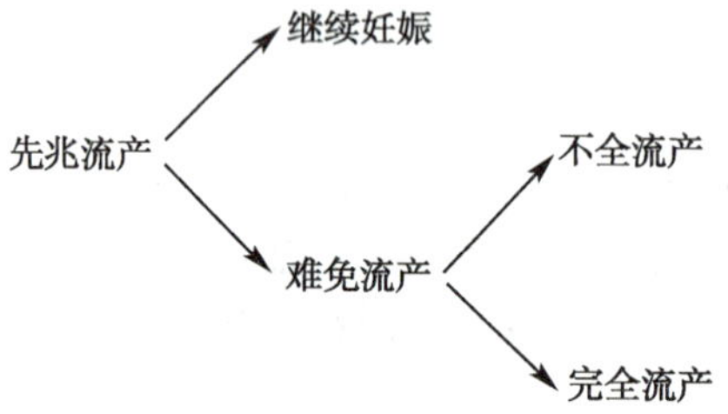

5. 特殊类型的流产　有3种特殊情况。

(1)稽留流产:又称过期流产。指胚胎或胎儿已死亡滞留宫腔内未能及时自然排出者。先兆流产症状或无任何症状,子宫不再增大反而缩小。若已到中期妊娠,孕妇腹部不见增大,胎动消失。

(2)复发性流产:指同一性伴侣连续发生3次及3次以上的自然流产。复发性流产大多数为早期流产,少数为晚期流产。

(3)流产合并感染:流产过程中,若阴道流血时间长,有组织残留于宫腔内,有可能引起宫腔感染,常为厌氧菌及需氧菌混合感染。

知识链接

复发性流产的病因

早期复发性流产常见原因为胚胎染色体异常、免疫功能异常、黄体功能不全、甲状腺功能低下等;晚期复发性流产常见原因为子宫解剖异常、自身免疫异常、血栓前状态等。染色体异常夫妇,应于孕前进行遗传咨询,确定是否可以妊娠。夫妇一方或双方有染色体结构异常,仍有可能分娩健康婴儿,但其胎儿有可能遗传异常的染色体,必须在孕中期行产前诊断。

【实验室检查和其他检查】

1. **妊娠试验**　临床多采用尿早早孕诊断试纸条法，对诊断妊娠有价值。为进一步了解流产的预后，多选用各种敏感方法连续测定血 hCG 的水平，正常妊娠 6～8 周时，其值每日应以 66% 的速度增长，若 48 小时增长速度 <66%，提示妊娠预后不良。

2. **激素测定**　测定血孕酮水平，能协助判断先兆流产的预后。

3. **B 型超声检查**　对疑为先兆流产者，根据妊娠囊的形态，有无胎心搏动，确定胚胎或胎儿是否存活，以指导正确的治疗方法。不全流产及稽留流产均可借助 B 型超声检查协助确诊。

【诊断及鉴别诊断】

1. **诊断**　自然流产一般根据病史及临床表现多能确诊。确诊自然流产后，还需确定其临床类型，决定相应的处理方法。

（1）病史：应询问患者有无停经史和反复流产史，有无早孕反应、阴道流血，应询问阴道流血量及持续时间，有无阴道排液及妊娠物排出。询问有无腹痛，腹痛部位、性质、程度。了解有无发热、阴道分泌物性状及有无臭味可协助诊断流产合并感染。

（2）体格检查：测量体温、脉搏、呼吸、血压。有无贫血及感染征象。消毒外阴后行妇科检查，注意宫颈口是否扩张，羊膜囊是否膨出，有无妊娠物堵塞于宫颈口内；子宫大小与停经周数是否相符，有无压痛；双侧附件有无压痛、增厚或包块。

（3）辅助检查：B 超，妊娠试验，孕激素测定等。

2. **鉴别诊断**　应鉴别流产的类型，鉴别诊断要点见表 5-1-3。早期自然流产应与异位妊娠、葡萄胎、功能失调性子宫出血及子宫肌瘤等相鉴别。

表 5-1-3　各型流产的鉴别诊断

类型	病史			妇科检查	
	出血量	下腹痛	组织排出	宫颈口	子宫大小
先兆流产	少	无或轻	无	闭	与妊娠周数相符
难免流产	中→多	加剧	无	扩张	相符或略小
不全流产	少→多	减轻	部分排出	扩张或有组织物堵塞	小于妊娠周数
完全流产	少→无	无	全部排出	闭	正常或略大

【治疗】

应根据自然流产的不同类型进行相应处理。

1. **先兆流产**　卧床休息，禁性生活，必要时给予对胎儿危害小的镇静剂。黄体功能不全者可肌内注射黄体酮注射液治疗，2 周后若阴道流血停止，B 型超声检查提示胚胎存活，可继续妊娠。此外，应重视心理治疗，使其情绪安定，增强信心。

2. **难免流产**　一旦确诊，应尽早使胚胎及胎盘组织完全排出。当胎儿及胎盘排出后检查是否完全，必要时刮宫以清除宫腔内残留的妊娠物。应给予抗生素预防感染。

3. **不全流产**　一经确诊，应尽快行刮宫术或钳刮术，清除宫腔内残留组织。阴道大量出血伴休克者，应同时输血输液，并给予抗生素预防感染。

4. **完全流产**　流产症状消失，B 型超声检查证实宫腔内无残留物，若无感染征象，不需特殊处理。

5. **稽留流产**　处理较困难。胎盘组织机化，与子宫壁紧密粘连，致使刮宫困难。晚期流产稽留时间过长可能发生凝血功能障碍,导致弥散性血管内凝血(disseminated intravascular coagulation,DIC),造成严重出血。处理前应查血常规、血小板计数及凝血功能,并做好输血准备。

6. 复发性流产 染色体异常夫妇,应于孕前进行遗传咨询,确定是否可以妊娠。宫颈功能不全应在孕14~18周行宫颈环扎术。黄体功能不全者,应肌内注射黄体酮。甲状腺功能低下者应在孕前及整个孕期补充甲状腺素。原因不明的复发性流产妇女,可行淋巴细胞主动免疫或静脉免疫球蛋白治疗。

7. 流产合并感染 治疗原则为控制感染的同时尽快清除宫内残留物,若感染严重或盆腔脓肿形成,应行手术引流,必要时切除子宫。

【预后】

先兆流产经积极保胎治疗一般可以继续妊娠,但仍可能发展为其他类型的流产。在发生先兆流产后,可通过实验室检查监测血清孕激素、雌激素和绒毛膜促性腺激素等激素水平作为评估指标。

第四节 异位妊娠

受精卵在子宫体腔以外着床称为异位妊娠(ectopic pregnancy),称宫外孕(extrauterine pregnancy)。异位妊娠依受精卵在子宫体腔外种植部位不同而分为:输卵管妊娠、卵巢妊娠、腹腔妊娠、阔韧带妊娠、宫颈妊娠(图5-1-3)。

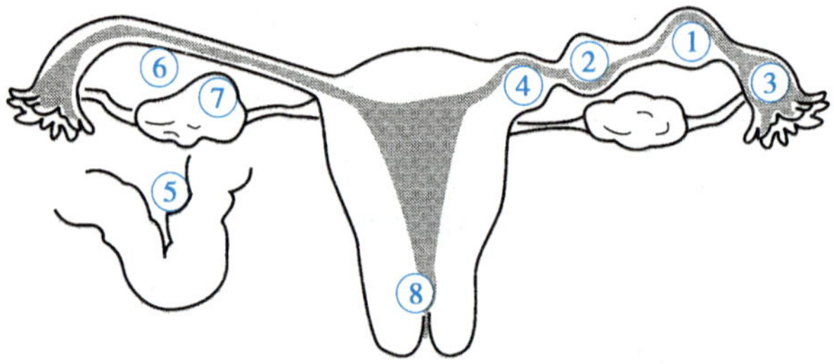

①输卵管壶腹部妊娠;②输卵管峡部妊娠;③输卵管伞部妊娠;④输卵管间质部妊娠;⑤腹腔妊娠;⑥阔韧带妊娠;⑦卵巢妊娠;⑧宫颈妊娠

图5-1-3 异位妊娠的发生部位

异位妊娠是妇产科常见的急腹症,发病率约2%,是孕产妇死亡原因之一。其中以输卵管妊娠(tubal pregnancy)最多见,占异位妊娠95%左右,其中输卵管壶腹部妊娠最多见,约占78%,其次为峡部、伞部,间质部妊娠较少见。

【病因和发病机制】

1. 病因 输卵管炎症是输卵管妊娠的主要病因。输卵管妊娠史或手术史;输卵管发育不良或功能异常,子宫肌瘤或卵巢肿瘤压迫输卵管等。

2. 发病机制 炎症、手术等可使输卵管管腔粘连,形态发生改变,影响输卵管管腔通畅,使受精卵运行受阻。

【病理】

1. 输卵管的特点 输卵管管腔狭小,管壁薄且缺乏黏膜下组织,其肌层远不如子宫肌壁厚与坚韧,妊娠时不能形成完好的蜕膜,不利于胚胎的生长发育,常发生以下结局:

(1)输卵管妊娠流产:多见于妊娠 8~12 周输卵管壶腹部妊娠(图 5-1-4)。

(2)输卵管妊娠破裂:多见于妊娠 6 周左右输卵管峡部妊娠,受精卵着床于输卵管黏膜皱襞间,胚泡生长发育时绒毛向管壁方向侵蚀肌层及浆膜,最终穿破浆膜,形成输卵管妊娠破裂(图 5-1-5),输卵管肌层血管丰富,短期内可发生大量腹腔内出血,使患者出现休克,出血量远较输卵管妊娠流产多,腹痛剧烈,也可反复出血,在盆腔与腹腔内形成积血和血肿。输卵管妊娠破裂绝大多数为自发性,也可发生于性交或盆腔双合诊后。

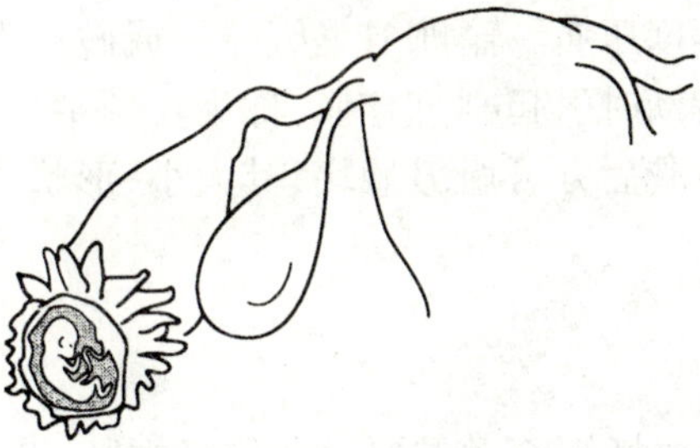

图 5-1-4　输卵管妊娠流产示意图

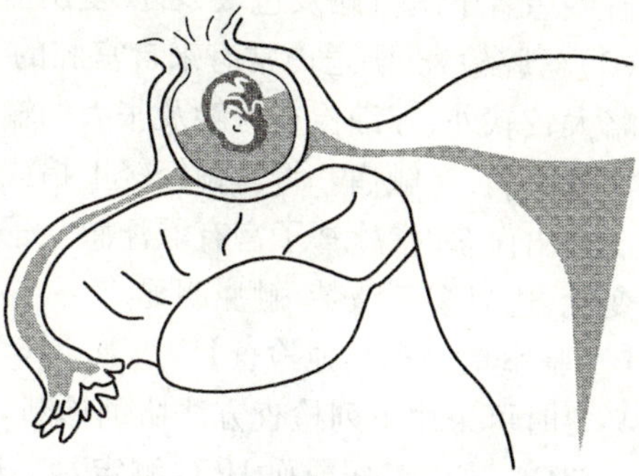

图 5-1-5　输卵管妊娠破裂示意图

(3)陈旧性宫外孕:输卵管妊娠流产或破裂,若长期反复内出血形成的盆腔血肿不消散,血肿机化变硬并与周围组织粘连,临床上称为陈旧性宫外孕。

(4)继发性腹腔妊娠:无论输卵管妊娠流产或破裂,胚胎从输卵管排入腹腔内或阔韧带内,多数死亡,偶尔也有存活者。若存活胚胎的绒毛组织附着于原位或排至腹腔后重新种植而获得营养,可继续生长发育,形成继发性腹腔妊娠。

2. 子宫的变化　输卵管妊娠和正常妊娠一样,合体滋养细胞产生 hCG 维持黄体生长,使甾体激素分泌增加,致使月经停止来潮,子宫增大变软,子宫内膜出现蜕膜反应。

【临床表现】

输卵管妊娠的临床表现与受精卵着床部位、有无流产或破裂以及出血量多少和时间长短等有关。在输卵管妊娠早期,若尚未发生流产或破裂,常无特殊的临床表现,其过程与早孕或先兆流产相似。

1. 症状　典型症状为停经后腹痛与阴道流血。

(1)停经:多有 6~8 周停经史,少数患者自诉无停经史,把异位妊娠的不规则阴道流血误认为月经。

(2)腹痛:是输卵管妊娠患者的主要症状。输卵管妊娠发生流产或破裂之前,常表现为一侧下腹部隐痛或酸胀感。当发生输卵管妊娠流产或破裂时,突感一侧下腹部撕裂样疼痛,常伴有恶心、呕吐。若血液局限于病变区,主要表现为下腹部疼痛,当血液积聚于直肠子宫陷凹时,可出现肛门坠胀感。随着血液由下腹部流向全腹,疼痛可由下腹部向全腹扩散,血液刺激膈肌,可引起肩胛部放射性疼痛及胸部疼痛。

(3)阴道流血:胚胎死亡后,常有少量不规则阴道流血,色暗红或深褐,一般不超过月经量。妊娠囊破裂腹腔内出血较迅速且多,但与阴道流血量不成正比。

(4)晕厥与休克:由于腹腔内出血及剧烈腹痛,轻者出现晕厥,严重者出现失血性休克。出血量越多越快,症状越严重。

(5)腹部包块:输卵管妊娠流产或破裂时所形成的血肿时间较久者,由于血液凝固并与周围组织或器官发生粘连形成包块。

2. 体征

(1)一般情况:当腹腔出血不多时,血压可代偿性轻度升高;当腹腔出血较多时,可出现面色苍白、脉搏快而细弱、心率增快和血压下降等休克表现。

(2)腹部检查:下腹有明显压痛及反跳痛,尤以患侧为著。出血较多时,叩诊有移动性浊音。有些患者下腹可触及包块,若反复出血并积聚,包块可不断增大变硬。

(3)盆腔检查:阴道内常有来自宫腔的少许血液。输卵管妊娠未发生流产或破裂者,除子宫略大较软外,仔细检查可触及胀大的输卵管及轻度压痛。输卵管妊娠流产或破裂者,阴道后穹隆饱满,有触痛。将宫颈轻轻上抬或向左右摆动时引起剧烈疼痛,称为宫颈举痛或摇摆痛。内出血多时,检查子宫有漂浮感。子宫一侧或其后方可触及肿块,其大小、形状、质地常有变化,边界多不清楚,触痛明显。

【实验室检查和其他检查】

必要时可采用下列检查方法协助诊断。

1. HCG 测定　尿或血 HCG 测定对早期诊断异位妊娠至关重要。异位妊娠时,患者体内 HCG 水平较宫内妊娠低。连续测定血 HCG,若倍增时间大于 7 日,异位妊娠可能性极大;倍增时间小于 1.4 日,异位妊娠可能性极小。

2. 孕酮测定　血清孕酮的测定对判断正常妊娠胚胎的发育情况有帮助。输卵管妊娠时,血清孕酮水平偏低,多数在 10～25ng/ml 之间。如果血清孕酮值 >25ng/ml,异位妊娠概率小于 1.5%;如果其值 <5ng/ml,应考虑宫内妊娠流产或异位妊娠。

3. B 型超声诊断　B 型超声检查对异位妊娠诊断必不可少,还有助于明确异位妊娠部位和大小。阴道超声检查较腹部超声检查准确性高。异位妊娠的声像特点:宫腔内未探及妊娠囊,若宫旁探及异常低回声区,且见胚芽及胎心搏动,可确诊异位妊娠;若宫旁探及混合回声区,子宫直肠窝有游离暗区,虽未见胚芽及胎心搏动,也应高度怀疑异位妊娠。

4. 腹腔镜检查　腹腔镜检查是异位妊娠诊断的金标准,而且可以在确诊的同时行镜下手术治疗。

5. 阴道后穹隆穿刺　是一种简单可靠的诊断方法,适用于疑有腹腔内出血的患者。腹腔内出血最易积聚于直肠子宫陷凹,能经阴道后穹隆穿刺抽出血液。抽出暗红色不凝血液,说明有血腹症存在。

【诊断及鉴别诊断】

1. 诊断　输卵管妊娠未发生流产或破裂时,临床表现不明显,诊断较困难,需采用辅助检查方能确诊。输卵管妊娠流产或破裂后,诊断多无困难。如有困难应严密观察病情变化,若阴道流血淋漓不断,腹痛加剧,盆腔包块增大以及血红蛋白呈下降趋势等,有助于确诊。

2. 鉴别诊断　输卵管妊娠应与流产、急性输卵管炎、急性阑尾炎、黄体破裂及卵巢囊肿蒂扭转鉴别,但其停经病史和典型腹痛症状,基本可以与其他基本相鉴别。

【治疗】

异位妊娠的治疗包括药物治疗和手术治疗。

1. 药物治疗　采用化学药物治疗,主要适用于早期输卵管妊娠、要求保存生育能力的年轻患者。化疗一般采用全身用药,亦可采用局部用药。

2. 手术治疗　分为保守手术和根治手术。保守手术为保留患侧输卵管,根治手术为切除患侧输卵管。输卵管妊娠手术可经腹或经腹腔镜完成,其中腹腔镜手术是治疗异位妊娠的主要方法。

知识链接

输卵管间质部妊娠

输卵管间质部妊娠常与宫角妊娠混用,但严格地讲,间质部妊娠更靠近输卵管黏膜,而宫角妊娠则位于宫腔的侧上方。间质部妊娠虽不多见,但由于输卵管间质部管腔周围肌层较厚,血运丰富,因此破裂常发生于孕12~16周。一旦破裂,犹如子宫破裂,症状极严重,往往在短时间内出现低血容量休克症状,后果严重。

【预后】

异位妊娠药物治疗和手术治疗效果良好,但之后患者不孕的机会增多,特别是有盆腔炎病史女性,再次妊娠异位妊娠可能高达50%。

第五节　妊娠期高血压疾病

妊娠期高血压疾病(hypertensive disorders complicating pregnancy)是妊娠期特有的疾病,发病率约为5%~12%。多发生在妊娠20周与产后2周之间,多数病例在妊娠期出现一过性高血压、蛋白尿症状,分娩后即消失。该病严重时出现抽搐、昏迷、心肾功能衰竭,严重影响母婴健康,其与产科的出血、感染、心脏病共为产妇死亡的四大原因,也是导致围生儿死亡的重要原因。

【病因和发病机制】

1. **病因**　至今不明。根据近年的大量研究,多数学者认为病因主要有:①异常滋养层细胞侵入子宫肌层;②免疫机制;③血管内皮受损;④遗传因素;⑤营养缺乏;⑥胰岛素抵抗。

2. **发病机制**　尚未完全阐明。有学者提出子痫前期机制"两阶段"学说。第一阶段为临床前期,即子宫螺旋动脉滋养细胞重铸障碍,导致胎盘缺血、缺氧,释放多种胎盘因子;第二阶段胎盘因子今日母体血液循环,则促进系统性炎性反应的激活及血管内皮损伤,引起子痫前期、子痫各种临床症状。

知识链接

妊娠期高血压疾病发生的高危因素

流行病学调查发现,初产妇、孕妇年龄过小和大于35岁高龄初孕妇;子宫张力过高(如多胎妊娠、羊水过多、糖尿病巨大儿及葡萄胎等);寒冷季节或气温变化过大时;精神过度紧张或受刺激使中枢神经功能紊乱;妊娠期高血压病史及家族史、慢性高血压、慢性肾炎、抗磷脂抗体综合征、糖尿病、肥胖、营养不良(如贫血、低蛋白血症者)等均为高危因素。

【病理】

本病基本病理生理变化是全身小动脉痉挛，内皮损伤及局部缺血。全身各系统各脏器灌流减少。对母儿造成危害，导致母儿死亡。

【临床表现】

1. 妊娠期高血压　妊娠期首次出现 BP≥140/90mmHg，并于产后 12 周内恢复正常；尿蛋白（－）；少数患者可伴有上腹部不适或血小板减少，产后方可确诊。

2. 子痫前期

（1）轻度：妊娠 20 周后出现 BP≥140/90mmHg；尿蛋白≥0.3g/24h 或随机尿蛋白（+）；可伴有上腹部不适、头痛等症状。

（2）重度：BP≥160/110mmHg；尿蛋白≥5.0g/24h 或随机尿蛋白≥（+++）；血清肌酐>106μmol/L，血小板<100×10^9/L，持续上腹不适，出现持续性头痛、眼花或其他脑神经或视觉障碍。

3. 子痫　子痫前期基础上发生不能用其他原因解释的抽搐。子痫抽搐进展迅速，前驱症状短暂，表现为抽搐、面部充血、口吐白沫、深昏迷；随之深部肌肉僵硬，很快发展成典型的全身高张阵挛惊厥、有节律的肌肉收缩和紧张，持续 1～1.5 分钟，其间无呼吸动作；此后抽搐停止，呼吸恢复，但患者仍昏迷，最后意识恢复，但困惑、易激惹、烦躁。

【实验室检查和其他检查】

1. 血液检查　包括血常规、出凝血时间、血小板、血细胞比容、血浆黏度、凝血功能，以了解有无血液浓缩。

2. 眼底检查　视网膜小动脉痉挛程度可以反映全身小动脉痉挛情况，是反映本病严重程度的一项重要指标。通常眼底检查可见视网膜小动脉痉挛、视网膜水肿、絮状渗出或者出血，严重时视网膜脱离。患者可出现视力模糊或失明。

3. 尿液检查　应查尿常规、尿比重、尿蛋白等，如尿蛋白定性>+++或定量≥5.0g/24h 表明病情严重。注意有无红细胞及管型，如有则表明肾脏损害严重。尿蛋白在重度子痫前期患者应每日检查。

4. 肝、肾功能测定　血清转氨酶、肌酐、尿素氮、尿酸等，了解有无肝肾功能损害。

5. 其他检验　如心电图、超声心动图、胎盘功能、胎儿成熟度、脑血流图等。

【诊断及鉴别诊断】

1. 诊断

（1）病史：患者有本病高危因素及上述临床表现，特别询问有无头痛、视力改变、上腹不适等症状。

（2）高血压：持续血压升高至收缩压≥140mmHg 或舒张压≥90mmHg，至少出现两次以上。

（3）蛋白尿：24 小时内尿液中的蛋白含量≥300mg 或两次随机尿检中尿蛋白（+）。

（4）水肿：病理性水肿，自脚踝向上延伸的凹陷性水肿，经休息后不缓解。

（5）辅助检查的异常表现。

2. 鉴别诊断　妊娠期高血压疾病应与慢性肾炎合并妊娠相鉴别，子痫应与癫痫、脑炎、脑肿瘤、脑血管畸形破裂出血、糖尿病高渗性昏迷等相鉴别。

【治疗】

妊娠期高血压疾病治疗的目的是控制病情、延长孕周、确保母儿平安。治疗基本原则是休息、镇静、解痉，有指征的降压、利尿，密切监测母胎情况，适时终止妊娠。妊娠期高血压患者可门诊随访治疗。子痫前期和子痫患者需住院治疗。

1. 休息　保证充足睡眠，左侧卧位休息不少于10h/d。

2. 解痉　硫酸镁为首选药物。

硫酸镁使用不当易引起中毒，首先表现为膝反射消失，继之可出现全身肌张力减退及呼吸抑制，严重者心跳骤停。用药过程中应注意：①用药前备好钙剂作为解毒剂。②注意静脉给药速度：首次剂量25%硫酸镁20ml稀释于25%葡萄糖20ml中，缓慢静脉注射（5～10分钟），继以25%硫酸镁60ml加入10%葡萄糖1000ml静脉点滴，滴速以1～1.5g/h为宜。③用药前及用药过程中应检测以下指标：膝腱反射必须存在；呼吸不少于16次/分钟；尿量不少于17ml/h。发现中毒症状应立即停药，并按医嘱静脉注射10%葡萄糖酸钙10ml解毒。

3. 镇静　适当消除精神紧张达到降低血压、缓解症状及预防子痫发生①地西泮2.5～5mg睡前口服；②冬眠合剂；③苯巴比妥钠。

4. 降压　降压治疗当舒张压>110mmHg，应用快速降压药。血压轻度升高者药尚无定论。常用药物有：拉贝洛尔、硝苯地平缓释片、尼莫地平、肼屈嗪等。禁止使用血管紧张素转化酶抑制剂和血管紧张素Ⅱ受体拮抗剂。

5. 利尿　一般不主张利尿，仅用于肺水肿、全身水肿、血容量过多且伴有潜在性肺水肿者。常用呋塞米、甘露醇等。

6. 有指征者利尿　子痫前期不主张常规应用利尿剂，仅当患者出现全身性水肿、肺水肿、脑水肿、肾功能不全、急性心力衰竭时，可酌情使用利尿剂。

7. 扩容治疗　一般不主张应用扩容剂，仅用于严重的低蛋白血症、贫血，可选用人血清蛋白、血浆、全血等。

8. 分娩时间和方式　子痫前期患者经积极治疗无明显改善或病情持续进展时，终止妊娠是唯一一种有效的治疗措施。可根据患者的病情选择适合的分娩时间和方式。

9. 子痫处理　子痫是妊娠期高血压疾病最严重的阶段，是致母儿死亡的最主要原因，应积极处理。处理原则：控制抽搐、纠正缺氧和酸中毒，控制血压，抽搐控制后2h可考虑终止妊娠。

【预后】

妊娠期高血压疾病是危及孕妇和胎儿的严重疾病之一。近年来，随着产前检查工作的开展，使很多轻症患者得到及时的治疗，预后效果良好。但是在农村和城镇，很多孕妇是出现非常明显的头晕、眼花、恶心甚至抽搐才来院就诊，尽管入院后进行了积极的救治和处理，但早产儿、窒息发生率、胎儿和产妇的死亡率都明显上升。因此，提高孕妇的产前检查率也是降低妊娠期高血压疾病的有效方法之一。

学习小结

受精发生在输卵管壶腹部，排卵后12小时内，整个受精过程约需24小时。胎儿附属物包括胎盘、胎膜、脐带和羊水。胎盘具有物质交换、防御、合成激素和酶以及免疫等功能。早期妊娠诊断主要临床表现为停经、早孕反应、乳房和生殖系统变化。血、尿人绒毛膜促性腺激素升高是确定妊娠的主要指标。超声检查是确定宫内妊娠的金标准。中、晚期妊娠的主要临床表现有子宫增大和胎动。超声可检测胎儿宫内生长发育并在妊娠18～24周筛查胎儿结构畸形。

规律且逐渐增强的子宫收缩为临产开始的标志，同时伴进行性颈管消失、宫口扩张和胎先露下降。分娩过程分三个产程：第一产程（宫颈扩张期），第二产程（胎儿娩出期），第三产程（胎盘娩出期）。在产程过程中，必须连续定时观察并记录宫缩与胎心。密切观察胎先露的下降，适时接产。新生儿娩出后应准确处理，立即进行阿普加评分。胎盘娩出后检查是否完整。分娩结束后应检查软产道有无损伤，产后应在产房观察2小时，积极预防产后出血。

流产大多为早期流产，其中50%～60%与胚胎染色体异常有关。阴道流血和腹痛为主要临床表现；B型超声和妊娠试验是主要辅助检查。按疾病发展阶段分为不同临床类型，并作为依据选择相应的治疗措施。

异位妊娠95%为输卵管妊娠，典型临床表现为停经后腹痛与阴道流血。血hCG > 2000IU/L、超声未见宫内妊娠囊，诊断基本成立。腹腔镜检查是诊断的金标准。治疗包括药物和手术，方法选择主要根据患者生命体征和胚囊种植部位及破裂与否等。

妊娠期高血压疾病基本病理生理变化是全身小动脉痉挛，内皮损伤及局部缺血，全身各系统各脏器灌流减少。对母儿造成危害，导致母儿死亡。主要临床表现为高血压，较严重时出现蛋白尿，严重时发生抽搐。子痫前期、子痫应住院治疗。治疗原则为解痉、镇静、降压、合理扩容和利尿，适时终止妊娠，防止并发症发生。解痉首选硫酸镁。子痫前期经积极治疗24～48h无明显好转者应及时终止妊娠。

病例分析

病例1：钟女士28岁，已婚，育有一女。既往有盆腔炎病史。停经40余天，近一周出现下腹部隐痛，伴少量出血。没有引起注意。今晨在家中卫生间突感左下腹剧痛，伴肛门坠胀感，晕厥一次，遂送院就诊。

请问：

（1）该病例考虑何种疾病，为明确诊断还需做哪些实验室检查？

（2）该病应如何处理？

病例2：35岁初孕妇，停经8个月，自觉胎动3个半月，下肢水肿1个月，头晕、眼花3天。病史：平时月经准，停经40余天出现恶心及轻微呕吐，停经4个半月出现胎动。近1个月下肢水肿渐至大腿，近3天头晕、眼花。既往无高血压及肾病史。检查：Bp 170/110mmHg，下肢水肿（++），心肺正常，先露未入盆，尿蛋白（++）。

请问：

（1）该病人最可能的诊断是什么？

（2）该病应该如何处理？

（江 宁）

第二章 妇科常见疾病

学习目标

1. 掌握阴道炎、宫颈炎、盆腔炎和子宫颈癌的临床表现和治疗措施；
2. 熟悉女性生殖系统的自然防御功能、常见妇科炎症和子宫颈癌的病因和传播途径。
3. 了解阴道炎、宫颈炎、盆腔炎和子宫颈癌相关实验室检查。

走入现场

杨女士，女，45岁。患有有糖尿病20余年，最近自觉外阴瘙痒，坐卧难安，并出现阴道分泌物增多，呈豆渣样白带。到医院检查，医生诊断为阴道炎。

问题：1. 杨女士可能是哪种类型的阴道炎？

2. 应如何诊治？

女性生殖系统具有天然的自我防御机制，但妇女在特殊生理时期，如月经期、妊娠期、分娩期及产褥期，防御功能易受到破坏，而且其解剖位置与肛门及尿道相邻，病原体容易侵入生殖道造成炎症。炎症可以是急性发作，也可以由于患者抵抗力低治疗不及时转变为慢性炎症，严重者可引起败血症甚至感染性休克而致死亡。

女性生殖系统解剖及生理防御功能：

1. 外阴 双侧大阴唇自然合拢，遮掩阴道口、尿道口，防止外界微生物污染。

2. 阴道 由于盆底肌作用，阴道前后壁紧贴，阴道外口闭合，可防止外界污染。雌激素使阴道上皮增生变厚，上皮细胞内糖原含量增加，糖原在阴道乳杆菌的作用下分解为乳酸，使阴道维持正常的酸性环境（pH 3.8～4.4），可抑制部分病原体的生长繁殖，称为阴道自净作用。抑制其他病原体的生长。

3. 子宫颈 宫颈阴道部表面覆以复层鳞状上皮，有较强抗感染能力。宫颈内口紧闭，黏膜分泌碱性“黏液栓”堵塞宫颈管，可防止病原体的侵入。

4. 子宫、输卵管 子宫内膜周期性剥脱，能及时消除宫腔内感染。输卵管蠕动及纤毛向宫腔方向摆动，均有利于防止病原体的侵入和生长繁殖。

5. 生殖道免疫系统 生殖道黏膜聚集有不同数量淋巴组织及散在淋巴结，均在局部有重要免疫功能，发挥抗感染作用。

当自然防御功能遭到破坏，或机体免疫功能降低、内分泌发生变化或外源性病原体侵入，都可导致炎症发生。女性生殖系统的炎症是妇科常见病、多发病，主要有外阴阴道炎，宫颈炎，盆腔炎及生殖器结核。

第一节　外阴阴道假丝酵母菌病

外阴阴道假丝酵母菌病（vulvovaginal candidiasis，VVC）又称外阴阴道念珠菌病，是由假丝酵母菌引起的常见外阴阴道炎症。国外资料显示，约 75% 妇女一生中至少患过一次外阴阴道假丝酵母菌病，45% 妇女经历过 2 次或者以上的发病。

【病因和发病机制】

80% ~90% 的病原体为白假丝酵母菌，为条件致病菌，当阴道内糖原增多、酸度增高、局部免疫力下降时易发病。常见发病诱因有孕妇、糖尿病、大量雌激素治疗、长期应用抗生素者。穿紧身化纤内裤、肥胖者也会因会阴部温度、湿度增加，假丝酵母菌易于繁殖引起感染。

【传染途径】

主要为内源性传染，假丝酵母菌作为条件致病菌寄生在阴道、肠道和口腔，一旦条件适宜可引起感染。三个部位可相互传染。少部分患者可通过性交直接传播，极少通过接触间接传染。

【临床表现】

主要表现为外阴瘙痒、灼痛、性交痛以及尿痛。妇科检查：外阴可见红斑、水肿，常伴有抓痕。阴道黏膜红肿，黏膜附有白色块状物，擦除后露出红肿黏膜面，有时可见糜烂或浅表溃疡。典型白带呈白色稠厚凝乳状或豆渣样。

【诊断】

对有阴道炎症状和体征的妇女，若在阴道分泌物中找到假丝酵母菌的芽生孢假菌丝即可确诊。可用 0.9% 氯化钠溶液湿片法或 10% 氢氧化钾溶液湿片法检查分泌物中的芽生孢子和假菌丝。

【治疗】

1. **消除诱因**　如有糖尿病，应积极治疗，及时停用抗生素或激素。
2. **局部应用杀菌剂**　可选下列药物放置阴道内：①咪康唑栓剂，每晚 200mg，连用 7d；②制霉菌素栓剂，每晚 10 万 U，连用 10 ~14d；③克霉唑栓剂，每晚 150mg，塞入阴道深部，连用 7d。

第二节　滴虫阴道炎

滴虫阴道炎是由阴道毛滴虫所引起的常见的阴道炎，也是常见的性传播疾病。

【病原体】

阴道毛滴虫适宜在温度 25 ~40℃，pH 5.2 ~6.6 的潮湿环境中生长。滴虫不仅寄生于阴道，滴虫能消耗或吞噬阴道上皮细胞内的糖原，阻碍乳酸形成，使阴道 pH 升高。还常侵入尿道及尿道旁腺，甚至膀胱、肾盂以及男性的包皮皱褶、尿道或前列腺中。滴虫能消耗氧，使阴道成为厌氧环境，致厌氧菌繁殖。

【传染途径】

主要传播方式是经性交直接传播；还可经公共浴池、浴盆、浴巾、游泳池、坐式便器、衣物、污染的器械及敷料等间接传播。

【临床表现】

潜伏期为4～28天。部分患者感染初期无症状。滴虫阴道炎的主要症状为分泌物增多及外阴瘙痒，间或有灼热、疼痛、性交痛等，若尿道口有感染，可有尿频、尿痛，有时可见血尿。分泌物典型特点：白带呈灰黄色、稀薄脓性、泡沫状、有腥臭味。妇科检查：可见阴道黏膜充血，严重者有散在的出血斑点，呈"草莓样"外观。后穹隆有大量白带黄色、黄白色稀薄液体或为黄绿色脓性分泌物，常呈泡沫状。因滴虫吞噬精子，可导致不孕。少数患者阴道内有滴虫存在而无炎症反应，称为带虫者。

【诊断】

典型病例诊断较易，若能在阴道分泌物中找到滴虫即可确诊。可用0.9%氯化钠溶液湿片法在低倍镜下检查分泌物中的滴虫。

【治疗】

1. **全身用药**　初次治疗可选用甲硝唑（灭滴灵）2g单次口服或甲硝唑400mg 2次，连服7天，口服治愈率90%～95%。甲硝唑服药期间及停药24h内禁止饮酒，哺乳期用药不宜哺乳。

2. **性伴侣的治疗**　此病主要由性行为传播，所以性伴侣应同时治疗，治疗期禁止性交，避免交叉传染。

3. **治疗注意事项**　未避免重复感染，内裤和洗涤用的毛巾应煮沸5～10分钟以消灭病原体，并对性伴侣进行治疗。

第三节　细菌性阴道病

细菌性阴道病（bacterial vaginosis，BV）为阴道内正常菌群失调所致的一种混合感染性临床及病理炎症改变。

【病因和发病机制】

1. **病因**　促使阴道菌群发生变化的原因仍然不清楚，推测与频繁性交、多个性伴侣或阴道灌洗使阴道碱化有关。

2. **发病机制**　正常阴道内以产生过氧化氢的乳杆菌占优势，细菌性阴道病时，阴道内能产生过氧化氢的乳杆菌减少，导致其他细菌大量繁殖。主要有加特纳菌、厌氧菌及原体，其中以厌氧菌居多。

【临床表现】

少部分患者无临床症状，有症状者主要表现为阴道分泌物增多，有鱼腥臭味，尤其性交时加重，可伴有轻度外阴瘙痒或烧灼感。分泌物呈鱼腥臭味，是由于厌氧菌繁殖的同时产生胺类物质所致。妇科检查：阴道黏膜无充血的炎症表现，分泌物为灰白色均匀一致，稀薄，常黏附于阴道壁。但黏度很低，容易将分泌物从阴道壁上拭去。

【诊断和鉴别诊断】

1. **诊断要点**　①白色阴道分泌物，稀薄、常黏附于阴道壁；②线索细胞阳性；③阴道分泌物pH＞4.5；④胺臭味试验阳性。

2. 鉴别诊断 其分泌物特点:呈鱼腥臭味及胺试验阳性,可与其他类型阴道炎相鉴别。

【治疗】

治疗原则为选用抗厌氧菌的药物,主要有甲硝唑、克林霉素等。

第四节 宫 颈 炎

宫颈炎症是常见的女性下生殖道炎症。正常情况下,宫颈具有多种防御功能,包括黏膜免疫、体液免疫及细胞免疫,是阻止下生殖道病原体进入上生殖道的重要防线,但宫颈也容易受性交、分娩及宫腔操作的损伤,且宫颈管单层柱状上皮抗感染能力较差,很容易发生感染。宫颈炎症包括宫颈阴道部及宫颈管黏膜炎症。临床多见的急性子宫颈炎(acute cervicitis)是急性子宫颈管黏膜炎,未经及时诊治可导致慢性子宫颈炎(chronic cervicitis)。

【病因和发病机制】

多于分娩、流产或手术损伤宫颈后,病原体侵入引起感染。病原体主要为细菌,目前沙眼衣原体及淋病奈瑟菌感染引起的慢性宫颈炎亦日益增多,单纯疱疹病毒亦与慢性宫颈炎有关。由于宫颈黏膜皱襞多,感染不易彻底清除,往往形成慢性宫颈炎。

【病理】

慢性子宫颈炎病理类型有慢性子宫颈管黏膜炎、子宫颈肥大、子宫颈息肉三种类型。

知识链接

宫颈糜烂

随着阴道镜的发展以及对宫颈病理生理知识的提高,"宫颈糜烂"这一术语在西方妇产科教材已被废弃,而改称宫颈柱状上皮异位,并认为"宫颈糜烂"并不是上皮脱落、溃疡的真性糜烂,而是宫颈糜烂样改变,它不等同于病理学上的慢性宫颈炎的诊断标准。

【临床表现】

急性子宫颈炎大部分患者无症状。有症状者主要表现为阴道分泌物增多,呈黏液脓性,阴道分泌物刺激可引起外阴瘙痒及灼热感。此外,可出现经间期出血、性交后出血等症状。若合并尿路感染,可出现尿急、尿频、尿痛。妇科检查:宫颈充血、水肿、黏膜外翻。有黏液脓性分泌物附着甚至从宫颈管流出,宫颈管黏膜质脆,容易诱发出血。若为淋病奈瑟菌感染,可见尿道口、阴道口黏膜充血、水肿及大量脓性分泌物。

慢性子宫颈炎多无症状,白带增多为主要症状,呈乳白色黏液状或淡黄色脓性,可有血性白带。轻者多无不适感,严重时可伴有腰骶部疼痛和下腹坠痛,甚至性交后出血或不孕。妇科检查可见宫颈有糜烂样改变,也可表现为子宫颈肥大、息肉。

【诊断】

诊断要点:

具有阴道分泌物增多的临床表现,同时显微镜检查阴道分泌物白细胞增多,即可作出急性宫颈炎症的初步诊断,诊断后需进一步做淋病奈瑟菌和衣原体的检测。

1. 在宫颈管或宫颈管棉拭子标本上,肉眼见到脓性或黏液脓性分泌物。

2. 用棉拭子擦拭宫颈管时,容易诱发宫颈管内出血。

慢性宫颈炎可行妇科检查,见子宫颈病变病理类型可诊断。

【治疗】

急性宫颈炎症主要是抗生素药物治疗,对于未获得病原体检查结果的可用阿奇霉素、多西环素治疗;已获得检查结果的,应针对病原体选择抗生素治疗。慢性宫颈炎对不同病变采用不同治疗方法。对糜烂样改变,可给予局部物理治疗,包括激光、冷冻、微波等方法。

第五节 盆腔炎性疾病

盆腔炎性疾病(pelvic inflammatory disease,PID)是指女性上生殖道的一组感染性疾病,主要包括子宫内膜炎、输卵管炎、输卵管卵巢脓肿、盆腔腹膜炎。炎症可局限于一个部位也可同时累及几个部位,以输卵管炎、输卵管卵巢炎最常见。是妇科常见疾病,生育期妇女多见。盆腔炎性疾病若未能及时、彻底治疗,可导致不孕、输卵管妊娠、慢性盆腔痛,严重影响妇女的生殖健康。

【病因和发病机制】

1. 病因 与高危因素有关:年龄(15~25岁高发),不良性生活,下生殖道感染,宫腔内手术操作后感染,性卫生不良,邻近器官炎症直接蔓延,盆腔炎性疾病再次急性发作。

2. 发病机制 盆腔炎性疾病的病原体有外源性及内源性两个来源,两种病原体可单独存在,但多为混合感染,可能是衣原体或淋病奈瑟菌感染造成输卵管损伤后,容易继发需氧菌和厌氧菌的感染。

【临床表现】

由于炎症累及的范围和程度不同,临床表现亦有所不同。常见症状为下腹疼痛、阴道分泌物增多。腹痛为持续性,活动或性交后加重。病情严重寒战、高热、头痛、食欲缺乏。若有腹膜炎,出现消化系统症状如恶心、呕吐、腹胀、腹泻等。伴有泌尿系感染可有尿频、尿急、尿痛症状。若有脓肿形成,可有下腹部包块及局部压迫刺激症状,如排尿困难、下腹坠感。

患者体征差异较大,轻者无明显异常发现,或妇科检查仅发现宫颈抬举痛或附件区压痛。严重病例呈急性病容,体温升高,心率加快,下腹有压痛、反跳痛、拒按、腹肌紧张等。盆腔检查:阴道可见分泌物增多,常呈脓臭性。宫颈充血、水肿,抬举痛。宫体稍大,有压痛,活动受限。子宫两侧压痛明显,可触及增粗的输卵管,压痛明显。

【实验室检查和其他检查】

1. 阴道分泌物湿片出现大量白细胞。

2. 子宫内膜活检组织学证实子宫内膜炎。

3. 阴道超声或磁共振检查显示输卵管增粗、积液、伴或不伴盆腔积液、输卵管卵巢肿块,以及腹腔镜检发现盆腔炎性疾病征象。

【诊断与鉴别诊断】

1. 诊断 根据病史、体征及实验室检查可做出初步诊断。

2. 鉴别诊断 应与急性阑尾炎、输卵管妊娠流产或破裂、卵巢囊肿蒂扭转或破裂等急性症状相鉴别。

【治疗】

原则:主要为抗生素治疗,必要时手术治疗。

1. 支持疗法 卧床休息,并取半卧位以利炎症及脓液局限于盆腔低位。给予充分营养,纠正水及电解质紊乱,体质虚弱者可多次少量输血。避免不必要的妇科检查,以免炎症扩散。高热时可行物理降温。腹胀严重者可给胃肠减压。

2. 抗生素治疗 常用药有磺胺类、青霉素、链霉素、庆大霉素、灭滴灵、氯林霉素等,常选用 2 种药物联合应用,感染严重时需用广谱抗生素静脉点滴。

3. 手术治疗 用于治疗抗生素控制不满意的输卵管卵巢脓肿或盆腔脓肿。

4. 中药治疗 主要为活血化瘀、清热解毒药物。

【预后】

若盆腔炎性疾病未得到及时正确的诊断或治疗,可能会发生盆腔炎性疾病后遗症,既往称慢性盆腔炎。主要表现为不孕、异位妊娠、慢性盆腔痛及盆腔炎性疾病反复发作。

第六节 宫 颈 癌

子宫颈癌(cervical cancer)是最常见的妇科恶性肿瘤。高发年龄为 50 ~ 55 岁,近年来有逐渐年轻化的趋势。

【病因】

流行病学调查发现宫颈癌与人乳头瘤病毒(HPV)感染、性生活紊乱、早婚、早育、吸烟、性生活过早(<16 岁)、性传播疾病、经济状况低下和免疫抑制剂等因素有关。

【病理】

宫颈癌好发于宫颈外口的鳞-柱上皮交界处,鳞癌最常见(80% ~85%);其次为腺癌(约 15%)。病变早期子宫颈外观正常或类似子宫颈糜烂,随病变发展表现为外生型(菜花型)、内生型(浸润型)、溃疡型和颈管型四种类型。

【转移途径】

转移途径主要通过直接蔓延和淋巴转移,晚期可能发生血行转移。

【临床表现】

1. 阴道流血 早期病人可出现接触性出血(性生活或妇科检查后),也可以表现为不规则阴道出血。老年患者常为绝经后不规则阴道出血。出血量根据病灶大小、侵及间质内血管情况而不同。

2. 阴道排液 白色或血性,稀薄如水样或米泔样,有腥臭的阴道排液。晚期因癌组织坏死伴感染,可有大量脓性恶臭白带。

3. 压迫和转移症状 晚期病人可出现严重腰骶部或坐骨神经痛、下肢水肿,浸润膀胱、直肠可出现相应的症状,如尿频、尿急、肛门坠胀、里急后重等。

4. 妇科检查 早期无明显体征,随着病情发展可呈现不同生长类型,晚期病人病灶有时浸润达盆壁,形成冰冻骨盆。

5. 子宫颈癌临床分期 采用国际妇产科联盟(FIGO,2009 年)的临床分期标准(表 5-2-1)。临床分期在治疗前进行,治疗后不再更改(图 5-2-1)。

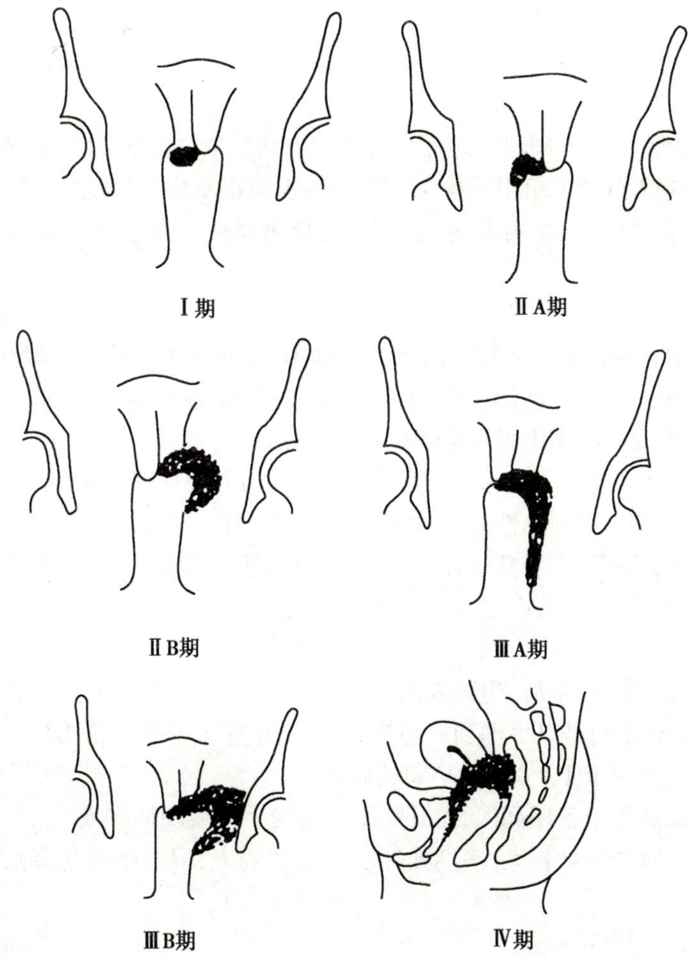

图 5-2-1　子宫颈癌临床分期示意图

表 5-2-1　子宫颈癌临床分期(FIGO,2009 年)

Ⅰ期	肿瘤局限于子宫颈
ⅠA 期	镜下可见浸润癌(肉眼未见癌灶) 间质浸润深度 < 5mm,宽度 ≤ 7mm
ⅠB 期	临床可见癌灶局限于子宫颈 > ⅠA
Ⅱ期	肿瘤已超越子宫,但未达盆壁或未达阴道下 1/3
ⅡA 期	肿瘤侵犯阴道上 2/3,无明显宫旁浸润
ⅡB 期	有明显宫旁浸润,但未达到盆壁
Ⅲ期	肿瘤已扩展到骨盆壁,在进行直肠指诊时,在肿瘤和盆壁之间无间隙。肿瘤累及阴道下 1/3,导致肾盂积水或肾无功能
ⅢA 期	肿瘤累及阴道下 1/3,没有扩张到骨盆壁
ⅢB 期	肿瘤扩展到骨盆壁,或引起肾盂积水和(或)肾无功能
Ⅳ期	肿瘤超出真骨盆范围,或侵犯膀胱和(或)直肠黏膜
ⅣA 期	肿瘤侵犯邻近的盆腔器官
ⅣB 期	远处转移

【实验室检查和其他检查】

1. 宫颈刮片细胞学检查 用于宫颈癌的筛查。必须在宫颈移行带区刮片检查,涂片用巴氏染色,可采用 TBS 或巴氏Ⅴ级分类法。

2. 宫颈活组织检查 是确诊宫颈癌最可靠的方法。取材方法:①选择宫颈外口鳞-柱上皮交界处 3、6、9 和 12 点处取组织活检;②碘试验:识别宫颈病变的危险区,在碘不着色区进行活体组织检查;③阴道镜:在阴道镜指引下,选择可疑病变部位进行活检,可提高活检阳性率。

【诊断及鉴别诊断】

1. 诊断 早期病例诊断应采用子宫颈刮片细胞学检查、阴道镜、子宫颈活组织检查的程序,确诊依据为组织学诊断。确诊后根据具体情况选择胸部 X 线摄片、静脉肾盂造影、膀胱镜检查、直肠镜检查及 CT、MRI 等影像学检查。

2. 鉴别诊断 主要依据子宫颈活组织病理检查,与有临床类似症状或体征的各种子宫颈病变鉴别。包括:①子宫颈良性病变:宫颈柱状上皮异位、子宫颈息肉、宫颈子宫内膜异位症和子宫颈结核性溃疡等;②子宫颈良性肿瘤:宫颈黏膜下肌瘤、宫颈乳头瘤等;③子宫颈恶性肿瘤:原发性恶性黑色素瘤、肉瘤及淋巴瘤、转移癌等。

【治疗】

根据病人的临床分期、年龄、生育要求、全身情况、医疗技术水平及设备条件等,综合考虑制定治疗方案。总原则是以手术和放射治疗为主,化疗为辅的综合治疗。

1. 手术治疗 适用于ⅠA~ⅡA 早期的病人。

2. 放射治疗 适用于各期病人,尤其是不能耐受手术或晚期病人。

3. 综合疗法 宫颈病灶较大、晚期或复发转移的病人,根据情况选择放疗、手术或化疗综合疗法。

【预后】

与临床期别、病理类型及治疗方法有关。早期手术与放疗效果相近。淋巴无转移者,预后好。晚期病例的主要死因有:①尿毒症:肿瘤压迫双侧输尿管引起;②出血:癌灶侵犯大血管而引起;③感染:局部或全身感染;④恶病质:全身重要器官转移或器官衰竭而死亡。

学习小结

外阴阴道假丝酵母菌病的病原体为假丝酵母菌,属于条件致病菌;常见发病诱因有孕妇、糖尿病、大量雌激素治疗、长期应用抗生素者。主要症状为外阴瘙痒、灼痛,分泌物呈白色凝乳状或豆渣样;选择局部或全身抗真菌药物治疗。

滴虫性阴道炎的病原体阴道毛滴虫,以性接触为主要传播,也可间接传播;主要症状为分泌物异常及外阴瘙痒,分泌物性状呈稀薄脓性、泡沫状且有异味。治疗首选甲硝唑,性伴侣需同时治疗。

细菌性阴道病是由阴道内乳杆菌减少、加德纳及厌氧菌等增加所致的内源性混合感染;临床特点为鱼腥臭味、稀薄阴道分泌物增加,但阴道无炎症改变;治疗主要采取针对厌氧菌的药物口服或者局部治疗。

子宫颈炎可分为急性子宫颈炎和慢性子宫颈炎。急性子宫颈炎主要表现为阴道分泌物增多,呈黏液脓性,阴道分泌物刺激可引起外阴瘙痒及灼热感;主要是抗生素药物治疗。慢性子宫颈炎多无症状，白带增多为主要症状，其病理类型有子宫颈管黏膜炎、子宫颈肥大、子宫颈息肉三种类型；糜烂样改变局部物理治疗效果最佳。

盆腔炎轻者无症状或仅有下腹痛、阴道分泌物增多；重者有发热或伴泌尿系统症状。诊断标准：妇科检查为最低标准，实验室检查为附加标准，病理或影像检查为特异标准。抗生素是主要治疗，必要时手术治疗。可引起不孕、异位妊娠、慢性盆腔痛等后遗症。

宫颈癌好发部位鳞状上皮和柱状上皮交界处，主要组织学类型是鳞癌，腺癌次之。早期症状常表现为接触性出血。一般早期手术治疗，晚期采用放射治疗。通过筛查可降低宫颈癌的发生率和死亡率。

病例分析

病例1：病人，女性，46岁，已婚育。近期出现性交后阴道出血，前来就诊，妇科检查：子宫大小正常，附件区无增厚压痛及包块。宫颈糜烂样表面，糜烂面>2/3。

请问：

(1)该病例考虑何种疾病，为明确诊断还需做哪些实验室检查？

(2)该病需要与哪些疾病相鉴别？

病例2：病人，女性，29岁，人工流产术后一周。突然出现畏寒、高热，体温40℃，伴有恶心、呕吐，下腹剧痛、压痛、反跳痛，腹肌紧张感明显。盆腔检查：见阴道大量脓臭性分泌物，宫颈抬举痛，子宫增大压痛明显。附件区未触及异常。

请问：

(1)该病例考虑何种疾病，为明确诊断还需做哪些实验室检查？

(2)该病应如何处理？

（江　宁）

第六篇　儿科常见疾病

儿科学是一门研究小儿生长发育规律及其影响因素、儿童保健、疾病预防，以促进小儿身心健康的临床学科。其主要任务是通过研究小儿的生长发育特点、疾病防治特点和小儿保健规律，以增强小儿体质、降低小儿发病率和死亡率，保障和促进儿童健康。我国卫生部规定的临床服务对象是从出生至满14周岁的小儿。本篇主要阐述了儿科常见的新生儿缺氧缺血性脑病、小儿肺炎、维生素D缺乏性佝偻病、小儿腹泻、先天性心脏病等五大疾病的病因、发病机制、临床表现、实验室检查及其他检查、治疗、预后，对常见儿科疾病有初步的认识。

第一章　新生儿缺氧缺血性脑病

学习目标

1. 掌握新生儿缺氧缺血性脑病的病因、主要临床表现、治疗原则。
2. 熟悉新生儿缺氧缺血性脑病的首选检查项目。
3. 了解新生儿缺氧缺血性脑病的实验室检查结果。

走入现场

患儿，女，生后1天。出生时脐带绕颈，Apgar评分为3分。目前出现频繁抽搐现象。

问题：1. 你认为该患儿的临床诊断是什么？

2. 产生疾病的原因是什么？

新生儿缺氧缺血性脑病（hypoxic ischemic encephalopathy，HIE）是由各种围生期因素引起的缺氧和脑血流减少或暂停而导致胎儿和新生儿的脑损伤。是新生儿窒息的严重并发症，病情重，病死率高，严重病例的存活者可产生神经系统后遗症。

【病因及发病机制】

HIE的发生主要是缺氧，围生期缺氧与胎儿在宫内环境及分娩过程有密切关系。缺氧可使脑组织发生以下改变。

1. 脑血流改变　窒息可导致脑血流灌注下降，脑组织血液供应发生变化，脑内血液分流，供应大脑半球的血流减少，以保证丘脑、脑干和小脑的血灌注量。

2. 代谢改变　缺氧时无氧糖酵解增加、乳酸堆积，导致低血糖和代谢性酸中毒；ATP 产生减少，细胞膜钠泵、钙泵功能不足，使钠钙离子进入细胞内，激活某些受其调节的酶，从而进一步破坏脑细胞膜的完整性。

【临床表现】

可分为轻、中、重三度。

1. 轻度　生后 12～24 小时内症状最明显，常表现为过度兴奋如激惹、四肢抖动。肌张力和神经反射正常，瞳孔正常或扩大，心率增快，脑电图正常，3～5d 后症状减轻或消失。

2. 中度　生后 24～72 小时症状最明显，常表现为轻度抑制症状如意识淡漠、嗜睡、肌张力减退，神经反射减弱，可出现惊厥，瞳孔缩小，心动过缓，经 1～2 周后逐渐恢复。

3. 重度　出生至 72 小时症状最明显，突出表现为重度抑制状态如昏迷、深浅反射均消失、肌张力低下，瞳孔固定无反应，心动过缓，低血压，呼吸不规则或暂停，呈去皮质状态，脑电图呈抑制波。病死率高或留有较重的神经系统后遗症。

知识链接

新生儿 Apgar 评分标准

体征	评分标准 0	评分标准 1	评分标准 2	评分 1min	评分 5min
皮肤颜色	发绀或苍白	躯干红，四肢发绀	全身红		
每分钟心跳数	无	≤100	>100		
弹足底反应或导管插鼻反应	无反应	有些动作，皱眉	哭，喷嚏		
肌张力	松弛	四肢略屈曲	四肢活动		
呼吸	无	慢，不规则	正常，哭声响		

【实验室和其他检查】

1. 头颅 CT、磁共振成像检查　可帮助确定病变的部位、范围等情况。

2. 脑电图　可出现异常尖棘波。

3. 血生化检查　血清磷酸肌酸激酶的活性显著增高可帮助早期确定脑组织损伤程度和判断预后。

4. 血常规检查　白细胞及中性细胞正常，可排除颅内感染性疾病。

【诊断和鉴别诊断】

根据小儿出生异常情况，典型的临床表现，相关的检查结果，明确诊断不难。需和新生儿脑出血、化脓性脑膜炎、癫痫等病鉴别。

【治疗】

1. 控制惊厥 发生惊厥立即止惊。首选苯巴比妥钠,负荷量为20mg/kg,注射速度不得过快,一般10~15分钟。其他止惊药有地西泮(安定)、水合氯醛等。同时保持呼吸道通畅,清除口鼻腔分泌物,松解衣领。保持安静,应避免意外损伤。

2. 降低颅内压，减轻脑水肿 首选甘露醇,亦可联用呋塞米及地塞米松。体位:抬高头、肩15°~30°。保持安静、少搬动。必要时吸氧。

3. 脑代谢激活剂和高压氧治疗 常用药物有脑活素及胞磷胆碱,10~14天为一疗程。生命体征稳定后尽早高压氧治疗有助于损伤脑细胞的恢复。

【预后】

早发现、早治疗,预后较好,否则加重后会导致脑出血,危及生命。患儿常会留下不同程度的后遗症,有后遗症的患儿也宜早期康复干预。

(朱鹏云)

第二章　小儿肺炎

学习目标

1. 掌握小儿肺炎的病因、主要临床表现、治疗原则。
2. 熟悉小儿肺炎的首选检查项目。
3. 了解小儿肺炎的实验室检查结果。

走入现场

李×，女，11个月，因发热，咳嗽5d入院。患儿于5d前出现发热，体温38～39℃，伴有咳嗽，近日咳嗽加剧，喉有痰声，稍气急，哭闹。起病来吃奶少，大便稀黄，每天3～4次。请问：患儿最可能的临床诊断？

肺炎（pneumonia）是由感染或其他因素所致的肺部炎症。以发热、咳嗽、气促、呼吸困难和肺部固定细湿啰音为其临床主要特征。肺炎是我国儿童保健重点防治的“四病”之一，也是发展中国家5岁以内儿童疾病死因之首。一年四季均可发病，以冬春季节及气候骤变时发病率为高，多由急性上呼吸道感染或支气管炎向下蔓延所致。

【分类】

1. **按病理分类**　分为大叶性肺炎、支气管肺炎、间质性肺炎等。

2. **按病因分类**　分为感染性肺炎和非感染性肺炎。感染性肺炎包括病毒性肺炎、细菌性肺炎、真菌性肺炎、支原体肺炎、衣原体肺炎、原虫性肺炎等。非感染性肺炎包括吸入性肺炎、过敏性肺炎、坠积性肺炎等。

3. **按病程分类**　分为急性肺炎（病程1个月以内）、迁延性肺炎（病程1～3个月）、慢性肺炎（病程3个月以上）。

4. **按病情分类**　分为轻症肺炎、重症肺炎。

5. **按临床表现典型与否分类**　分为典型性肺炎和非典型性肺炎。

知识链接

非典型性肺炎就是 SARS 吗?

非典型性肺炎泛指有肺炎的临床表现和肺部的 X 线改变,但病原体不明确、抗生素治疗无反应的不典型肺炎。而 2002～2003 年春季在我国发生流行的传染性非典型性肺炎,其病原体已认定是新型冠状病毒,世界卫生组织将其命名为严重急性呼吸道综合征(severe acute respiratory syndrome),简称 SARS,以肺间质病变为主,传染性较强,病死率较高。所以 SARS 属于非典型性肺炎中的一种,而非典型性肺炎并非只有 SARS 一种。

【病因及发病机制】

1. 病因

(1)内在因素:婴幼儿中枢神经系统发育尚未完善,机体的免疫功能不健全。

(2)环境因素:肺炎的发生与环境有密切的关系,如居室拥挤、通风不良、空气污浊、阳光不足、冷暖失宜等均可使机体的抵抗力降低,对病原体的易感性增加,为肺炎的发生创造有利的条件。

(3)病原体:常见病原体为病毒和细菌。细菌感染的有肺炎链球菌(肺炎双球菌)、葡萄球菌、链球菌、革兰阴性杆菌。此外还有支原体、衣原体、真菌和原虫等。

2. 发病机制　病原体多由呼吸道入侵,也可经血行入肺,见图 6-2-1。

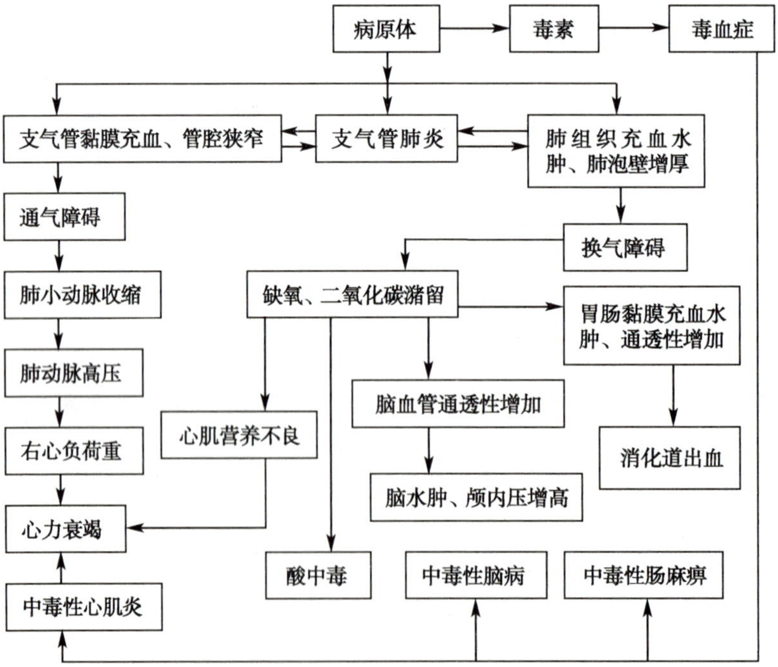

图 6-2-1　支气管肺炎的发病机制

【临床表现】

1. 支气管肺炎　支气管肺炎为小儿时期最常见的肺炎,尤以 3 岁以下婴幼儿最多见。

(1)轻症肺炎:以呼吸系统症状为主,大多急性起病。主要表现为:

1)呼吸系统症状:咳嗽较频,初为刺激性干咳,以后咳嗽有痰。呼吸加快,多出现在发热、咳嗽之后。

2)全身症状:发热,热型不定,多为不规则热,程度不一。小婴儿及重度营养不良患儿可不发热,甚至体温不升。患儿精神不振、烦躁不安、食欲减退、轻度腹泻或呕吐。

3)体征:呼吸频率每分钟可达 40 ~ 80 次,可有鼻翼翕动、点头呼吸、三凹征、唇周发绀。肺部可听到较固定的中、细湿啰音,以背部两侧下方及脊柱两旁较多,于深吸气末更明显。肺部叩诊多正常,病灶融合时,可出现肺实变体征。新生儿、小婴儿症状体征可不典型。

(2)重症肺炎:病情重,除呼吸系统症状外,常伴全身中毒症状以及循环、神经、消化系统受累的临床表现。

1)循环系统受累:轻者心率稍增快,重症者可出现不同程度的心肌炎或心力衰竭。肺炎合并心衰者可表现为:①心率突然增快,安静时婴儿 >180 次/分、幼儿 >160 次/分;②呼吸加快,安静时 >60 次/分;③极度烦躁不安,明显发绀,面色发灰;④颈静脉怒张,肝脏短期内迅速增大;⑤心音低钝或出现奔马律;⑥尿少或无尿,颜面或下肢水肿。若并发心肌炎者,则表现为面色苍白,心动过速、心音低钝、心律不齐,心电图表现为 ST 段下移和 T 波低平、双向和倒置。重症患儿可发生休克及 DIC,表现为血压下降,四肢凉,脉搏细速以及皮肤、黏膜出血等。

2)神经系统受累:轻症因缺氧和毒血症可致中枢神经系统功能紊乱,常出现嗜睡、烦躁不安,或两者交替出现。

3)消化系统症状:可出现食欲缺乏、呕吐、腹泻、腹胀等。重症肺炎常发生中毒性肠麻痹,出现明显腹胀,以致膈肌升高进一步加重呼吸困难。胃肠道出血可吐出咖啡样物、便血或便隐血试验阳性。

(3)并发症:在肺炎治疗过程中,体温持续不退或退而复升,呼吸困难或中毒症状加重要考虑并发症的可能。常见有脓胸、脓气胸、肺大疱等并发症。

2. 几种不同病原体所致肺炎的特点见表 6-2-1。

表 6-2-1　几种不同病原体所致肺炎的特点

	呼吸道合胞病毒肺炎	腺病毒肺炎	金黄色葡萄球菌肺炎	肺炎支原体肺炎
好发年龄	<2 岁,6 个月内尤多	6 个月 ~2 岁	新生儿、婴幼儿	婴幼儿、年长儿
发热	低热或不发热	稽留热	弛张热	低、中度发热
临床表现	喘憋为突出表现,临床上有两种类型:①毛细支气管炎,全身中毒症状轻;②间质性肺炎,全身中毒症状较重	起病急,中毒症状重,咳嗽频繁,易发生心肌炎、心衰、中毒性脑病	起病急、病情严重、进展快,全身中毒症状明显,易并发休克、败血症、化脓病灶、多型性皮疹	刺激性干咳为突出表现,可出现全身多系统受累的临床表现。婴幼儿以呼吸困难、喘憋较突出
肺部体征	出现早,以哮鸣音、呼气性喘鸣音为主,肺部可听到细湿啰音	体征出现较晚,发热 4 ~ 5d 后才出现湿啰音	出现早,散在中、细湿啰音	体征多不明显。部分可听到干湿啰音,病灶融合有实变征

续表

	呼吸道合胞病毒肺炎	腺病毒肺炎	金黄色葡萄球菌肺炎	肺炎支原体肺炎
X 线改变	①肺气肿和支气管周围炎阴影；②线条状阴影增多或网状阴影	出现较早，呈片状阴影或融合成大病灶，肺气肿多见	变化快，有小片状影，迅速出现肺脓肿、肺大疱、脓胸、脓气胸	4 种改变：①肺门阴影增浓；②支气管肺炎改变；③间质性肺炎改变；④均一的实变阴影
白细胞数	正常或降低	正常或降低	明显增多，核左移	正常或增多
治疗	抗病毒	抗病毒	青霉素类抗生素	大环内酯类药
病程	<1 周	3～4 周	数周～数月	2～4 月

【实验室和其他检查】

1. 实验室检查　在病毒感染时白细胞总数大多正常或降低，细菌感染时白细胞总数、中性粒细胞计数增高，并有核左移，胞质中可见中毒颗粒。

2. 胸部 X 线检查　支气管肺炎早期肺纹理增粗，以后出现大小不等的斑片状阴影，可融合成片。以双肺下野、中内侧带居多，可伴有肺气肿或肺不张。

3. 病原学检查　取鼻咽拭子、气管分泌物做病毒分离；取气管分泌物、胸腔积液及血液等做细菌培养或免疫学方法进行病原特异性抗原、抗体检测有助于早期诊断；肺炎衣原体、沙眼衣原体、真菌等通过特殊分离培养获得相应病原学诊断。

【诊断和鉴别诊断】

根据患儿有受凉、上呼吸道感染、急性支气管炎等病史，发热、咳嗽、咳痰等典型临床表现，血常规、胸部 X 线等检查结果，明确诊断不难。需和肺结核、支气管哮喘、百日咳等病鉴别。

【治疗】

应采取综合措施，积极控制感染、改善肺的通气功能、对症治疗、防治并发症。

1. 绝大多数重症肺炎是由细菌感染引起，或在病毒感染的基础上合并细菌感染，故需抗生素治疗，使用原则：①根据病原体选择敏感药物；②早期治疗；③联合用药；④足量、足疗程，重症宜静脉给药；⑤用药时间一般应持续至体温正常后 5～7d 天，症状、体征基本消失后 3 天停药。支原体肺炎至少使用抗生素 2～3 周；葡萄球菌肺炎在体温正常后 2～3 周停药，一般总疗程≥6 周。

2. 止咳、平喘，保持呼吸道通畅，必要时可给予吸氧。及时纠正水、电解质紊乱与酸碱失衡。对于中毒性肠麻痹者，禁食、胃肠减压、皮下注射新斯的明等。超声雾化吸入器中可加入庆大霉素、α-糜蛋白酶、地塞米松、利巴韦林等药物，每日 2 次。每次雾化吸入时间不超过 20 分钟，以免引起肺泡内水肿。

3. 若出现心力衰竭，应卧床休息，给予吸氧、强心、利尿、血管活性药物。若出现严重喘憋或呼吸衰竭、全身中毒症状明显、脑水肿、感染性休克时，可短期使用肾上腺糖皮质激素，常用地塞米松静脉滴注，疗程 3～5 天。脓胸、脓气胸者应及时进行穿刺引流，若脓液黏稠、经反复穿刺抽脓不畅或发生张力性气胸时，宜采用胸腔闭式引流。

4. 若出现呼吸困难、喘憋、口周发绀、烦躁不安、面色苍白等情况时应立即给予吸氧。给氧时注意给氧浓度与氧流量，主张以低浓度、低流量、湿化给氧为宜。鼻前庭导管给氧是常用的给氧方法，氧流量为0.5～1L/min、氧浓度不超过40%。缺氧明显者可用面罩给氧，流量2～4L/min，氧浓度50%～60%。若出现呼吸衰竭，则使用机械通气正压给氧。若患儿咳粉红色泡沫样痰为肺水肿的表现，可给患儿吸入经20%～30%乙醇湿化的氧气，但每次吸入不宜超过20分钟。

【预后】

本病大多数预后较好，无后遗症的发生，但合并心衰等并发症患儿如未及时治疗仍可危及生病。及时治疗急性上呼吸道感染、营养不良、贫血、先天性心脏病、佝偻病等。患儿宜加强营养、增强体质，开展户外活动，提高对气温变化的适应能力。进行体格锻炼，在寒冷季节注意保暖，避免着凉，冷暖适度。

（朱鹏云）

第三章　维生素 D 缺乏性佝偻病

学习目标

1. 掌握维生素 D 缺乏性佝偻病的病因、主要临床表现、治疗原则。
2. 熟悉维生素 D 缺乏性佝偻病的首选检查项目。
3. 了解维生素 D 缺乏性佝偻病的实验室检查结果。

走入现场

患儿，女，10 个月。因烦躁、睡眠不安 2 个月就诊。查体：颅骨按压有乒乓球样感觉。

问题：1. 你认为该患儿可能的临床诊断是什么？

2. 产生疾病的原因是什么？

3. 对小儿家长应如何进行健康教育？

维生素 D 缺乏性佝偻病（rickets of vitamin D deficiency）是因维生素 D 缺乏引起钙磷代谢紊乱的一种全身慢性营养性疾病，临床上以骨骼改变为特征。多见于 2 岁以内的婴幼儿。我国北方患病率高于南方，可能与北方冬季长、日照短有关。本病是我国儿童保健重点防治的"四病"之一。

【病因及发病机制】

1. 日光照射不足　体内维生素 D 的主要来源为皮肤内 7-脱氢胆固醇经紫外线照射生成。日光中的紫外线不能透过普通玻璃，且易被高层建筑阻挡，烟雾、灰尘、衣服亦可吸收部分紫外线。冬季日照时间短，紫外线量不足，易发病。

知识链接

VitD 的生理功能

1,25-二羟维生素 D 主要生理功能：①促进肠道钙磷吸收。②增加肾小管对钙、磷的重吸收，提高血磷浓度，有利于骨的矿化作用。③促进成骨细胞的增殖．使血中钙、磷向骨质生长部位沉积。VitD 和甲状旁腺激素、降钙素一起维持着体内钙磷代谢的平衡。

2. 需要量增多　生长速度与需钙量呈正性相关。早产儿、多胎儿体内储存钙少，出生后生长速度较足月儿快，更易出现维生素 D 缺乏。

3. 摄入不足和储存不足　天然食物中维生素 D 含量很少，不能满足婴儿生长发育的需要。

4. 疾病因素　胃肠道疾病或肝胆疾病影响维生素 D 和钙、磷的吸收。长期服用苯妥英钠、苯巴比妥类药物，也能使维生素 D 代谢发生障碍。

详细的发病机制，见图 6-3-1。

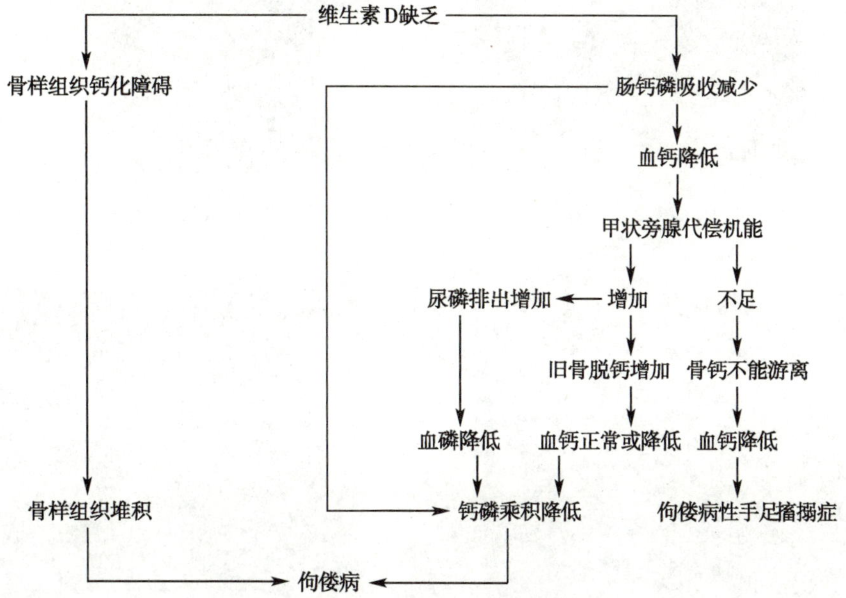

图 6-3-1　维生素 D 缺乏性佝偻病的发病机制

【临床表现】

佝偻病临床上分为 4 期：初期、激期、恢复期、后遗症期。

1. 初期　多在生后 3 个月左右发病。以神经、精神症状为主，烦躁、易激惹、睡眠不安、夜间啼哭。交感神经兴奋导致多汗，头部汗多刺激头皮而摇头擦枕，出现枕秃（图 6-3-2）。此期一般无骨骼改变。

2. 激期（活动期）　神经精神症状更为显著，特征性改变为骨骼改变。

（1）骨骼改变

1）头部：3 ~ 6 个月婴儿可出现颅骨软化，按压有乒乓球样感觉；7 ~ 8 个月左右因额骨和顶骨增厚形成方颅（图 6-3-3）；前囟增宽及闭合延迟；出牙延迟，严重者牙齿排列不整齐，牙釉质发育不良。

2）胸部：胸廓畸形多见于 1 岁左右小儿。包括：肋骨串珠，以第 7 ~ 10 肋最明显；胸骨柄前突形成鸡胸（图 6-3-4），剑突部内陷形成漏斗胸（图 6-3-5）。膈肌附着处的肋骨受膈肌牵拉而内陷形成的横沟称为肋膈沟或郝氏沟；严重的胸部畸形可影响肺的功能。

3）四肢：手镯征、脚镯征（腕部、踝部骨骺膨大形成），见于 6 个月以上小儿；由于骨质软化与肌肉关节松弛，小儿开始站立与行走后因负重可出现下肢弯曲，形成严重膝内翻（“O”形腿）或膝外翻（“X”形腿）畸形（图 6-3-6、图 6-3-7）。久坐者，可因韧带松弛脊柱后突或侧弯畸形。

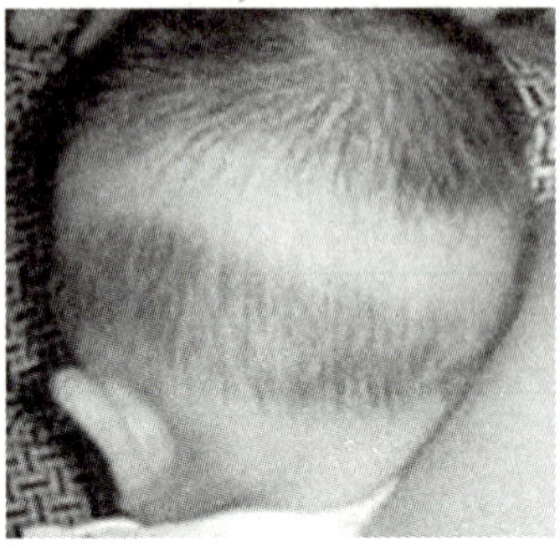

图 6-3-2　枕秃

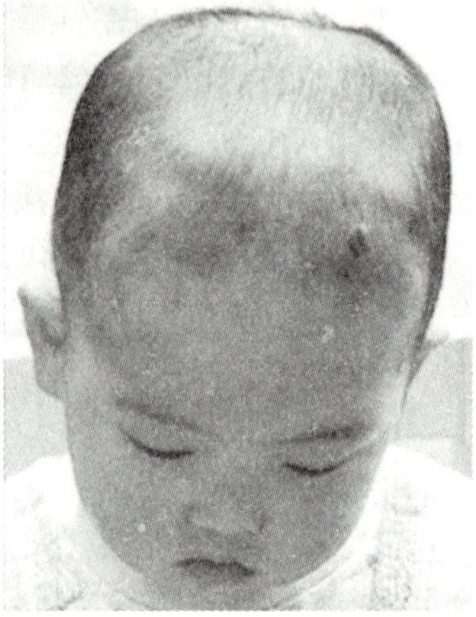

图 6-3-3　方颅

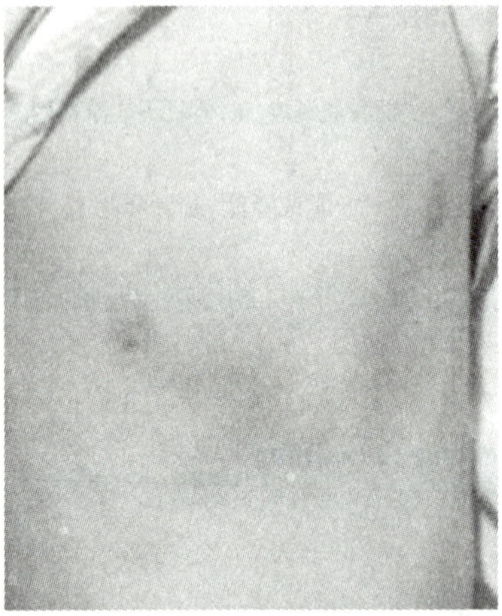

图 6-3-4　鸡胸

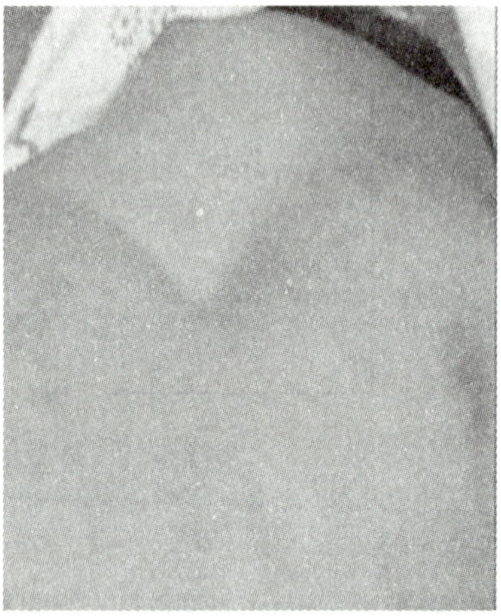

图 6-3-5　漏斗胸

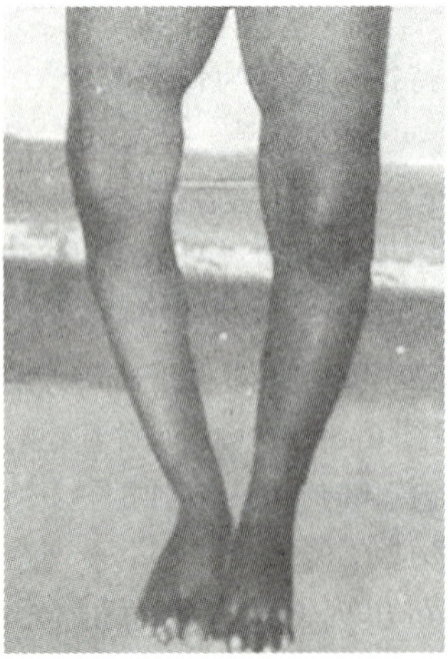

图 6-3-6　"O"形腿

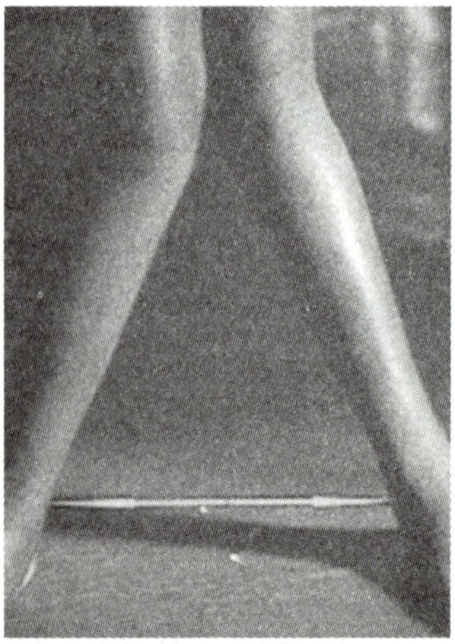

图 6-3-7　"X"形腿

(2)全身肌肉松弛:患儿肌肉发育不良,肌张力低下,韧带松弛,表现为头颈软弱无力,坐、立、行等运动发育迟缓,腹肌张力低下使腹部膨隆。

(3)其他:重症患儿脑发育受累,条件反射形成缓慢,表情淡漠,语言发育迟缓。免疫力低下,常伴发感染。

3. 恢复期　患儿经适当治疗后,临床症状好转或消失,精神活泼,肌张力恢复正常。

4. 后遗症期　多见于 2 岁以后的儿童,临床症状消失。严重佝偻病残留不同程度的骨骼畸形,轻度者很少留有骨骼改变。

【实验室和其他检查】

各项辅助检查改变见表 6-3-1。

表 6-3-1　佝偻病各期血液生化及 X 线改变

	初期	激期	恢复期	正常值
血清钙	短期下降,以后正常	降低	逐渐恢复	10～11.0mg/dl (2.25～2.75mmol/L)
血清磷	降低	更低	恢复最快	1.3～2.3mmol/L
钙磷乘积	<35	<30	>30	>40
碱性磷酸酶	稍增高	更高	恢复最慢	15～30 金氏单位
X 线改变	干骺端钙化预备线轻度模糊	干骺端钙化预备线消失,呈毛刷状;骺线显著增宽,骨质稀疏,皮质变薄	钙化预备线重新出现,但仍不规则,骨密度渐恢复正常	

【诊断和鉴别诊断】

根据患儿特别是早产儿、双胎儿、低体重儿有日光照射不足的病史,典型的临床表现,碱性磷酸酶及 X 线改变的检查结果,明确诊断不难,然后根据各期的表现不同分期。需和继发性佝偻病(肝性、肾性佝偻病)等病鉴别。

【治疗】

应贯彻"重在预防,早期介入,综合治疗"的原则。主要措施为多晒太阳,及时添加维生素 D 及补充钙剂。

1. 一般治疗

(1)合理喂养:母乳钙磷比例恰当,故婴儿期提倡母乳喂养,无母乳者可选择维生素 D 强化牛奶或奶粉。及时添加含维生素 D、钙质丰富的辅食,如动物肝、蛋黄、奶油、蘑菇和海产品等。

(2)接受紫外线照射:增加户外活动或游戏时间。在不影响保暖的情况下尽量暴露皮肤。每日接受日光照射由几分钟开始渐延长至 1～2 小时,夏季应避免太阳直射,可在树荫或阴凉处进行日光照射,较寒冷时可在室内开窗进行日光照射。

(3)预防感染:保持室内空气清新和适宜的湿度、温度,注意个人卫生,勤换内衣。尽量避免交叉感染。

(4)防治骨骼畸形加重:不得过早、过久地进行坐、站、走等负重行为,以免骨骼畸形加重。鼓励患儿多采取卧位,恢复期后再开始增加负重活动。

2. 药物治疗

（1）给予维生素D：初期给予维生素D每日5 000～10 000IU，激期给予每日10 000～20 000IU，口服给药，连用1个月后改为预防量（每日400～800IU）至2岁，北方地区可延长至3岁。维生素D为脂溶性维生素，易在体内蓄积中毒，故不可擅自增加维生素D的用量。

（2）钙剂：口服或肌注维生素D，一般不需要先服钙剂。但3个月以内小婴儿和有手足抽搐症病史者，肌注前宜先服钙剂2～3日，肌注后再继续服药至2周。可用10%氯化钙或葡萄糖酸钙，1～3g/日。

3. 病情观察　用药期间观察患儿神经、精神症状是否改善，有无维生素D中毒的症状（畏食、恶心、倦怠、烦躁不安、低热、呕吐、腹泻、顽固性便秘及血钙>3mmol/L），并及时给予干预。

【预后】

早发现、早治疗，预后较好。有些患儿会留下不同程度的后遗症，需外科手术矫正。

（朱鹏云）

第四章　小儿腹泻

学习目标

1. 掌握小儿腹泻的病因、主要临床表现、治疗原则。
2. 熟悉小儿腹泻的首选检查项目。
3. 了解小儿腹泻实验室检查结果。

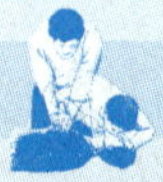

走入现场

患儿，女，8个月。因呕吐、腹泻2d伴少尿1d入院。家长自行给予“助消化药”，效果不佳。入院前一天，呕吐频繁，且大便次数增多达16次/天，水样便，尿量明显减少，故到医院治疗。

1. 你认为该患儿的临床诊断是什么？
2. 请给患儿制定第一天输液方案。

小儿腹泻(infantile diarrhea)又称腹泻病，是一组由多种病原、多种因素引起的以大便次数增加和性状改变为主要症状的临床综合征，严重者可引起脱水、电解质紊乱和酸碱失衡。本病为婴幼儿时期的常见病，发病年龄多在2岁以下，1岁以内者约占半数。一年四季均可发病，其中夏秋季发病率最高。本病是造成小儿营养不良、生长发育障碍的重要原因之一，是我国儿科儿童保健重点防治的“四病”之一。

【分类】

1. **按病因分类**　分为感染性腹泻和非感染性腹泻。

2. **按病程分类**　分为急性腹泻(病程2周以内)；迁延性腹泻(病程2周~2个月)；慢性腹泻(病程2个月以上)。

3. **按病情分类**　分为轻型腹泻、重型腹泻。

【病因及发病机制】

1. 病因

(1)易感因素

1)消化系统发育不成熟：婴幼儿胃酸和消化酶分泌少，消化酶活性低，对食物的耐受力差。

2）机体防御功能差：胃内酸度低，胃排空较快，对进入胃内的细菌杀灭能力弱；特别是新生儿正常肠道菌群尚未建立或因使用广谱抗生素等引起肠道菌群失调，均易患肠道感染。

3）人工喂养因素：由于不能从母乳中获得有很强的抗肠道感染作用的体液因子（如分泌型 IgA、乳铁蛋白等）、巨噬细胞和粒细胞等成分，加上食物、食具易污染，故人工喂养儿肠道感染发病率明显高于母乳喂养儿。

（2）感染性因素

1）肠道内感染：可由病毒、细菌、真菌、寄生虫引起。

2）肠道外感染：由于发热及病原体的毒素作用可使消化功能紊乱，所以当患上呼吸道感染、肺炎、泌尿道感染、败血症或急性传染病时可伴发腹泻。

（3）非感染性因素

1）饮食因素：食物量不当、食物种类改变太快及食物成分不适宜、喂养时间不规律及个别婴儿对食物的某种成分过敏或不耐受等均可导致腹泻。

2）气候因素：天气突然变冷，腹部受凉使肠蠕动增强；天气炎热消化液分泌减少，口渴饮乳过多等可诱发消化功能紊乱而致腹泻。

（3）精神因素：精神紧张可致肠道功能紊乱，引起腹泻。

2. 发病机制　引起腹泻的机制有：①渗透性腹泻，肠腔内存在大量不能被吸收的具有渗透活性的物质；②分泌性腹泻，肠腔内电解质分泌过多；③渗出性腹泻，炎症所致的液体大量渗出；④肠道功能异常性腹泻，肠道运动功能异常等。临床上的腹泻常是在多种机制共同作用下发生的。

【临床表现】

1. 急性腹泻

（1）轻型腹泻：多为饮食因素或肠道外感染引起。起病可急可缓，以胃肠道症状为主，表现为食欲缺乏、偶有呕吐，为胃内容物，大便次数增多，每日大便多在 10 次以下，呈黄色或黄绿色稀糊状或蛋花汤样便，有酸臭味，量较少，可有白色或黄白色奶瓣和泡沫。无中毒症状，也无明显水、电解质紊乱。

（2）重型腹泻：多由肠道内感染所致。起病常比较急，也可由轻型逐渐加重而致。有较重的胃肠道症状，腹泻频繁，每日大便 10 次以上，多者可达数十次。大便呈水样或蛋花汤样，量多，有黏液，少数患儿也可有少量血便。由于大便的频繁刺激，使肛周皮肤发红或糜烂。伴有呕吐，甚至吐出咖啡样液体。全身中毒症状明显，高热或体温不升，精神萎靡，嗜睡，甚至昏迷、惊厥、休克。有程度不等的水、电解质、酸碱平衡紊乱。

1）脱水程度：即患病后累积的体液损失量，可根据病史和前囟、眼窝、皮肤弹性、循环情况和尿量等综合估计。一般将脱水分为轻度、中度、重度脱水三种，不同程度脱水的临床表现见表 6-4-1。

营养不良患儿因皮下脂肪少，皮肤弹性较差，脱水程度常易被估计过高；而肥胖小儿皮下脂肪多，脱水程度常易被估计过低，临床上应予以注意，不能单凭皮肤弹性来判断，应综合考虑。

表 6-4-1　三种不同程度脱水的临床表现

项目	轻度	中度	重度
失水量占体重比例	3% ~5%	5% ~10%	>10%
累积损失量	30 ~50(ml/kg)	50 ~100(ml/kg)	100 ~120(ml/kg)
精神状态	稍差	萎靡或烦躁	昏睡或昏迷
前囟和眼窝	稍凹陷	明显凹陷	极度凹陷
哭时眼泪	稍少	少	无
口腔黏膜	稍干燥	明显干燥	极度干燥
口渴	稍有	明显	极明显
尿量	稍减少	明显减少	少尿或无尿
皮肤	稍干燥,弹性稍差	苍白干燥,弹性差	发灰干燥,弹性极差
代谢性酸中毒	无	有,较轻	有,较重
周围循环衰竭(休克症状)	无(四肢温暖)	无(四肢稍凉)	有(四肢厥冷,皮肤花纹,脉搏细速,心音低钝,血压降低)

2)脱水性质:脱水的同时常伴有电解质的丢失,由于腹泻时水与电解质丢失比例不同,因而导致体液渗透压发生不同的改变,临床上根据血钠浓度、体液渗透压可将脱水分为等渗性、低渗性、高渗性脱水三种。其中以等渗性脱水最常见,其次为低渗性脱水,高渗性脱水少见。钠是决定细胞外液渗透压的主要成分,所以常用血清钠来判断细胞外液的渗透压。不同性质脱水的临床表现见表 6-4-2。

表 6-4-2　三种不同性质脱水的临床表现

项目	低渗性脱水	等渗性脱水	高渗性脱水
原因及诱因	失盐>失水,补充非电解质过多,常见于病程较长,营养不良和重度脱水者	失水=失盐,常见于病程较短,营养状况较好者	失水>失盐,补充电解质过多,常见高热,大量出汗等
血钠浓度	<130mmol/L	130 ~150mmol/L	>150mmol/L
口渴	不明显	明显	极明显
皮肤弹性	极差	稍差	尚可
血压	明显下降,较早发生休克	下降	正常或稍低
神志	嗜睡或昏迷	精神萎靡	烦躁易激惹
发生率	较多见	最常见	少见

2. 迁延性腹泻和慢性腹泻　迁延性腹泻和慢性腹泻多因感染性腹泻未及时控制、长期喂养不当致胃肠道功能紊乱或长期应用广谱抗生素导致肠道菌群失调等引起,以营养不良儿及人工喂养儿多见。主要表现为腹泻迁延不愈,病情反复,大便次数和性状不稳定,严重者可出现水、电解质紊乱。由于长期消化吸收障碍,引起或加重营养不良,故多伴有消瘦、贫血、多种维生素缺乏及继发感染等。

3. “生理性”腹泻 多见于出生6个月以内的婴儿，外观虚胖，常有湿疹。生后不久即出现腹泻，但除大便次数增多外，无其他症状，不影响生长发育，精神、食欲及体重增长良好。添加辅助食品后，大便即逐渐转为正常。生理性腹泻发生可能与婴儿小肠乳糖酶相对不足及母乳中前列腺素 E_2 含量较高有关。

4. 几种不同类型肠炎的临床特征 临床几种常见类型肠炎的特征见表6-4-3。

表6-4-3 几种常见类型肠炎的临床特征

项目	轮状病毒肠炎	大肠杆菌肠炎	真菌性肠炎
好发季节	秋、冬季	5～8月气温较高季节	四季
好发年龄或对象	6～24个月婴幼儿	营养不良及人工喂养儿	营养不良及免疫功能低下儿
临床特点	起病急，常伴发热和上感症状。多先呕吐，大便次数及量多，呈黄色水样或蛋花汤样，无腥臭味，常伴水、电解质和酸碱平衡紊乱。为自限性疾病，病程3～8d	呕吐、腹泻蛋花汤样或水样便，伴有水、电解质和酸碱平衡紊乱。侵袭性大肠杆菌肠炎为黏液脓血便，伴恶心、呕吐、腹痛及里急后重感，可出现严重全身中毒症状，甚至休克	主要由白色念珠菌感染所致，长期使用肾上腺糖皮质激素、广谱抗生素易诱发。大便稀黄，泡沫较多，带黏液，有时可见豆腐渣样细块，常伴鹅口疮
大便镜检	少量白细胞	产毒性大肠杆菌肠炎无白细胞；侵袭性大肠杆菌肠炎可见大量红、白细胞	真菌孢子和假菌丝

【实验室和其他检查】

1. 血常规 白细胞总数及中性粒细胞增多提示细菌感染，正常或降低一般属于病毒感染；嗜酸性粒细胞增多常见于寄生虫感染或过敏性病变。

2. 大便常规及病原学检查 大便常规检查可见红细胞、白细胞或脓细胞、霉菌菌丝和孢子。细菌感染，大便可培养出致病菌；疑为病毒感染者做病毒学检查。

3. 血液生化检查 血钠可提示脱水性质。血气分析及测定二氧化碳结合力（CO_2CP）可了解体内酸碱平衡紊乱程度及性质。明显少尿或无尿者血尿素氮和肌酐升高，必要时检查血钾、血钙及血镁。

【诊断和鉴别诊断】

根据患儿有喂养不当病史，腹泻及脱水等典型临床表现，血、尿、粪常规的检查结果，明确诊断不难。需和细菌性痢疾、霍乱等病鉴别。

【治疗】

小儿腹泻的治疗原则：调整饮食、控制感染、预防和纠正水电解质紊乱、对症处理、预防并发症。病程不同，治疗侧重点不同：急性腹泻侧重于维持水、电解质及酸碱平衡和抗感染，而迁延性腹泻及慢性腹泻则应注意肠道菌群失调及饮食疗法。

1. 调整饮食 为减轻胃肠道负担，应根据病情调整饮食，原则遵循由少到多、由稀到稠、少量多餐。母乳喂养儿继续哺乳，暂停辅食。人工喂养儿可喂稀释牛奶或其他代乳品。

2. 控制感染 对侵袭性细菌性肠炎一般需根据临床特点，结合大便细菌培养、药敏试验结果选用敏感的抗生素治疗，如大肠杆菌、空肠弯曲菌、耶尔森菌、鼠伤寒沙门菌所致肠炎常选用氨苄西林、呋喃唑酮、头孢类抗生素等。病毒性肠炎一般不需用抗生素，以饮食疗法和支持疗法为主。

3. 液体疗法 脱水和电解质紊乱是腹泻患儿死亡的主要原因。合理的液体疗法是降低病死率的关键。无论何种病因引起的脱水都需要补充丢失的液体和电解质。

4. 对症处理 腹胀明显者可用新斯的明皮下注射、肛管排气，低钾者应及时补钾，呕吐严重可针刺内关穴或用氯丙嗪肌内注射，高热者给予物理降温或药物降温等。

5. 迁延性和慢性腹泻的治疗 因常伴有营养不良和其他并发症，病情较为复杂，须针对不同的病因采用中西医综合治疗措施；也可选用微生态疗法（如双歧杆菌制剂、乳酸杆菌制剂）和肠黏膜保护剂（如蒙脱石散剂），以帮助肠道正常菌群的恢复，增强肠道屏障功能，抑制病原体繁殖、侵袭。

【预后】

本病大多数预后较好，无后遗症的发生，但重度脱水患儿如未及时治疗可危及生病。及时治疗营养不良、贫血、佝偻病等，避免长期使用广谱抗生素，注意饮食卫生，避免腹泻的发生。

（朱鹏云）

第五章　先天性心脏病

学习目标

1. 掌握小儿先天性心脏病的病因、主要临床表现、治疗原则。
2. 熟悉小儿先天性心脏病的检查项目。
3. 了解小儿先天性心脏病实验室检查结果。

走入现场

患儿，男，20 天，足月顺产，生后第 2 天其母发现小儿在吃奶时口周青紫，**请问**

1. 该小儿口周青紫的原因？
2. 治疗措施有哪些？
3. 进一步明确诊断需做哪些检查？

先天性心脏病（congenital heart disease，CHD），是在胎儿时期心脏和（或）大血管发育异常所致的一组畸形，是小儿时期最常见的心脏病。这些患儿若未得到及时治疗，约 1/3 在生后 1 年内可因病情严重和复杂畸形而死亡。近年来，由于诊疗技术的发展，许多常见的先天性心脏病都能及时得到确诊和彻底根治，对某些复杂心脏畸形亦能在婴儿期，甚至在新生儿期进行手术，因此先天性心脏病的预后已大为改观。

【病因与分类】

先天性心脏病的病因尚未完全确定，目前多认为与遗传、孕母宫内病毒感染、大剂量放射线、代谢性疾病、应用某些药物以及引起宫内缺氧的慢性疾病等有关。其中遗传与妊娠早期宫内病毒感染为常见因素。

1. **遗传因素**　主要包括染色体异常或基因突变，如 21-三体综合征。

2. **感染因素**　询问母亲妊娠史，特别是孕期前 3 个月内有无感染风疹病毒、流行性感冒病毒、流行性腮腺炎病毒和柯萨基病毒等，尤其风疹病毒感染是重要因素。

3. **理化因素**　了解孕妇是否曾接触过量放射线，尤其是腹腔和盆腔部位接受大量放射线照射；是否曾服用过抗癌药、甲苯磺丁脲等影响胎儿心脏发育异常的药物。

4. **疾病因素**　了解孕妇是否患过代谢紊乱性疾病（如糖尿病、高钙血症、苯丙酮尿症等）及引起宫内缺氧的慢性疾病。

根据心脏左、右两侧及大血管之间有无血液分流及分流的方向，将先天性心脏病分为三类。

1. 左向右分流型（潜伏青紫型）　正常情况下，体循环压力高于肺循环压力，血液从左向右分流，故不出现青紫。当剧烈哭闹或病理情况下（如肺炎）时，肺动脉或右心室压力增高并超过左心压力时，使静脉血自右向左分流而出现暂时性青紫，又称潜伏性青紫。包括房间隔缺损、室间隔缺损、动脉导管未闭。

2. 右向左分流型（青紫型）　由于心脏及大血管发育的异常，致右心压力增高并超过左心压力，使静脉血持续自右向左分流，出现持续性青紫。如法洛氏四联症、大动脉错位等。

3. 无分流型（无青紫型）　指心脏左、右两侧或大血管之间无异常通道，故无分流、无青紫，如肺动脉狭窄、主动脉缩窄、右位心等。

【临床表现】

因心脏畸形的部位和严重程度不同，症状出现的早晚及轻重各有差异。

1. 室间隔缺损　是先天性心脏病中最常见的类型，在我国约占小儿先天性心脏病的一半，属左向右分流型。室间隔缺损可单独存在，也可与心脏其他畸形并存。见图6-5-1。

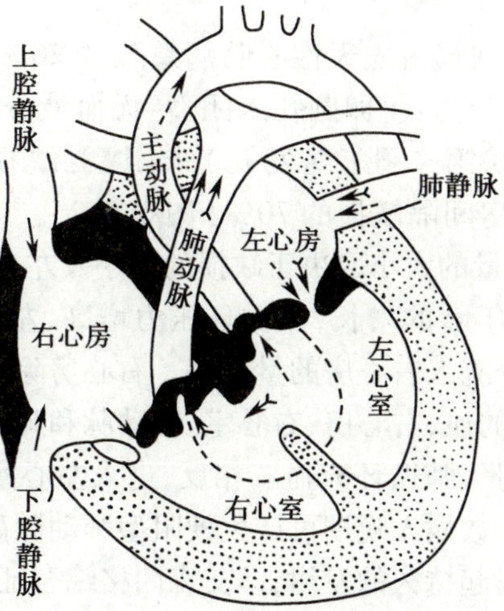

图6-5-1　室间隔缺损示意图

(1)病理生理：血液分流量的大小取决于缺损的大小及心室间压差。通常情况下，左心室压力高于右心室，左心室的血液通过缺口向右心室分流，因而右心室、肺动脉和肺循环血量增多，从肺静脉回流到左心房、左心室的血量也增多，使左心房、左心室舒张期负荷增大，增加了左心室的射血工作量，导致左心房扩大、左心室肥大，大型缺损者右心室也肥大。晚期发展为肺动脉高压时，出现持续右向左分流，患儿呈持续青紫，并逐渐加重，即艾森门格综合征(Eisenmenger syndrome)。

(2)症状和体征

症状：小型缺损(缺损直径小于0.5cm)者多无明显症状，仅在体检时发现胸骨左缘第三、四肋间有响亮粗糙的收缩期杂音。大、中型缺损者，可出现：①体循环供血不足的表现：患儿生长发育落后、消瘦、乏力、多汗、喂养困难、气促、心悸等；②肺循环充血的表现：患儿易患支气管肺炎，易发生心力衰竭；③肺动脉扩张的表现：扩张的肺动脉有时可压迫喉返神经而出现声音嘶哑；④潜在发绀：婴幼儿期，当剧哭、屏气或患肺炎时可出现暂时性发绀。

体征：体检可见心前区隆起，心尖搏动弥散，心界扩大，胸骨左缘第三、四肋间可闻及Ⅲ～Ⅳ级响亮粗糙的全收缩期杂音。

（3）并发症：室间隔缺损易并发支气管肺炎、充血性心力衰竭及亚急性细菌性心内膜炎。

知识链接

先天性心脏病患儿出现发绀的原因

发绀是机体缺氧的表现，是血液中还原血红蛋白增多，超过50g/L，动脉血氧饱和度下降引起的皮肤、黏膜、指（趾）、甲床呈紫蓝色的现象，临床上称发绀。产生的原因有还原血红蛋白量增多及异常血红蛋白。先天性心脏病患儿的发绀是血液中还原血红蛋白量增多引起的。由于部分未经过肺氧合作用的静脉血通过异常通道流入体循环，即出现发绀。

2. 房间隔缺损　房间隔缺损占先天性心脏病总数的20%～30%，是成年人最常见的先天性心脏病。其解剖病变分为：①卵圆孔未闭型：无血液分流；②第一孔（原发孔）未闭型：缺损位于房间隔下部；③第二孔（继发孔）未闭型：缺损位于房间隔中部，直径为1～3cm。此型最多见，约占房间隔缺损的70%（图6-5-2）。

（1）病理生理：血液分流量的大小取决于缺损的大小及左右心房之间的压力差。婴儿或者小型缺损者，分流量小，随年龄的增长，体循环压力增高，左心房压力高于右心房的差增大，左心房的血液通过缺损分流入右心房的量增多。右心房除接纳从腔静脉来的血液外，还同时接受从左心房分流过来的血，右心房、右心室、肺动脉和肺循环的血量增加，导致右心房扩大、右心室肥大、肺动脉扩张、肺循环充血。相反，进入左心室、主动脉及体循环的血量减少，影响患儿的生长发育。少数病人晚期可产生梗阻型肺动脉高压，当右心房压力高于左心房时，便出现右向左分流而引起持久的发绀，即艾森门格综合征。

（2）症状和体征

症状：小型缺损者无症状，中型缺损者婴儿期也多无症状，仅在体格检查时发现胸骨左缘第二、三肋间有收缩期杂音。分流量大者可出现：①体循环供血不足的表现：体格消瘦、面色苍白、乏力、多汗、心悸、气促等；②肺循环充血的表现：易患支气管肺炎，易发生心力衰竭；③潜在发绀：婴幼儿患者当剧哭、屏气或患肺炎时，使右心房压力暂时性高于左心房而出现发绀。

体征：多数患儿在婴幼儿期体征不明显。2～3岁后可有心前区隆起，心脏搏动弥散；一般无震颤，心界扩大；胸骨左缘第二、三肋间可闻及Ⅱ～Ⅲ级收缩期喷射性杂音。

（3）并发症：大型缺损分流量大者易并发支气管肺炎、充血性心力衰竭及亚急性细菌性心内膜炎。

3. 动脉导管未闭　动脉导管未闭是指小儿出生后，动脉导管持续开放并产生病理改变者。其发病率约占先天性心脏病总数的15%。动脉导管的位置：一端在肺总动脉分叉处，另一端接左锁骨下动脉开口远端的主动脉弓的降部。根据未闭动脉导管的粗细、长短和形态，临床上分为管型（最多见）、漏斗型和窗型三类（图6-5-3）。

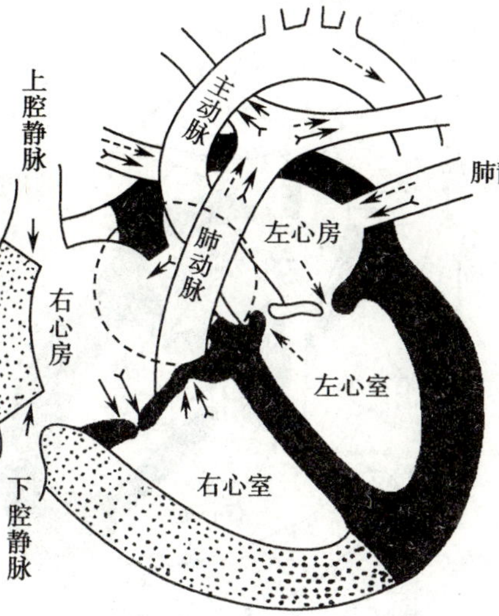

图 6-5-2　房间隔缺损示意图

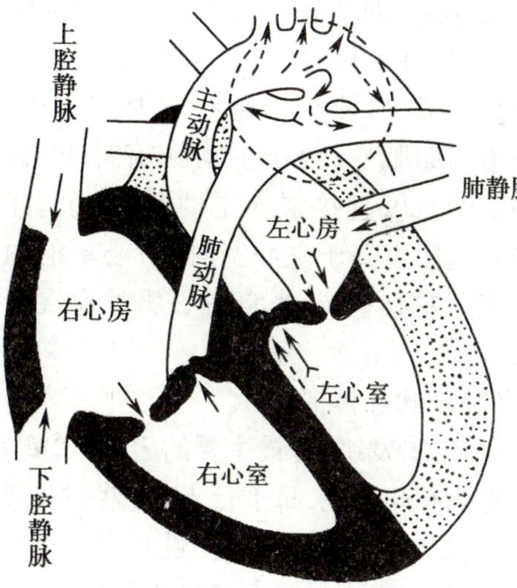

图 6-5-3　动脉导管未闭示意图

（1）病理生理：肺动脉除了接纳来自右心室的血液外，还同时接受从主动脉连续不断地分流来的血液，使肺循环血量显著增加，通过肺静脉回流到左心房、左心室、升主动脉和主动脉弓的血量也显著增加，使左心室舒张期和收缩期负荷均加重，导致左心房扩大、左心室肥大、升主动脉和主动脉弓扩张，甚至发生左心衰竭。相反，流入降主动脉供应下半身的血量减少，影响患儿的生长发育。当肺动脉压力高于主动脉时，肺动脉内的静脉血通过未闭动脉导管分流入降主动脉、左锁骨下动脉（少量），患儿出现差异性发绀，即左上肢轻度发绀，右上肢正常，下半身发绀，尤其双下肢发绀明显。周围动脉舒张压因舒张期有血液分流而降低，导致脉压增大，产生周围血管征。长期大量血流对肺循环的冲击，使肺小动脉管壁增厚及硬化，产生器质性肺动脉高压，导致持久发绀，即艾森门格综合征。

（2）症状和体征

症状：动脉导管细小者可无临床症状，仅在体检时发现心脏有连续性杂音。导管粗分流量大者，临床可有：①体循环供血不足的表现：体格消瘦、苍白、乏力、多汗、气急等；②肺循环充血的表现：易患支气管肺炎，易发生心力衰竭。③少数患儿可由于扩大的肺动脉压迫喉返神经而声音嘶哑。

体征：①左心室肥大的体征：心前区隆起，心尖搏动强烈呈抬举性、心界扩大；②心脏杂音：在胸骨左缘第二肋间可闻及粗糙响亮的连续性机器样杂音，占据整个收缩期和舒张期。③肺动脉第二音增强，但可被连续性杂音所掩盖；④脉压增宽，产生周围血管征：水冲脉、指甲床毛细血管搏动及股动脉枪击音等。

（3）并发症：支气管肺炎、亚急性细菌性心内膜炎是动脉导管未闭的常见并发症；分流量大者早期即可并发充血性心力衰竭。

4. 法洛四联症　法洛四联症是存活婴儿中最常见的发绀型先天性心脏病，占先天性心脏病总数的 10%。法洛四联症由以下 4 种畸形组成：①肺动脉狭窄：以漏斗部狭窄多见，狭窄程度可随年龄增长而加重；②室间隔缺损：缺损位于主动脉瓣下，直径较大，接近主动脉口的直径；③主动脉骑跨：主动脉根部骑跨于室间隔之上，范围在 15% ～95%；④右心室肥厚：属继发性病变，为肺动脉狭窄使右心室收缩期负荷加重所致。以上 4 种畸形中，以肺动脉狭窄对患儿的病理生理改变及临床表现的影响最大(图 6-5-4)。

(1)病理生理:由于肺动脉狭窄,右心室的血进入肺循环减少,使氧合血量减少,右心室因收缩期压力增高而肥厚;由于主动脉骑跨于两心室之上,右心室的血可直接泵入主动脉;由于室间隔缺损,当右心室压力高于左心室时,右心室的血可通过缺损分流入左心室,与来自左心房的血混合后泵入主动脉。

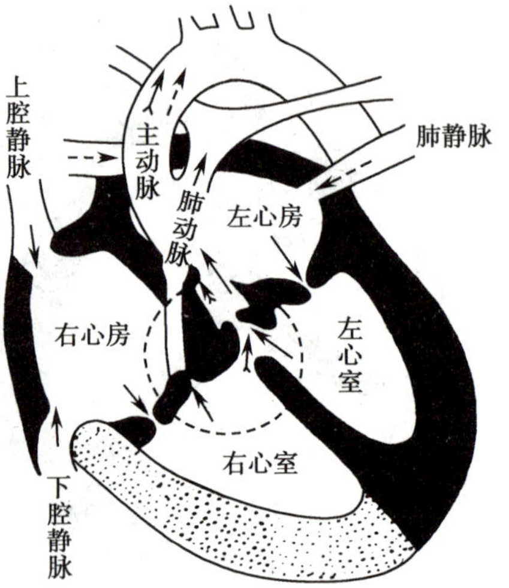

图 6-5-4 法洛四联症示意图

(2)症状和体征

症状:①发绀:是最主要的表现;②蹲踞症状:约80%患儿有此表现,每于行走、游戏时主动蹲下休息片刻,这是一种被迫的保护性体位,蹲下时下肢屈曲,使静脉回心血量减少减轻心脏负荷,同时下肢动脉受压使体循环阻力增加,右向左分流量减少,使缺氧症状暂时得以缓解;③脑缺氧症状:年长儿常诉头痛、头昏;婴儿当吸奶、哭吵、排便或惊恐时,由于交感神经兴奋性增强,使右心室流出道肌肉痉挛,引起一时性肺动脉梗阻,使脑缺氧加重而出现阵发性呼吸困难,发绀加重,突然昏迷或抽搐,甚至猝死;④因缺氧,红细胞数代偿性增多,血黏稠度增高,血流速度减慢,易引起脑血栓,若为细菌性血栓,则易形成脑脓肿。

体征:①生长发育迟缓,心前区稍隆起;②心脏杂音:胸骨左缘第二、三肋间可闻及Ⅱ~Ⅲ级收缩期粗糙的喷射性杂音;③杵状指趾:发绀持续 6 个月以上者,指趾端膨大如鼓槌状。

(3)并发症:脑血栓、脑脓肿,亚急性细菌性心内膜炎。

【实验室和其他检查】

1. **外周血检查** 红细胞数、血红蛋白、血细胞比容增高,血液黏稠。

2. **血气分析** 评估患儿缺氧程度,为复杂畸形患儿做好血流动力学监测设备。

3. **胸部 X 线** 可以协助先天性心脏病的诊断。

4. **心电图、超声心动图** 有助于明确诊断。

5. **心导管检查、心血管造影** 常作为术前准备的检查项目。

知识链接

彩色多普勒

彩色多普勒(简称彩超)是超声检查的一个常用类型,属于 D 型超声范畴,是利用多普勒效应原理探测心血管内血液的流动反射回来的信息,以色彩的形式显示,从而进行疾病诊断的一种方法,临床上常用于检测血流的方向、速度、性质、分布范围、有无反流及异常分流等,已成为诊断心血管疾病(如先心性心脏病、风湿性心瓣膜病)非常重要的手段。

【诊断和鉴别诊断】

根据患儿有体格小、乏力、常患急性支气管炎、肺炎等病史，体检有心脏肥大、心脏杂音、发绀等典型临床表现，血常规、胸部X线、心脏超声检查等检查结果，明确诊断不难。需和风湿性心脏病等病鉴别，常见先天性心脏病鉴别诊断见表6-5-1。

表6-5-1　常见先天性心脏病的鉴别

		房间隔缺损	室间隔缺损	动脉导管未闭	法洛氏四联症
症状		心悸气短、乏力、发育落后，晚期发绀	同左	同左	发绀、蹲踞、昏厥、发育落后
杂音	部位	第2、3肋间	第3、4肋间	第2肋间	第2、3肋间
	强度	Ⅱ～Ⅲ级	Ⅲ～Ⅳ级		Ⅱ～Ⅲ级
	性质	喷射性	粗糙	机器样	粗糙
	时期	收缩期	收缩期	连续性	收缩期
震颤		无	有	有	可有
P_2		亢进、固定分裂	亢进	亢进	减弱或消失

【治疗】

（一）一般治疗

1. 舒适的环境　病室要阳光充足，空气清新，清洁安静，温湿度分别为20～22℃，55%～60%。

2. 合理喂养　先天性心脏病的患儿需供给充足的能量、蛋白质、各种维生素；选择清淡易消化吸收并营养丰富的食物，如牛奶、蛋、鱼等，多吃蔬菜、水果，少量多餐，勿食过饱，勿吃刺激性食物。

3. 休息　休息是恢复心脏功能的重要条件，休息可以减少机体的耗氧量，减轻心脏负担，减少血液分流，增加体循环血量，减轻肺部充血，有利于缓解缺氧及心功能的改善。

（二）防止并发症的发生

1. 预防发生充血性心力衰竭　患儿饮食少量多餐，适当限制盐的摄入，给予适量的蔬菜类粗纤维食品，以保持大便通畅，以免加重心脏负担；静脉补液时严格控制输液速度和量，密切观察心率、呼吸等。

2. 预防感染　除心力衰竭患儿暂缓外，均应实行计划免疫，预防各种传染病。

3. 预防脑缺氧发作和脑血栓　法洛四联症患儿应避免剧烈哭闹与情绪激动；保持大便通畅，如有两日未排大便者，应予开塞露通便，以预防脑缺氧发作；供给充足的水分，尤其在夏天、发热、出汗、吐泻时，以预防脑血栓。

（三）手术

所有先天性心脏病均需手术治疗，近年来先天性心脏病外科手术的进展很快，特别是心脏病介入手术的发展，许多常见甚至复杂的先天性心脏病能得到彻底根治；部分新生儿时期的复杂畸形，亦可手术治疗，并且室间隔缺损和部分小型房间隔缺损有自愈的可能。手术年龄根据患儿病情、疾病种类而定，左向右分流型心脏病手术年龄一般在学龄前期，右向左分流型手术年龄常在婴儿期，内科治疗的主要目的是让患儿安全达到适合手术的年龄。

【预后】

先天性心脏病大多数经治疗后能够痊愈，少数患儿因手术年龄偏晚等原因心脏已出现不可逆的病理改变预后较差。早期对新生儿进行疾病筛查，有利于早期诊断、及时治疗。

病例分析

病例1：患儿3岁，患室间隔缺损，病情较重，平时须用地高辛维持心功能。现患儿因上感后诱发急性心力衰竭，用西地兰，患儿出现恶心、呕吐、视力模糊，测心率48次/分。

请问：

（1）引起患儿出现上述临床表现的原因是什么？

（2）要确定上述判断还应做的检查是什么？

（3）目前宜应采取的主要措施是什么？

病例2：患儿3个月，因发热、气喘入院。查体：体温37.8℃，呼吸急促，喘憋，口唇发绀，呼气时喘鸣及三凹征，听诊肺部呼吸音弱，广泛哮鸣音。外周血检查白细胞计数正常，胸部X线检查发现肺气肿和支气管周围炎阴影。

请问：

（1）最可能的诊断是什么？

（2）此患儿容易发生的并发症是什么？

病例3：患儿，女，8个月，体重8kg，腹泻2天，每日10余次，稀水样，伴少许黏液，少尿，昏睡。查体：呼吸深长，口唇樱桃红，皮肤花纹，弹性极差。前囟、眼窝极度凹陷，四肢厥冷，脉搏细速，心音低钝。实验室检查：血钠136mmol/L，血钾4mmol/L。

请问：

（1）患儿的诊断是什么？脱水的程度和性质如何？

（2）为了纠正循环衰竭和改善肾功能，扩容阶段的正确补液方法是什么？

（3）请制定患儿第一天的输液方案。

（朱鹏云）

第七篇　常见传染病

第一章　总　　论

学习目标

1. 掌握：传染病的流行过程、特征和诊断。
2. 熟悉：传染病的治疗和预防。
3. 了解：传染病的定义、影响因素。

传染病（communicable diseases）是指由病原体感染人体或动物体后所引起的具有传染性的疾病。病原体包括病原微生物（病毒、细菌、真菌和螺旋体等）和寄生虫（原虫和蠕虫），还有近年发现的朊毒体。传染病在一定条件下可在人群中造成流行。传染病属于感染性疾病，但感染性疾病不一定有传染性，其中有传染性的疾病才称为传染病。

传染病学（lemology）则是研究传染病在人体内、外环境中发生、发展、传播和防治规律的科学。其重点在于研究这些疾病的发病机制、临床表现、诊断和治疗方法，同时兼顾流行病学和预防措施，以求达到防治目的。

第一节　感染与免疫

一、感染的概念

感染（inception）：又曾称传染，是病原体侵入人体后在人体内的一种寄生过程，同时与人体进行相互作用和斗争的过程。

构成感染必须具备三个条件：病原体、机体及它们所处的环境。从疾病的角度看，病原体是外因，而机体的免疫力是内因。病原体作为外因只是一种致病条件，能否发病主要取决于内因，即人体的免疫、防御能力。

二、感染的过程表现

病原体与机体相互作用、相互斗争将出现下面五种结果：

1. **病原体被消灭或排出体外。**

2. **病原携带状态**　病原体在人体内停留于入侵部位或在离入侵处较远脏器继续生长繁

殖，而人体不出现疾病的临床表现。按病原体不同可分为带病毒者、带菌者与带虫者。还可分为健康携带者、潜伏期携带者、恢复期携带者。

3. **隐性感染**　又称为亚临床感染，是指病原体侵入人体，不引起组织损伤或病理损害轻微，临床上多无症状、体征和生化改变，只有经过免疫学检验才发现已被感染。大部分隐性感染者可获免疫。但也有少数人未能形成免疫力，转为病原携带者，成为传染源。

4. **潜伏期感染**　又称潜在性感染。在传染过程中，人体与病原体在相互作用时，保持暂时的平衡状态，不出现临床表现，一旦人体防御功能降低，原已潜伏在人体内的病原体便乘机繁殖，引起发病。潜伏感染期间，病原体一般不排出体外，不易成为传染源。

5. **显性感染**　又称临床感染。病原体侵入人体后，通过病原体及其毒素的作用或机体变态反应而产生一系列的组织病理变化和临床表现。多数可获得一定免疫力。少数可转为病原携带者，成为传染源。

一般认为隐性感染最常见，其次为病原携带者，显性感染者最少见。除病原体被清除外，后四种感染在一定条件下可以相互转化。

三、感染过程中病原体的作用

病原体侵入机体后能否引起疾病，取决于病原体的致病能力和机体的免疫功能这两个因素。致病能力包括以下几个方面：

1. **侵袭力**　侵袭力是指病原体侵入机体并在机体内生长、繁殖的能力。

2. **毒力**　包括毒素和其他毒力因子。毒素包括外毒素与内毒素。

3. **数量**　在同一种病原体感染中，入侵病原体的数量一般与致病能力成正比。

4. **变异性**　指病原体可因环境，药物或遗传等因素而发生变异的特性。一般多次人工培养传代可使病原体致病力减弱；在宿主之间反复传播可使致病力增强。病原体的抗原变异可逃逸机体的特异性免疫作用而继续引起疾病或疾病慢性化。

四、感染过程中机体免疫反应的作用

人体免疫反应在感染过程中起主导作用。免疫反应可分为有利于抵御病原体入侵及消灭病原体的保护性免疫反应和促进病理生理过程及组织损害的变态反应两种。保护性免疫反应分为非特异性免疫与特异发性免疫反应两种。

（一）免疫反应

1. **非特异性反应**　在抵御感染过程中非特异性免疫首先发挥作用。

（1）天然屏障：包括外部屏障以及内部屏障。

（2）吞噬作用：单核-吞噬细胞系统具有非特异性吞噬功能，可清除机体内的病原体。

（3）体液因子：包括存在于体液中的补体、溶菌酶、纤维连接蛋白和各细胞因子等。这些体液因子能直接或通过免疫调节作用而清除病原体。

2. **特异性免疫**　是由于对抗原进行特异性识别而产生的免疫。

（1）细胞免疫：致敏 T 细胞杀伤病原体及其所寄生的细胞。对细胞内寄生的病原体的清除作用，细胞免疫起重要作用。T 细胞还具有调节体液免疫的功能。

（2）体液免疫：致敏 B 细胞受抗原刺激后，即转化为浆细胞并产生能与相应抗原结合的抗体，即免疫球蛋白。免疫球蛋白可分为 5 类，即 IgG、IgA、IgM、IgD 和 IgE。不同的抗原可诱发不同的免疫应答。抗体又可分为抗毒素、抗菌性抗体、中和（针对病毒）抗体及调理素等，可促进细胞吞噬功能、清除病原体。抗体主要作用于细胞外的微生物。

（二）变态反应

在传染病和寄生虫病的发病机制中起重要作用。变态反应都是特异性免疫应答。

第二节 传染病的流行过程及影响因素

传染病的流行过程即指传染病在人群中发生、发展和转归的过程。其发生必须具备三个基本条件，即传染源、传播途径和人群易感性。流行过程易受社会和自然两大因素的影响。

一、流行过程的基本条件

（一）传染源

是指有病原体已在体内生长繁殖并能将其排出体外的人和动物。传染源包括以下 4 个方面：

1. 患者　最常见的传染源。
2. 隐性感染者　少数人未能形成免疫力，转为病原携带者，成为传染源。
3. 病原携带者　慢性病原携带者无明显临床症状而长期排出病原体。
4. 受感染的动物

（二）传播途径

是指病原体离开传染源后，到达某些易感者所经过的途径。

不同病原体有不同的传播途径。可通过空气等从呼吸道传播，可通过接触或饮食从消化道传播，可通过虫媒叮咬或使用血制品从血液传播，可通过破损皮肤接触土壤、疫水直接传播，还可通过母婴传播。

（三）人群易感性

对某一传染病缺乏特异性免疫力的人称为易感者，其对该病原体则具有易感性。人群作为一个整体，对某种传染病的易感程度称为人群易感性。群体的易感性取决于群体中易感者所占的比例，人群中易感者的比例低，则人群易感性低。反之，则人群易感性高。

二、影响流行过程的因素

1. 自然因素　自然环境中的各种因素，包括地理、气候和生态等对传染病的流行过程有着重要影响。

2. 社会因素　包括社会制度、经济状况、生活条件、文化水平、风俗习惯、宗教信仰等，对传染病流行过程有着重要的影响。其中，社会制度起主导作用。

第三节 传染病的特征

一、基本特征

基本特征是传染病所特有的征象，也是确定传染病的基本条件。

(一) 病原体

每种感染性疾病(包括传染病)都是由特异性病原体引起的。病原体可以是微生物或寄生虫,甚至朊毒体。

(二) 传染性

疾病在人与人、人与动物或动物与动物之间相互传播的特性称为传染性。这是传染病与非传染病的根本区别。传染病病人向环境排出病原体的时期称为传染期。每一种传染病的传染期相对固定,为隔离病人的依据之一。

(三) 流行病学特征

传染病是具有传染性的流行病,具有三个流行病学特征,即流行性、季节性和地方性。

1. 流行性　根据传染病的流行程度分为下面四种:

(1)散发性发病:指某种传染病在某地的发病率仍处于常年水平。

(2)流行:指某地某种传染病的发病率显著高于常年水平。

(3)大流行:某传染病的流行范围甚广,跨国界、洲界时称为大流行。

(4)暴发流行:指传染病病例发病时间的分布高度集中于一个短时间之内。

2. 季节性　传染病的流行受气候影响,某些传染病的发病率有明显的季节性。

3. 地方性　不同地区的自然因素、社会因素不尽相同,以致不同地区传染病流行的种类及流行程度均有很大差异。

(四) 感染后有免疫力

感染后免疫力指免疫功能正常的机体经显性或隐性感染某种病原体后,产生针对该病原体及其产物(如毒素)的特异性免疫。根据这个特征,接种疫苗就是进行模拟感染,使机体获得跟真实感染一样的免疫力。

二、临床特点

(一) 病程发展的阶段性

可分为四个阶段:

1. 潜伏期　从病原体侵入至刚出现临床症状的这段时间。每一种传染病的潜伏期都有一定范围,是检疫工作观察、留验接触者的重要依据。

2. 前驱期　是从发病至症状明显期之前的一段时间。此期的临床表现通常是非特异性的,为许多感染性疾病(包括传染病)所共有,一般持续1~3天。

3. 症状明显期　急性感染性疾病患者度过前驱期后,进入症状明显期。此期不同的感染性疾病所特有的症状和体征都通常获得充分的表现。

4. 恢复期　当机体的免疫力增长到一定程度,体内的病原体逐渐被消灭、清除,病理生理过程基本终止,患者的症状及体征基本消失,临床上称为恢复期。

后遗症　有些传染病患者在恢复期结束后,某些器官功能长期不能恢复的情形。多见于以中枢神经系统病变为主的传染病,如脊髓灰质炎、乙型脑炎和流行性脑脊髓膜炎等。

(二) 常见的症状与体征

1. 发热　大多数感染性疾病都有发热。热型是感染性疾病的重要特征之一,具有鉴别诊断意义。大致可分为下面4种热型有:稽留热、弛张热、间歇热、不规则热。

2. 皮疹　是多种传染病的特征性表现。常见的有:斑丘疹、出血疹、疱疹、荨麻疹。

3. 毒血症状 病原体及其代谢物可引起除发热外的多种症状。

4. 单核-吞噬细胞系统反应 在病原体及其代谢物的作用下，单核-吞噬细胞系统可出现充血、增生等反应，以增强抗病原体的作用。临床上表现为肝、脾和淋巴结肿大。

（三）临床类型

根据起病的急缓、病程的长短，可分为急性、亚急性、慢性；根据病情的轻重，可分为轻型、中型、重型、暴发型；根据临床表现是否典型，可分为典型、非典型。

第四节 传染病的诊断

早期明确诊断对于传染病患者的及时隔离和有效治疗有重要意义。传染病的诊断应从下列三个方面的资料进行综合分析。

一、流行病学资料

其在传染病的诊断中占有重要地位。诊断时必须考虑年龄、职业、季节、地区及生活习惯方面等有关流行病学资料作为参考。还要了解患者预防接种史。

二、临床资料

全面而准确的临床资料来源于详尽的病史采集和细致的体格检查。起病方式热型及伴随症状（如腹泻、黄疸等）都有鉴别意义，必须加以注意。查体时需特别注意有诊断价值的特异体征如玫瑰疹等。

三、辅助检查

辅助检查包括实验室检查和器械检查等，对传染病的诊断具有特殊的意义，病原体的检出或被分离培养可直接确定诊断，而免疫学检查可提供重要依据。特别是一般实验室检查对许多传染病的早期诊断也有很大帮助。

（一）一般实验室检查

包括血液、大小便常规检查和生化检查。血液常规检查中以白细胞计数和分类的用途最广。

（二）病原学检查

1. 病原体的直接检查 通过显微镜或肉眼检出病原体而明确诊断。

2. 病原体分离培养 细菌、螺旋体和真菌通常可用人工培养基分离培养。用以分离病原体的标本可采用血液、尿、粪、脑脊液、痰、骨髓和皮疹吸出液等，尽量在病程的早期阶段采集，最好在使用抗病原体的药物前采取。注意标本的正确保持和运送。

（三）分子生物学检测

1. 分子杂交 利用放射性核素^{32}P或生物素标记的分子探针可以检出特异性的病毒核酸，或检出特异性的毒素。

2. 聚合酶链反应（polymerase chain reaction，PCR） 用于病原体核酸检查，能把标本中的DNA分子片段扩增一百万倍以上。

逆转录PCR(reverse transcriptional PCR,RT-PCR)用于检测标本中的RNA。

原位PCR(in-situ PCR,IS-PCR)可用于在组织中原位检出低拷贝的DNA。原位逆转录

PCR(IS-RT-PCR))用于检测组织中的RNA。

3. 基因芯片(gene chip) 也叫DNA芯片、DNA微阵列、寡核苷酸阵列,是指采用原位合成或显微打印手段,将数以万计的DNA探针固化于支持物表面上,产生二维DNA探针阵列,然后与标记的样品进行杂交,通过检测杂交信号来实现对生物样品快速、并行、高效地检测或医学诊断。由于常用硅芯片作为固相支持物,且在制备过程运用了计算机芯片的制备技术,所以称之为基因芯片技术。

(四)免疫学检查

应用已知的抗原或抗体检查血清或体液中的相应抗体或抗原,是最常见的免疫学方法。若能鉴定其抗体的免疫球蛋白属于IgG或IgM,则对判断近期感染或既往感染有鉴别诊断意义。免疫学监测还可用于受检者的免疫功能是否有所缺陷。

1. 特异性抗体的检测 在急性期及恢复期双份血清检测其抗体由阴性转为阳性或滴度升高4倍以上时,有重要诊断意义。特异性IgM型抗体的检出有助于现症感染和近期感染的诊断。

2. 特异性抗原的检测 病原体特异性抗原的检测有助于在病原体直接分离培养不成功的情况下提供病原体存在的直接证据。其诊断意义较抗体检测更为可靠。

3. 免疫球蛋白检测 血清免疫球蛋白浓度检测有助于判断体液免疫功能。

4. 皮肤试验 用特异性抗原作皮内注射,可通过皮肤反应了解受试者对该抗原的变态反应。

5. T细胞亚群检测 用单克隆抗体检测T细胞亚群可了解各亚群的T细胞数和比例。

(五)其他检查

包括支气管镜、胃镜和结肠镜等内镜检查,超声检查、磁共振成像(magnetic resonance imaging,MRI)和计算机断层扫描(computerized tomography,CT)等影像学检查和活体组织检查等。

第五节 传染病的治疗

一、治疗原则

就地隔离就近治疗;强调综合治疗;把握三结合,即治疗与护理相结合,治疗与预防相结合,西医治疗与中医治疗相结合。

二、治疗方法

(一)一般支持疗法

一般治疗包括隔离、消毒、护理和心理治疗。支待治疗包括合理饮食、补充营养、维持水和电解质平衡、增强患者体质和免疫功能的各项措施。目的是调动患者机体的防御和免疫功能。

(二)病原治疗

病原治疗亦称特效治疗。常用药物有抗生素、化学治疗制剂和血清免疫制剂等。针对细菌和真菌的药物主要为抗生素与化学制剂,针对病毒的药物,除少数外,目前的疗效还很不理想。血清免疫学制剂包括各种抗毒素和某些免疫调节药(如干扰素等)。原虫及蠕虫感染的病原治疗常用化学制剂。

（三）对症治疗

对症治疗有减轻患者痛苦，调整各系统功能，保护重要器官，减少机体消耗的作用，必要时的降温措施、脱水疗法、利尿、强心、抗休克、肾上腺糖皮质激素的应用等，能使患者度过危险期，促进康复。

（四）中医中药及针灸治疗

中医、中药对调整患者各系统的功能起相当重要的作用。某些中药如黄连、鱼腥草和板蓝根等有一定的抗微生物作用。某些传染病的后遗症，需采取针灸，理疗等康复治疗措施，以促进机体恢复。

第六节 传染病的预防

传染病是可以预防的。如果破坏传染病流行过程的三个基本条件，则传染病的流行过程就不能发生。

一、控制传染源

1. 对传染病患者的管理 传染病的报告制度是早期发现、及时控制传染病的重要保证，必须严格遵守相应法律法规认真执行。根据《中华人民共和国传染病防治法》，至 2013 年 11 月 1 日，将法定传染病分为甲、乙、丙三类，共 39 种。其中强制管理 2 种甲类传染病（鼠疫、霍乱），即在规定时间内要迅速上报；严格管理 26 种乙类传染病；监测管理 11 种丙类传染病。

2. 对接触者的管理 应分别按具体情况采取检疫措施，密切观察，并适当作药物预防或预防接种。

3. 对病原携带者的管理 要在人群中检出病原携带者，进行治疗、教育、调整工作岗位和随访观察。

4. 对动物传染源的管理

二、切断传播途径

根据传染病的不同传播途径，制订切断不同传播途径的具体措施。切断传播途径通常是起主导作用的预防措施。其中，搞好环境卫生为重点措施。隔离与消毒是切断传播途径的重要措施。

三、保护易感人群

1. 提高人群非特异性免疫力 即提高人群抗传染病的能力，包括提高心理素质和生理素质。

2. 提高人群特异性免疫力 人群抗某种传染病的能力，最关键的是对特定病原体的特异性免疫力。方法有两种：

（1）提高人群的主动免疫力：即给易感人群接种疫苗、菌苗或类毒素。

（2）提高人群的被动免疫力：即注射特异性免疫球蛋白，主要用于治疗某些外毒素引起的疾病，或与特定传染源接触后的应急预防措施。

学习小结

传染病是指具有传染性的感染性疾病。五种传染转归:病原体被消灭或排出体外;病原携带状态;隐性感染;潜伏期感染;显性感染。传染病发生必须具备三个基本条件,即传染源、传播途径和人群易感性。传染病的基本特征:病原体、传染性、流行病学特征。传染病病程可分四个阶段:潜伏期、前驱期、症状明显期、恢复期。早期明确诊断对于传染病患者的及时隔离和有效治疗有重要意义。辅助检查包括实验室检查和器械检查等,对传染病的诊断具有特殊的意义。传染病治疗原则:就地隔离就近治疗;强调综合治疗;坚持治疗与护理相结合、治疗与预防相结合、西医治疗与中医治疗相结合。预防传染病发生和流行,要进行控制传染源、切断传播途径、保护易感人群等三项措施。

思考题:

1. 如何诊断传染病?
2. 简述传染病的可预防性。

(孙国高)

第二章　病毒性肝炎

学习目标

1. 掌握：病毒性肝炎的临床表现、实验室检查、诊断与治疗措施。
2. 熟悉：病毒性肝炎的定义、流行病学、预防。
3. 了解：病毒性肝炎的病原学、发病机制与病理解剖。

走入现场

某男同学，18 岁，1 个月前曾在“大排档”生食海鲜，2 周前发热、乏力、厌油腻食物，1 周前出现皮肤、巩膜黄染伴尿黄……

问题：1. 该学生可能得什么病？

2. 应如何治疗？

病毒性肝炎（viral hepatitis）是由多种肝炎病毒引起的以肝脏损害为主的一组传染病。临床上以乏力、厌油、食欲减退、肝大、肝功能异常为主要表现，部分病例出现黄疸，无症状感染常见。目前已确定的病毒性肝炎种类有甲（HAV）、乙（HBV）、丙（HCV）、丁（HDV）、戊（HEV）等 5 型。其中甲型和戊型主要经粪-口传播，表现为急性肝炎；乙、丙、丁型主要通过血液或体液而传播，表现为慢性肝炎并可发展为肝硬化和肝细胞癌。此外，最近还发现第 6 型和第 7 型肝炎病毒，暂定名为庚型肝炎病毒和输血传播病毒，但其致病性尚未明确。

【病因和发病机制】

（一）病原体

肝炎病毒是病毒性肝炎的病原体，目前已确定的肝炎病毒有 5 种，即甲、乙、丙、丁、戊型肝炎病毒。其中，除乙型肝炎病毒属嗜肝 DNA 病毒外，其余均属 RNA 病毒。丁型肝炎病毒是必须与 HBsAg 共存才能复制的一种缺陷性病毒。

（二）流行病学

1. **传染源**　甲型肝炎和戊型肝炎是急性期患者和亚临床感染者。乙型、丙型、丁型、庚型的传染源分别是急、慢性肝炎患者和病毒携带者。

2. **传播途径**　HAV、HEV 以粪-口传播途径为主。HBV、HCV、HDV 和 HGV 以经血液传播途径为主。母婴传播及家人间日常生活的密切接触也是重要的传播途径。

3. 人群易感性 普遍易感。

4. 流行特征 甲型多流行于秋、冬季。戊型多发生于雨季或洪水后。乙型、丙型、丁型肝炎无明显季节。

（三）发病机制

1. 甲型和戊型肝炎 发病机制尚不清楚。细胞免疫可能是引起肝细胞损伤的主要原因。

2. 乙型肝炎 乙型肝炎的组织损伤主要由于机体的免疫应答所致，也不排除病毒本身引起组织损伤的可能性。免疫复合物可引起肝外损伤。近年认为各种细胞因子也在机制中起作用。

3. 丙型肝炎 目前认为 HCV 致肝细胞损伤有 HCV 直接杀伤作用和免疫等多种因素。

4. 丁型肝炎 丁型肝炎的发病机制不清，目前认为可能是 HDV 本身及其表达产物对肝细胞有直接作用。宿主免疫反应也可能参与了肝细胞的损伤。

【病理】

1. 基本病变 病毒性肝炎以肝损害为主，肝外器官可有一定损害。基本病变为肝细胞变性、坏死、炎性细胞浸润，肝细胞再生，纤维组织增生。

2. 根据病理特点不同可将病毒性肝炎分为四种临床类型：急性肝炎、慢性肝炎、重型肝炎和淤胆型肝炎。

【临床表现】

潜伏期：甲型肝炎 15 ~ 45 日，乙型肝炎 30 ~ 180 日，丙型肝炎 15 ~ 180 日，丁型肝炎 28 ~ 140日，戊型肝炎 10 ~ 75 日。

（一）急性肝炎

各型肝炎病毒均可引起急性肝炎。

1. 急性黄疸型肝炎：分为黄疸前期、黄疸期和恢复期三个阶段，病程 2 ~ 4 个月。

(1)黄疸前期：甲型、戊型起病较急，有畏寒、发热。乙型、丙型、丁型和庚型肝炎多缓慢起病，发热轻或无发热。此期常见症状有显著乏力、食欲减退、厌油、恶心、呕吐、腹胀等，尿色加深。持续 5 ~ 7 天。

(2)黄疸期：发热消退，自觉症状减退，巩膜及皮肤黄染，于数日内至 3 周内达高峰。尿色深黄，可有一过性粪色变浅及皮肤瘙痒等表现。肝区痛，肝大，质较软，有压痛和叩痛。少数患者轻度脾大。持续 2 ~ 6 周。

(3)恢复期：腹胀等消化道症状减轻或消失。黄疸逐渐消退，肝、脾回缩，肝功能恢复正常。一般持续 1 ~ 2 个月。

2. 急性无黄疸型肝炎 较黄疸型多见，约占急性肝炎的 90% 以上。临床症状较轻，有全身乏力、食欲减退、恶心、腹胀及肝区痛等。脾大较少见。肝功能呈轻、中度异常。由于此型肝炎症状较轻，易被忽视。病程 2 ~ 3 个月。

（二）慢性肝炎

肝炎病程超过半年或发病日期不明确而临床症状有慢性肝炎表现者均可诊断为慢性肝炎。慢性肝炎临床上可分为：

1. 轻度 临床症状、体征轻微或缺如，肝功能仅 1 或 2 项异常。

2. 中度 症状、体征、实验检查居于轻度和重度之间。

3. 重度 有明显或持续的肝炎症状，伴有肝病面容、肝掌、蜘蛛痣、脾大并排除其他原因,且无门脉高压者。

(三)重型肝炎

重型肝炎 是病毒性肝炎中最严重的一种类型。

1. 急性重型肝炎 即暴发型肝炎。多有劳累及应用肝损药物等诱因。起病较急,可有高热、极度疲乏、恶心、呕吐和频繁呃逆等症状。还有黄疸加深,肝缩小,出血性倾向和出现Ⅱ度以上肝性脑病表现。后期可因肝、肾功能衰竭、大出血及脑水肿、脑疝等而死亡。病程不超过3周。

2. 亚急性重型肝炎 又称亚急性肝坏死。急性黄疸型肝炎起病,15日~24周,出现极度乏力、食欲明显减退或恶心、呕吐,黄疸迅速上升,重度腹胀及腹水。可出现Ⅱ度以上肝性脑病症状或有明显出血现象。肝功能严重损害。病程常超过3周,容易发展为肝硬化。

3. 慢性重型肝炎 临床表现同亚急性重型肝炎,但有慢性肝炎或肝炎硬化基础上发生。

(四)淤胆型肝炎

主要表现为较长时期的肝内梗阻性黄疸,以直接胆红素为主。患者急性起病,梗阻性黄疸持续3周以上,并排除其他原因的肝内外梗阻性黄疸者,可诊断为急性淤胆型肝炎。

【并发症】

有肝性脑病、上消化道出血、肝肾综合征、感染等并发症。

【实验室和其他检查】

(一)血常规

急性肝炎时白细胞总数正常或稍低,淋巴细胞相对增多。重型肝炎时白细胞可升高,红细胞及血红蛋白可下降。肝炎肝硬化伴脾功能亢进者可有红细胞、白细胞、血小板减少的“三少”现象。

(二)尿常规

尿胆红素和尿胆原的检测有助于黄疸的鉴别诊断。胆汁淤积性黄疸则尿胆红素阳性,尿胆原减少或阴性。肝细胞性黄疸时两者均阳性。

(三)肝功能检查

1. 血清酶检测

(1)血清转氨酶:ALT是判定肝细胞损害的重要指标。急性肝炎患者在黄疸出现前3周即开始升高,直至黄疸消退后2~4周恢复正常。重型肝炎ALT随黄疸迅速加深反而下降,出现酶-胆分离现象。通常情况下,在正常3倍以内为轻度,升高3~10倍为中度,高于10倍为重度异常。

(2)血清碱性磷酸酶在肝炎时有不同程度的升高。ALP明显升高有利于梗阻性黄疸的诊断。

2. 血清胆红素检测 血清胆红素是判定肝损伤程度重要指标之一。

3. 血清蛋白的检测 白蛋白减少和球蛋白增加,A/G下降。

4. 凝血酶原时间检测 比正常对照延长1倍以上或凝血酶原活动度小于40%时提示肝损伤严重。

5. 血氨 肝衰竭时清除氨的能力减退或丧失,导致血氨升高,常见于重型肝炎,肝性脑病患者。

(四)肝炎病毒标记物检测

1. 甲型肝炎 抗-HAVIgM阳性提示有HAV现症感染。抗-HAVIgG阳性则表示既往有

HAV 感染,现已产生免疫。

2. 乙型肝炎

(1)HBsAg 与抗-HBs:HBsAg 阳性表示存在现症 HBV 感染。抗-HBs 阳性表示对 HBV 已产生保护性免疫,阴性时说明对 HBV 易感。

(2)HBeAg 与抗-HBe:HBeAg 阳性是 HBV 复制活跃与传染性强的指标之一,持续阳性时易转为慢性肝炎。抗-HBe 是 HBV 感染时间较久,病毒复制减弱和传染性减低的指标,但也可能是 HBVDNA 与宿主 DNA 整合,并长期潜伏于体内的一种现象。

(3)HBcAg 与抗-HBc:HBcAg 阳性是 HBV 存在的直接证据。抗-HBcIgM 阳性提示 HBV 的现症感染。低滴度抗-HBc 阳性提示既往曾有 HBV 感染,高滴度抗-HBc 阳性则提示现仍有 HBV 较低水平的活动性复制。

(4)HBV DNA:阳性表示有 HBV 复制,传染性强,肝细胞内阳性表明 HBV DNA 整合,均需抗病毒治疗。

3. 丙型肝炎　抗 HCV-IgM 仅出现于丙型肝炎急性期或慢性活动期,急性病例一般可持续 4 ~48 周。抗-HCV 不是保护性抗体,而是 HCV 感染的一种标志。HCV RNA 阳性是病毒复制和感染的直接标志。

4. 丁型肝炎　HDAg 阳性是诊断急性 HDV 感染的直接证据。抗 HD-IgM 阳性是现症感染的标志,高滴度抗 HD-IgG 提示病毒复制,低滴度提示感染静止或终止。血清或肝组织中 HDV RNA 是诊断 HDV 感染最直接的依据。

5. 戊型肝炎　抗 HEV-IgM 是近期感染的标记。在粪便和血液标本中检测到 HEV RNA,可明确诊断。

(五)影像学检查

B 型超声对肝硬化有较高的诊断价值。重型肝炎中可动态观察肝脏大小变化等。彩色超声可观察到血流变化。

(六)肝组织病理检查

对明确诊断、判断炎症活动度、纤维化程度及评估疗效具有重要价值。可在肝组织中原位检测病毒抗原或核酸,以确定病毒复制状态。

【诊断和鉴别诊断】

(一)诊断

可根据流行病学资料、临床表现及实验室检查等资料作出诊断,确诊需进行病原学检查。

(二)鉴别诊断

本病需与其他病毒所致的肝炎、感染中毒性肝炎、药物性肝损、酒精性肝病、自身免疫性肝炎、脂肪肝等疾病进行鉴别。以黄疸为主要表现需与溶血性黄疸、肝外梗阻性黄疸疾病鉴别。

【治疗】

治疗原则以适当休息、合理营养为主,可辅以适当的药物治疗,应防止过劳和精神刺激,避免饮酒和使用损害肝脏药物。

(一)急性肝炎

强调早期卧床休息,症状明显改善后再逐渐增加活动。临床症状消失,肝功能恢复正常后,仍应休息 1 ~3 个月。但急性丙型肝炎患者应早期用干扰素治疗,并服用利巴韦林等抗病毒治疗。

（二）慢性肝炎

活动期应静养休息，稳定期可从事轻体力活动。宜进食高蛋白质饮食，避免高糖和过高热量膳食，以防诱发糖尿病和肝脂肪变性。

1. **非特异性护肝药物**　维生素类、葡醛内酯、还原型谷胱甘肽。

2. **针对肝炎病毒的治疗药物**

（1）干扰素：可用复合干扰素或长效干扰素治疗。

（2）核苷类抗病毒药物：拉米夫定、恩替卡韦、阿德福韦脂及替比夫定等。

（3）免疫增强剂：抗乙肝转移因子、抗 HBV 免疫核糖核酸和胸腺肽等药物。

3. **中药治疗**　五味子、山豆根、丹参、茵栀黄、丹参等。

（三）重型肝炎

1. **一般支持治疗**　注意休息，低蛋白质饮食，可静脉注射适量的葡萄糖液。并补充ATP、辅酶 A 及维生素 C、B、K 等。

2. **抗病毒治疗**　尽早进行。乙型重型肝炎首选核苷类药物，而不用干扰素。

3. **促进肝功能再生**　肝细胞生长因子（HGF）或胰高血糖－胰岛素疗法。

4. **对症治疗**

（1）防治肝性脑病：低蛋白饮食、口服乳果糖；定时温水洗肠；服诺氟沙星等抗菌药；维持氨基酸代谢及平衡；遇有脑水肿应及早采用甘露醇。

（2）防治出血：针对凝血机制减退，可使用适量止血药物及输入新鲜血浆、血液，必要时输入血小板或凝血酶原复合物等。

（3）防治肾功能不全：禁用对肝、肾有损害的药物。

5. **肝移植或肝（干）细胞移植。**

（四）淤胆型肝炎

在护肝治疗同时，可试用泼尼松或地塞米松。

【预后及预防】

（一）预后

急性肝炎多在 3～4 个月内康复。甲型肝炎预后良好，戊型肝炎病死率一般 1%～2%，急性乙肝、急性丙肝约 50% 转为慢性肝炎，部分慢性肝炎可发展为肝炎肝硬化。

（二）预防

1. 隔离急性患者至病毒消失；评估慢性患者及携带者传染性。
2. 加强接触者检疫；加强对餐饮、托幼机构从业人员及献血人员检查和管理。
3. 普及肝炎防治知识，搞好卫生；防止医源性传播。
4. 对新生儿、儿童和易感人群接种肝炎疫苗；对有密切接触的易感儿童注射免疫球蛋白。

学习小结

病毒性肝炎有甲、乙、丙、丁、戊等 5 种类型。临床表现以乏力、厌油、食欲减退、肝大、肝功能异常为主，部分病例出现黄疸，无症状感染常见。其中甲型和戊型表现为急性肝炎；乙、丙、丁型表现为慢性肝炎并可发展为肝硬化和肝细胞癌。病毒性肝炎可引起肝性脑病、上消化道出血、肝肾综合征和感染等并发症。治疗原则以适当休息、合理营养为主，可辅以适当的药物治疗。

病例分析

男，57岁，因腹胀、厌油、尿黄1年加重2周就诊。5年前行头颅手术并输血1600ml。查体：面色灰暗，肝掌征（+），胸前毛细血管扩张，巩膜轻度黄染，肝肋下未及，脾左肋下2cm，质Ⅱ，移动性浊音（+）。实验室检查：ALT 65U/L，AST 102U/L，ALB 30g/L，GLB 41g/L，TBil 56μmol/L，DBil 24μmol/L，WBC 3.2×10^9/L，RBC 3.6×10^{12}/L，Hb 12.4g/L，PLT 72×10^9/L，α-FP 102ng/L。

请问：

1. 本例最可能的诊断是什么？有哪些诊断依据？
2. 要明确本病例的诊断，需进一步做哪些检查？

（孙国高）

第三章 艾 滋 病

学习目标

1. 掌握：艾滋病的临床表现、实验室检查、诊断与治疗措施。
2. 熟悉：艾滋病的定义、预防。
3. 了解：艾滋病的病原学、发病机制与病理、流行病学。

走入现场

男性，40岁，吸毒者，近2个月不明原因出现发热、腹泻、乏力、体重下降明显，全身多处可触及淋巴结……

问题：1. 该男性可能得什么病？

2. 还应进行什么检查？

艾滋病（AIDS）即获得性免疫缺陷综合征（acquired immunodeficiency syndrome），由人免疫缺陷病毒（human immunodeficiency virus, HIV）所引起的致命性慢性传染病。本病主要通过性接触、血液和母婴传播，病毒主要侵犯和破坏辅助性T淋巴细胞（CD_4^+ T淋巴细胞），使机体细胞免疫功能受损，最后并发各种严重的机会性感染和肿瘤。本病有传播迅速、发病缓慢、病死率高的特点。

【病因和发病机制】

（一）病原体

HIV为单链RNA病毒，属逆转录病毒，分为Ⅰ型（HIV-Ⅰ）和Ⅱ型（HIV-Ⅱ）。本病毒既有嗜淋巴细胞性，又有嗜神经性。对外界的抵抗力弱，离开人体后不易存活。对热敏感，60℃以上可迅速被杀死，56℃30分钟灭活。

（二）流行病学

根据联合国艾滋病署的资料显示：至2012年底，全球HIV感染者约3530万，2012年新增230万，死亡160万。非洲是重灾区，其次是美洲、亚洲。

1. **传染源** 艾滋病患者和无症状病毒携带者为本病传染源。
2. **传播途径** 性接触传播、经注射途径传播、母婴传播、其他传播。
3. **高危人群** 本病多发生在50岁以下的青壮年。成人高危人群为静脉药瘾者、卖淫嫖娼者、男性同性恋者、配偶有一方是 HIV 感染者和多次接受输血、血制品治疗者。

(三) 发病机制

HIV 借助于易感细胞表面的受体进入细胞，并整合到宿主细胞核染色体中潜伏 2～10 年，被激活后释出新 HIV，再感染并破坏其他细胞。艾滋病的发病机制主要是 CD_4^+T 淋巴细胞在 HIV 直接和间接作用下，细胞功能受损和大量破坏，导致细胞免疫缺陷。

【病理】

机会性感染多，病原繁殖多，但组织中炎症反应少。主要病理变化在淋巴结和胸腺等免疫器官。淋巴结可以为反应性病变包括滤泡增殖性淋巴结肿，还可为肿瘤性病变如卡波西肉瘤(Kaposi's sarcoma)和其他淋巴瘤。胸腺的病变可有萎缩性、退行性或炎性病变。中枢神经系统病变包括神经胶质细胞的灶性坏死、血管周围炎和脱腱鞘等。

【临床表现】

潜伏期较长，一般认为 2～10 年左右可以发展为艾滋病。根据我国艾滋病诊疗标准和指南，可将艾滋病分为急性期、无症状期和艾滋病期。

(一) 急性感染期

感染后 2～6 周，可出现一过性发热、出汗、乏力、头痛、咽痛、恶心、畏食、腹泻、关节、肌肉痛以及颈，枕部淋巴结肿大等症状。一般持续 3～14 天后症状消失。

(二) 无症状感染期

急性期过后，进入无症状感染期。临床上无症状，但有传染性。可持续 2～10 年或更久。

(三) 艾滋病期

为艾滋病最终阶段。临床表现复杂，因免疫功能严重缺陷，易发生机会性感染及恶性肿瘤，累及全身各个系统及器官。且常多种感染和肿瘤并存，出现各种严重的综合病症。主要表现为 HIV 相关症状、各种机会性感染及恶性肿瘤。

1. HIV 相关症状　主要表现为原因不明、持续 1 个月以上的发热、乏力、盗汗、厌食、腹泻；体重下降超过 10%。部分患者可出现神经精神系统症状，如头痛、癫痫、记忆力减退、进行性痴呆、下肢瘫痪等，也可表现持续性全身淋巴结肿大。

2. 各种机会性感染及恶性肿瘤

(1)呼吸系统：以肺孢子菌肺炎最为常见，且是本病机会性感染死亡的主要原因。主要表现为慢性咳嗽、发热、发绀、血氧分压下降，但肺部啰音较少见，胸部 X 线提示间质性肺炎。结核杆菌、念珠菌、巨细胞病毒和疱疹病毒等常引起肺结核、复发性细菌、真菌性肺炎。卡波西肉瘤也可侵犯肺部。

(2)消化系统：白色念珠菌、疱疹病毒和巨细胞病毒引起口腔和食管炎症或溃疡最为常见。表现为吞咽疼痛胸骨后烧灼感。

(3)中枢神经系统：如脑弓形虫脑病、隐球菌性脑膜炎、各种病毒性脑膜脑炎等。还可引发原发性脑淋巴瘤和转移性淋巴瘤以及艾滋病痴呆综合征、无菌性脑炎。

(4)肿瘤：恶性淋巴瘤、卡波西肉瘤等。卡波西肉瘤侵犯下肢皮肤和口腔黏膜。也可出现于淋巴结和内脏。

(5)其他：眼部、皮肤等部位出现各种机会性感染和卡波西肉瘤的侵犯。

【实验室和其他检查】

(一) 常规检查

有不同程度的贫血、白细胞和血小板减少。尿蛋白常阳性。

(二) 血生化检查

可有血清转氨酶升高及肾功能异常等。

(三) 免疫学检查

T淋巴细胞总数降低,CD_4^+淋巴细胞计数也下降。$CD_4/CD_8<0.1$。免疫球蛋白、β_2微球蛋白可升高。

(四) 血清学检测

1. 抗体检测 ELISA法检测血清、尿液、唾液或脑脊液抗HIV可获阳性结果,主要查血清p24抗体和gp120抗体,其阳性率可达90%。

2. 抗原检测 抗HIV p24抗原单克隆抗体制备试剂,可用ELISA法测血清p24抗原。采用流式细胞技术检测血液或体液中HIV特异性抗原,对诊断有一定帮助。

(五) 病原学检查

1. 分离病毒 从患者血浆、单核细胞及脑脊液中可分离出HIV。

2. 核酸检测 以体外淋巴细胞培养,再用Northern印迹法测淋巴细胞HIV RNA,也可用PCR或RT-PCR法测血清HIV RNA与HIV DNA,但易出现假阳性。

3. 蛋白质芯片 近年蛋白质芯片技术发展较快,能同时检测HIV、HBV、HCV联合感染者血中HIV、HBV、HCV核酸和相应的抗体,有较好的应用前景。

(六) 其他检查

X线可了解肺部感染和卡波西肉瘤等情况。血或分泌物培养可确诊继发细菌感染。组织活检可确诊卡波西肉瘤或淋巴瘤等。

【诊断及鉴别诊断】

依据流行病学资料(如不安全性生活史、静脉注射毒品史等)、临床特征(严重机会性感染、卡波西肉瘤、全身淋巴结肿大等)及辅助检查。可考虑本病,并进一步做HIV抗体或抗原检测。若HIV抗体阳性者,表示有感染。

此病需与细菌性痢疾、恶性肿瘤、细菌性肺炎、自身免疫病等引起低热的全身性疾病、其他原因引起的免疫功能低下、原发性或继发性CD_4^+ T淋巴细胞减少进行鉴别。

【治疗】

艾滋病尚无特别有效的治疗方法,关键治疗是早期抗病毒,它既能缓解病情,减少机会性感染及肿瘤,又能预防或延缓艾滋病相关疾病的发生。如免疫复合物引起的肾小球肾炎和血小板减少等。

(一) 抗病毒治疗

1. 核苷类逆转录病毒抑制剂 齐多夫定、阿巴卡韦、去羟肌苷、拉米夫定和拉米双夫定等。应用此类药物治疗的指征为CD_4^+细胞数$\leq 0.5\times10^9/L$的HIV感染者。

2. 非核苷类逆转录酶抑制剂 奈韦拉平、地拉韦定等。对HIV-2无活性。

3. 蛋白酶抑制剂 利托那韦等。

4. 基因治疗

(二) 免疫治疗

采用IL-2与抗病毒药物同时应用有助于改善患者免疫功能。

（三）机会性感染及肿瘤的治疗

1. 卡氏肺孢虫病　可选用喷他脒、复方磺胺甲噁唑等。
2. 隐孢子虫病、弓形虫病　可选用螺旋霉素、复方磺胺甲噁唑等药治疗。
3. 真菌治疗　可选用酮康唑或两性霉素 B 等抗真菌药治疗。
4. 病毒感染　可选用阿昔洛韦、更昔洛韦或膦甲酸钠等治疗。
5. 卡波西肉瘤　可选用多柔比星等。

（四）对症支持治疗

包括输血及营养支持疗法，补充维生素 B_{12} 及叶酸。加强心理治疗，对忧郁或绝望者适当进行精神治疗等。

（五）预防治疗

医务人员被污染针头刺伤或实验室意外者，根据职业暴露后预防程序进行评估和用药预防。

【预后与预防】

（一）预后

部分感染者无症状感染期可达 10 年以上。一旦进入艾滋病期以后，如不进行抗病毒治疗，平均存活期只有 12～18 个月。规范的抗病毒治疗可以显著延长艾滋病病人的生存期。

（二）预防

1. 高危人群普查 HIV 感染有助于发现传染源。隔离治疗病人。加强国境检疫。
2. 加强艾滋病防治知识宣传教育。高危人群用避孕套。

学习小结

艾滋病由人免疫缺陷病毒（HIV）所引起。艾滋病分为急性期、无症状期和艾滋病期。急性期主要表现非特异性类上感症状。无症状期可持续 2～10 年以上，临床上无症状，但有传染性。艾滋病期为艾滋病病毒感染的最终阶段，主要表现为 HIV 相关症状、各种机会性感染及恶性肿瘤。艾滋病无特别有效的治疗方法，目前早期抗病毒治疗仍是关键，它能缓解病情，延缓艾滋病相关疾病的发生。

病例分析

男性，36 岁，因发热、腹泻、乏力、消瘦半年来诊。既往 5 年非法卖过 3 次血，有冶游史。查体：T 38.0℃，P 86 次/分，R 20 次/分，BP 118/78mmHg。消瘦，左颈部和右腋窝各触及 1 个 3cm×2cm 大小淋巴结，活动无压痛。腹软无压痛，肝肋下 2.5cm，软无压痛，脾侧位肋下刚触及，余正常。实验室检查：Hb 136g/L，WBC 3.2×10^9/L，N 70%，L 30%，PLT 75×10^9/L；血清抗 HIV（+）。

请问：

1. 本例最可能的诊断是什么？有哪些诊断依据？
2. 要明确本病例的诊断，需进一步做哪些检查？

（孙国高）

第四章 肺 结 核

学习目标

1. 掌握：肺结核的临床表现、实验室检查、诊断与治疗措施。
2. 熟悉：肺结核的定义、流行病学、预防。
3. 了解：肺结核的病原学、发病机制与病理解剖。

走入现场

女性，43 岁。近 3 个月来午后低热，剧烈咳嗽，痰中带血，进食少，乏力，消瘦，应用抗生素及止咳化痰药物无效……

问题：1. 该女性可能得什么病？

2. 应如何诊治？

肺结核是由结核分枝杆菌引起的呼吸系统的慢性传染病。临床主要表现有低热、盗汗、乏力、消瘦、咳嗽、咯血等。病程长，易复发为其特点。若能及时诊断，并予合理正规治疗，大多可获临床痊愈。

我国结核病的疫情具有高感染率、高患病率、高耐药率、高死亡率等特点，是全球 22 个结核病高负担、高危险性的国家之一。

【病因和发病机制】

（一）病原体

结核菌（又称抗酸杆菌）属分枝杆菌，可分为人型、牛型、非洲型和鼠型 4 型，人类肺结核主要由人型结核菌所致。结核菌对外界抵抗力强，但煮沸或乙醇 1～2 分钟可杀死。

变异性是结核菌重要的生物学特性之一，变异导致结核菌出现耐药性直接关系到治疗的成败。因此，避免细菌耐药是结核病化学药物治疗成败的关键。

（二）流行病学

1. 传染源　痰中查出结核分枝杆菌的开放性肺结核患者是重要的传染源。

2. 传播途径　空气飞沫传播是最主要的传播途径；饮用未经消毒的牛乳亦可感染致病；其他感染途径如经皮肤、泌尿生殖系统等已少见。

3. 易感人群　营养不良，婴幼儿细胞免疫系统不完善，老年人、HIV 感染者、免疫抑制剂使用者、慢性疾病患者等免疫力低下，都是结核病的易感人群。

（三）发病机制

1. 免疫力和变态反应　在结核分枝杆菌感染时，细胞免疫与迟发型变态反应同时存在，人体免疫力和变态反应的强弱，以及入侵结核菌的数量及毒力等决定了人体感染结核菌后疾病的发生、发展及转归。

2. 初感染与再感染　肺部首次感染结核菌（多见于小儿）后，可有肺门淋巴结肿大和全身播散，而在儿时感染过结核或接种过卡介苗的成人已有一定的免疫力，再感染时多以剧烈的局部反应为主，而不易发生全身播散。这种机体对结核菌初次感染和再感染的不同反应的现象称为 Koch 现象。

【病理】

肺结核的病理改变取决于结核分枝杆菌的数量、毒力、机体抵抗力及对结核分枝杆菌的过敏反应。其基本病变主要有渗出、增生和变质。三种病变多同时存在，一般以某种病变为主，但可相互转变。渗出为主的病变常见于结核性炎症的早期、病灶恶化或浆膜结核。变质（干酪）为主的病变多发生在机体免疫力低下而变态反应过于剧烈的患者。

【临床表现】

肺结核大多起病隐匿，病程漫长。临床表现多种多样，取决于不同的临床类型、病灶性质与范围，也与患者机体的反应性和肺功能等有关。但临床表现也常有共同之处，症状一般缺乏特异性。

（一）症状

1. 结核中毒症状　发热为最常见症状，多为午后潮热，当肺部结核病变进展播散时可有畏寒、不规则高热。同时伴有盗汗、乏力、消瘦、食欲缺乏等，女性患者可有月经不调。

2. 呼吸系统症状

（1）咳嗽咳痰：是肺结核最常见的症状。咳嗽较轻，多为干咳或有少量黏液痰。有空洞形成时，痰量增多。若合并支气管结核，表现为刺激性咳嗽。

（2）咯血：约 1/3～1/2 患者有咯血。多数患者为少量咯血，少数为大咯血。

（3）胸痛：病变累及胸膜时可出现胸痛，并随呼吸运动和咳嗽而加重。

（4）呼吸困难：重症肺结核和大量胸腔积液患者，肺功能明显减弱，可出现呼吸困难。

（二）体征

早期病灶小位置深，常无异常体征。病灶范围较大时，可见患侧呼吸运动减弱，叩诊呈浊音，听诊呼吸音减弱或闻及湿啰音。因肺结核好发于上叶的尖后段和下叶的背段，故锁骨上下和肩胛间区叩诊呈浊音，咳嗽后闻及湿啰音，对诊断有参考意义。晚期肺组织广泛纤维化或胸膜粘连时，可使患侧胸壁塌陷，气管移向患侧，健侧可有代偿性肺气肿征。

（三）临床类型

2004 年我国采用了新的结核病分类标准，其将肺结核分为六个临床类型：①原发型肺结核；②血行播散型肺结核；③继发型肺结核；④结核性胸膜炎；⑤其他肺外结核；⑥菌阴性肺结核。

【实验室及其他检查】

（一）实验室痰结核菌检查

是确诊肺结核最具特异性的方法，是制订治疗方案、考核疗效的重要指标，也是确定传染源的唯一方法。方法有直接涂片法、集菌法、培养法。涂片抗酸染色镜检简便快速，结核分枝杆菌阳性,肺结核诊断基本可成立,还表明病灶是开放的,具传染性。痰菌量较少时可采用集菌法。培养法更精确,且可做药物敏感试验为治疗提供参考,但常需4~8周才出报告。将标本用聚合酶链反应(PCR)法检测,2天即可出报告,快速、简便、特异性高,不足之处是有假阳性或假阴性。但痰菌阴性者,并不能否定肺结核的诊断及其传染性。

（二）X线胸部检查

1. 胸部X线检查 是早期发现和诊断肺结核的主要方法。可显示病灶的部位、范围、性质等,同时对观察疗效、确定传染性有参考意义。肺结核常见的X线表现有:渗出性病灶;干酪样病灶;纤维化、钙化、硬结病灶。渗出、干酪样病灶均属活动性病灶;纤维化、钙化、硬结病灶为非活动性病灶。

2. CT 显示的是横断面图像,由于减少了组织影像重叠,能清晰显示各型肺结核病变的部位、特点和性质,还可发现微小或隐蔽性病变。

（三）结核菌素(简称结素)试验

结核菌素是结核菌的代谢产物,主要成分为结合蛋白,是从液体培养基生长出的结核菌提炼出来的。旧结核菌素(OT)杂质较多,已逐渐被结核菌素的纯蛋白衍化物(PPD)所取代。

1. 试验方法 在左前臂曲侧中上部1/3处,用0.1ml(5IU)PPD皮内注射,48~72小时后观察和记录结果,测量硬结的横径和纵径,得出平均直径=(横径+纵径)/2,而不是测量红晕直径。

2. 结果判断 硬结直径≤4mm为阴性,5~9为弱阳性,10~19mm为阳性,≥20mm或虽<20mm但局部出现水疱和淋巴管炎为强阳性反应。

3. 临床意义

(1)结核菌素试验阳性反应:只表示受过结核菌感染或接种过卡介苗,现在并不一定患病。一般阳性结果意义不大,但强阳性者常提示体内有活动性结核灶。结核菌素试验年龄越小诊断意义越大,3岁以下儿童结核菌素试验呈阳性,应考虑活动性结核病。

(2)结核菌素试验阴性反应:除提示没有结核菌感染外,还可见于:结核菌感染后变态反应产生之前,应用糖皮质激素等免疫抑制剂,营养不良或肺结核危重症患者。

（四）其他检查

血象一般无异常。活动性肺结核红细胞沉降率(血沉)可增快,对诊断无特异性,但对已明确诊断的患者可作为考核疗效的参考指标。纤维支气管镜检查可用于支气管内膜结核的诊断和与肺癌等其他肺部疾病的鉴别诊断。

【诊断和鉴别诊断】

（一）诊断

各型典型肺结核可根据症状、体征、实验室与X线胸片检查通常诊断不难。但对有免疫功能抑制、年龄大、有基础疾病(如糖尿病等)者,病情不典型,X线征象不典型、常规病原学检查不能确立诊断者,纤维支气管镜检查(包括肺活检)是最实用、有效的方法。痰结核菌检查不仅是诊断肺结核的主要依据,还是考核疗效、随访病情的重要指标,疑诊肺结核者均应以检查(涂片或培养)。

（二）鉴别诊断

依不同类型常需与支气管肺癌、肺炎球菌肺炎、肺脓肿、支气管扩张症、淋巴瘤、结节病、尘肺、弥漫性肺间质纤维化、败血症、恶性胸腔积液等进行鉴别。

【治疗】

治疗目的是治愈病变、防止复发、消灭传染源。所有开放性肺结核患者都要加强隔离措施。治疗的主要方法是化学治疗，而传统的营养、休息等疗法仅起辅助作用。

（一）一般治疗

患者应注意休息、避免劳累，重症患者应卧床休息。给予高热量、高蛋白、高维生素饮食。对症处理。

（二）结核病的化学药物治疗（简称化疗）

合理的抗结核药物治疗对控制肺结核起决定性的作用，是治疗肺结核、控制和消灭传染源的首选方法。化疗原则：早期、联合、适量、规律、全程。

1. **常用化疗药物**　目前常用药物有以下几种：异烟肼（INH 或 H）、利福平（RFP 或 R）、链霉素（SM 或 S）、吡嗪酰胺（PZA 或 Z）、乙胺丁醇（EMB 或 E）。

2. **化疗方法**　短程化疗是目前首选化疗方法，即联用异烟肼、利福平等 2 种以上杀菌药物，疗程至 6～9 个月。化疗可分两阶段进行，在开始化疗的 1～3 个月内，每日用药（强化阶段），其后每周 3 次间歇用药（巩固阶段）。应根据病情轻重、痰菌检查结果、患者经济状况等情况，选择不同的化疗方案。

1）初治涂阳患者：① 2HRZE/4HR。②也可采用间歇给药方法，隔日 1 次或每周 3 次给药，简写为：$2H_3R_3Z_3E_3/4H_3R_3$。

2）初治涂阴患者：①2HRZ/4HR。②$2H_3R_3Z_3/4H_3R_3$（后 4 个月每周 3 次）。

3）复治涂阳患者：①2HRZES/4～6HRE。②$2H_3R_3Z_3E_3S_3/4H_3R_3E_3$（后 4 个月每周 3 次）。

3. **疗效判定**　考核疗效的首要指标是痰结核菌检查持续 3 个月呈阴性，X 线检查和临床表现作为参考指标。

（三）糖皮质激素治疗

急性粟粒型肺结核、干酪性肺炎、结核性脑膜炎等严重毒性症状，或结核性胸膜炎伴大量胸腔积液者，可在使用有效抗结核化疗药物的同时，加用糖皮质激素。

（四）手术治疗

外科手术已较少用于肺结核的治疗。可根据指征做肺叶或全肺切除术。

【预后及预防】

（一）预后

对肺结核已经有相对完善和有效的治疗及预防方案，经及时正确治疗，大多数肺结核可获治愈。但也有极少数的患者出现恶化，甚至死亡。

（二）预防

1. **原则**　隔离传染源、切断传播途径及增强免疫力、降低易感性。

2. **具体做法**　及时发现、隔离和正确规范化疗结核病患者；对新生儿、儿童接种卡介苗；开展全民健身运动、提高人民体质。

学习小结

肺结核主要由人型结核菌感染所致。临床主要表现有低热、盗汗、乏力、消瘦、咳嗽、咯血等。病程长，易复发为其特点。肺结核治疗的目的是治愈病变、防止复发、消灭传染源。

开放性肺结核患者都要加强隔离措施。肺结核主要治疗方法是化学治疗，化疗原则为早期、联合、适量、规律、全程。

病例分析

女性，60岁，间断咳嗽、咳痰6年，加重伴咯血3个月。纳差，二便正常，睡眠稍差。既往体健，无药物过敏史。查体：T 37.5℃，P 92次/分，R 21次/分，BP 128/82mmHg，两上肺呼吸音稍减低，并闻及少量湿啰音。化验：血Hb 108g/L，WBC 4.8×10^9/L，N 55%，L45%，PLT 200×10^9/L，ESR 35mm/h，尿蛋白(－)。

请问：

1. 本例最可能的诊断是什么？有哪些诊断依据？
2. 要明确本病例的诊断，需进一步做哪些检查？

（孙国高）

实训指导

实训一　诊断学基础

【目的】

1. 熟悉心肺听诊的内容与方法。
2. 通过同学之间的相互听诊，熟悉正常人心肺听诊要领。
3. 通过心肺听诊仿真电脑模拟人，掌握常见心肺听诊异常体征。
4. 掌握常见胸部疾病及骨折的 X 线片、脑出血与脑梗死 CT 片的表现。
5. 熟悉严重异常心电图表现。

【实验学时】　2 学时

【实训器材】

听诊器、心肺听诊仿真电脑模拟人、软尺、笔，多媒体示教室、阅片灯、常见胸部疾病及骨折 X 线片、脑出血与脑梗死 CT 片，严重异常心电图（电子稿）及实物若干份。

【内容】

1. 心肺听诊　在同学之间相互听诊正常呼吸音、语音共振；瓣膜听诊区及听诊顺序；心率、节律、正常心音听诊；比较第一与第二心音有何不同。

2. 在心肺听诊仿真电脑模拟人上训练心肺听诊常见病理性体征　包括肺泡呼吸音增强和减弱、啰音（干性、湿性）。二尖瓣狭窄、主动脉瓣狭窄及关闭不全的杂音、心包摩擦音等。

3. 常见胸部疾病及骨折的 X 线片、脑出血与脑梗死 CT 片阅读。

4. 严重异常心电图特征讲解。

【方法】

1. 由教师示范心肺听诊，讲解心肺听诊的要点和操作技巧。

2. 学生 2～3 人为 1 组，互相练习，掌握心肺听诊方法及内容，其间教师做巡回指导。

3. 学生在心肺听诊仿真电脑模拟人上练习常见异常心肺听诊病理性体征的听诊。

4. 教师利用阅片灯、多媒体示教室示教阅读常见胸部疾病及骨折的 X 线片、脑出血与脑梗死 CT 片，指出其表现特点，讲解严重异常心电图（心肌梗死、阵发性室性心动过速、心室扑动与颤动、三度房室传导阻滞等）特征。

5. 教师抽查 1 组学生进行心肺听诊，边评估边报告结果，其他学生评议该组学生评估顺序及方法是否正确、内容有无遗漏。然后阅读大叶性肺炎、浸润性肺结核、肺癌、胸腔积液及股骨（或其他）骨折的 X 线片、脑出血与脑梗死 CT 片，说出其表现特征；分析严重异常心电图（心肌梗死、阵发性室性心动过速、心室扑动与颤动、三度房室传导阻滞等），说出其特征，其他学生评议该组学生阅读、分析是否正确。教师适时给予点拨。

6. 实训结束前教师根据学生普遍存在的问题进行总结。

7. 按正确格式书写实训报告交教师批改。

【注意事项】

1. 正确使用听诊器。

2. 心肺听诊时保持环境安静、温暖。

3. 按照要求正确使用心肺听诊仿真电脑模拟人，避免损坏仪器设备。

实训二　病历讨论

【目的】

1. 学会根据病历提供的信息进行分析、搜集诊断依据，建立诊断和进行鉴别诊断并提出治疗原则。

2. 通过本病例的讨论分析，了解临床医生诊断疾病的过程，培养临床思维。

【实验学时】　2 学时

【实训器材】

1. 实训指导老师可选用自有的成熟病例进行讨论分析。

2. 参考病例摘要。

【参考病例内容】

病例摘要：男性，60 岁。劳累后胸骨后疼痛 3 年，加重伴大汗 2 小时。患者 3 年前始无明显诱因情况下出现劳累后胸骨后疼痛，被迫停止活动后可缓解。患者于 2 小时前搬重物时突然感到胸骨后疼痛，压榨性、有濒死感，休息与口含硝酸甘油均不能缓解，伴大汗、恶心，呕吐过两次，为胃内容物，二便正常，既往有心绞痛病史，无药物过敏史，吸烟 20 余年，每天 1 包。查体：T 36.8℃，P 101 次/分，R 20 次/分，BP 100/60mmHg。急性痛苦病容，平卧位，无发绀，颈软，颈静脉无怒张，心界不大，心率 101 次/分，有期前收缩 5～6 次/分，心尖部可闻及第四心音，肺部无啰音，腹平软，肝脾未触及，下肢不肿。心电图示：ST 段 V_1～V_5 升高，QRS 波群 V_1～V_5 呈 QR 型，T 波倒置和室性期前收缩。

请解答

1. 该患者的诊断及诊断依据。

2. 鉴别诊断。

3. 实验室检查可能有哪些异常。

4. 治疗原则。

【方法】

1. 课前发放病例摘要，布置讨论、发言任务。

2. 叙述病历讨论目的。

3. 同学根据病历摘要进行酝酿、梳理临床特点、诊断依据和需要鉴别的疾病。

4. 同学代表讨论、发言。

5. 指导老师分析、总结发言。

【注意事项】

1. 该病例讨论安排在学过该病种的内容之后进行。

2. 课前布置学生复习有关诊断学基础内容,布置如何根据提供的病历搜集诊断依据和进行鉴别诊断,提出治疗原则。

3. 课中要求学生根据提供病历进行分析,按要求解答相关问题。

4. 课后按病历讨论要求解答问题并书写实训报告。

（涂 映）

参考文献

1. 薛宏伟. 临床医学概要. 北京:人民卫生出版社,2010.
2. 唐省三,郭毅. 临床医学概要. 2 版. 北京:人民卫生出版社,2013.
3. 万学红,卢雪峰. 诊断学. 8 版. 北京:人民卫生出版社,2015.
4. 贾建平. 神经病学. 6 版. 北京:人民卫生出版社,2008.
5. 白人驹,徐克. 医学影像学. 7 版. 北京:人民卫生出版社,2015.
6. 刘昌权. 疾病概要. 北京:人民卫生出版社,2013.
7. 傅一明、闫立安. 内科疾病防治. 北京:人民卫生出版社,2015.
8. 葛均波、徐永健. 内科学. 北京:人民卫生出版社,2013.
9. 陆再英,钟南山. 内科学. 7 版. 北京:人民卫生出版社,2008.
10. 许幼晖. 西医内科学. 3 版. 北京:人民卫生出版社,2014.
11. 谢幸、苟文丽. 妇产科学. 北京:人民卫生出版社,2013.
12. 乐杰. 妇产科学. 北京:人民卫生出版社,2005.
13. 彭文伟. 传染病学. 5 版. 北京:人民卫生出版社,2001.
14. 陈艳成. 传染病学. 2 版. 北京:人民卫生出版社,2014.
15. 朱明德. 石应康. 临床医学概要. 2 版. 北京:人民卫生出版社,2010.
16. 熊杰平,李淑玲. 儿科护理. 北京:人民卫生出版社,2015.
17. 韦统友,朱鹏云. 儿科护理. 武汉:华中科技出版社,2012.

《临床医学概要》教学大纲

（供检验类专业使用）

一、课程任务

临床医学概要是医学检验技术等专业的必修课程之一，它重点讲授诊断学基本知识、临床各科常见病、多发病的临床表现，诊断及治疗方法，着重实验室检查对疾病诊断和指导治疗的意义。该课程在介绍临床医学基本理论和知识的基础上，使学生能够了解各科常见病、多发病和实验室检查对疾病诊断有重要价值的疾病，能够知晓相关实验室检查对疾病诊断的意义，为学生今后从事医学检验技术工作打下一定的医学知识基础。

二、课程目标

1. 熟悉问诊的主要内容、生命体征的内容和正常指标、心肺检查的主要内容；了解常见症状的病因、临床表现和体格检查的基本内容。
2. 熟悉常用辅助检查在疾病诊断中的优势和适应证。
3. 掌握各科常见病多发病的临床特点和实验室检查的诊断意义。
4. 熟悉各科常见病多发病的治疗原则。
5. 了解各科常见病多发病的病因、发病机制、预防及预后。
6. 初步培养学生临床思维能力。

三、教学时间分配（供参考）

本专业学生在中职阶段学习过《疾病概要》，有些内容可能有重复，任课教师在课前应征求学生意见，按照“巩固、拓展、提高”的原则，结合培养目标选择学生相对薄弱的知识内容进行讲授，不必完全拘泥本书的教学时间分配。

教学时间分配表（供参考）

教学内容	学时		
	理论	实践	总学时
一、绪论	1		1
二、诊断学	8	2	10
三、内科学常见疾病	28	2（病例讨论）	30
（一）呼吸系统疾病	4		
（二）循环系统疾病	4		

续表

教学内容	学时		
	理论	实践	总学时
（三）消化系统疾病	3		
（四）泌尿系统疾病	3		
（五）血液系统疾病	4		
（六）内分泌及代谢性疾病	2		
（七）风湿性疾病	2		
（八）神经、肌肉性疾病	4		
（九）急危重症	2		
四、外科常见疾病	10		10
（一）电解质和酸碱平衡紊乱	2		
（二）外科常见急症	4		
（三）外科常见恶性肿瘤	4		
五、妇产科疾病	8		8
（一）产科常见疾病			
（二）妇科常见疾病			
六、儿科疾病	5		5
（一）新生儿缺血缺氧性脑病			
（二）小儿肺炎			
（三）维生素缺乏性佝偻病			
（四）小儿腹泻			
（五）先天性心脏病			
七、传染病	4		4
（一）总论			
（二）病毒性肝炎			
（三）艾滋病			
（四）肺结核			
合　计	64	4	68

四、教学内容和要求

单元	教学内容	教学要求	教学活动参考	参考学时	
				理论	实践
第一篇 绪论	1. 现代医学的发展 2. 临床医学与检验医学相互关系 3. 如何学好《临床医学概要》	了解 了解 熟悉	理论教授	1	
第二篇 第一章 常见症状	第一节　发热 1. 病因 2. 临床表现 3. 诊断思路 第二节　头痛 1. 病因 2. 临床表现 3. 诊断思路 第三节　胸痛 1. 病因 2. 临床表现 3. 诊断思路 第四节　腹痛 1. 病因 2. 临床表现 3. 诊断思路 第五节　腹泻 1. 病因 2. 临床表现 3. 诊断思路 第六节　黄疸 1. 病因 2. 临床表现 3. 诊断思路	 熟悉 熟悉 了解 了解 熟悉 了解 熟悉 熟悉 了解 熟悉 熟悉 了解 熟悉 熟悉 了解 熟悉 熟悉 了解	理论教授	3	
第二章 问诊	第一节　问诊的重要性 第二节　问诊的方法和技巧 第三节　问诊的内容	了解 了解 熟悉	理论教授	0.5	
第三章 体格检查	1. 一般检查 2. 头部检查 3. 颈部检查 4. 胸部检查 5. 腹部检查 6. 生殖器、肛门与直肠检查 7. 脊柱与四肢检查 8. 神经系统检查	了解 了解 了解 熟悉 熟悉 了解 了解 了解		1.5	1

续表

单元	教学内容	教学要求	教学活动参考	参考学时	
				理论	实践
第四章 影像及器械检查	1. X 线检查 2. X 线计算机体层扫描 3. 磁共振检查 4. 超声检查 5. 心电图 6. 内镜检查	了解其原理 熟悉其在疾病诊断中的优势及临床应用		3	1
第三篇 第一章	第一节　慢性阻塞性肺疾病 1. 病因与发病机制 2. 临床表现 3. 实验室检查及其他检查 4. 诊断与鉴别诊断 5. 治疗 6. 预后 第二节　支气管哮喘 1. 病因与发病机制 2. 临床表现 3. 实验室检查及其他检查 4. 诊断与鉴别诊断 5. 治疗 6. 预后 第三节　慢性肺源性心脏病 1. 病因与发病机制 2. 临床表现 3. 实验室检查及其他检查 4. 诊断与鉴别诊断 5. 治疗 6. 预后 第四节　肺炎 1. 病因与发病机制 2. 临床表现 3. 实验室检查及其他检查 4. 诊断与鉴别诊断 5. 治疗 6. 预后 第五节　呼吸衰竭 1. 病因与发病机制 2. 临床表现 3. 实验室检查及其他检查	 了解 熟悉 熟悉 熟悉 了解 了解 了解 掌握 熟悉 了解 掌握 熟悉 了解 掌握 熟悉 熟悉 熟悉 了解 了解 掌握 掌握 熟悉 熟悉 了解 了解 熟悉 掌握	理论教授	2	1

续表

单元	教学内容	教学要求	教学活动参考	参考学时	
				理论	实践
第三篇 第一章	4. 诊断与鉴别诊断 5. 治疗 6. 预后	熟悉 熟悉 了解			
第三篇 第二章	第一节　心力衰竭 1. 病因与发病机制 2. 临床表现 3. 实验室检查及其他检查 4. 诊断与鉴别诊断 5. 治疗 6. 预后 第二节　心律失常 1. 病因与发病机制 2. 临床表现 3. 实验室检查及其他检查 4. 诊断与鉴别诊断 5. 治疗 6. 预后 第三节　原发性高血压 1. 病因与发病机制 2. 临床表现 3. 实验室检查及其他检查 4. 诊断与鉴别诊断 5. 治疗 6. 预后 第四节　冠心病 1. 病因与发病机制 2. 临床表现 3. 实验室检查及其他检查 4. 诊断与鉴别诊断 5. 治疗 6. 预后	 了解 掌握 熟悉 熟悉 了解 了解 了解 熟悉 熟悉 了解 了解 了解 了解 熟悉 掌握 熟悉 熟悉 了解 了解 掌握 熟悉 熟悉 熟悉 了解	理论教授	3	2
第三篇 第三章	第三节　消化性溃疡 1. 病因与发病机制 2. 临床表现 3. 实验室检查及其他检查 4. 诊断与鉴别诊断 5. 治疗 6. 预后	 了解 熟悉 熟悉 熟悉 了解 了解	理论教授	4	

续表

单元	教学内容	教学要求	教学活动参考	参考学时	
				理论	实践
第三篇 第三章	第二节　肝硬化 1. 病因与发病机制 2. 临床表现 3. 实验室检查及其他检查 4. 诊断与鉴别诊断 5. 治疗 6. 预后 第三节　急性胰腺炎 1. 病因与发病机制 2. 临床表现 3. 实验室检查及其他检查 4. 诊断与鉴别诊断 5. 治疗 6. 预后	 了解 掌握 熟悉 了解 掌握 熟悉 了解 熟悉 掌握 熟悉 熟悉 了解			
第三篇 第四章	第一节　急性肾小球肾炎 1. 病因与发病机制 2. 临床表现 3. 实验室检查及其他检查 4. 诊断与鉴别诊断 5. 治疗 6. 预后 第二节　肾病综合征 1. 病因与发病机制 2. 临床表现 3. 实验室检查及其他检查 4. 诊断与鉴别诊断 5. 治疗 6. 预后 第三节　尿路感染 1. 病因与发病机制 2. 临床表现 3. 实验室检查及其他检查 4. 诊断与鉴别诊断 5. 治疗 6. 预后 第四节　慢性肾功能衰竭 1. 病因与发病机制 2. 临床表现 3. 实验室检查及其他检查	 了解 熟悉 熟悉 熟悉 了解 了解 了解 掌握 熟悉 熟悉 熟悉 了解 了解 熟悉 熟悉 熟悉 了解 了解 了解 掌握 掌握	理论教授	5	

续表

单元	教学内容	教学要求	教学活动参考	参考学时	
				理论	实践
第三篇 第四章	4. 诊断与鉴别诊断 5. 治疗 6. 预后	熟悉 熟悉 了解			
第三篇 第五章	第一节　贫血性疾病 一、缺铁性贫血 1. 病因与发病机制 2. 临床表现 3. 实验室检查及其他检查 4. 诊断与鉴别诊断 5. 治疗 6. 预后 二、巨幼细胞性贫血 1. 病因与发病机制 2. 临床表现 3. 实验室检查及其他检查 4. 诊断与鉴别诊断 5. 治疗 6. 预后 三、再生障碍性贫血 1. 病因与发病机制 2. 临床表现 3. 实验室检查及其他检查 4. 诊断与鉴别诊断 5. 治疗 6. 预后 第二节　白血病 一、急性白血病 1. 病因与发病机制 2. 临床表现 3. 实验室检查及其他检查 4. 诊断与鉴别诊断 5. 治疗 6. 预后 二、慢性粒细胞性白血病 1. 病因与发病机制 2. 临床表现 3. 实验室检查及其他检查 4. 诊断与鉴别诊断 5. 治疗 6. 预后	 了解 熟悉 熟悉 熟悉 熟悉 了解 了解 掌握 熟悉 熟悉 熟悉 了解 了解 熟悉 熟悉 熟悉 熟悉 了解 了解 掌握 掌握 了解 熟悉 熟悉 了解 熟悉 掌握 熟悉 熟悉 了解	理论教授	4	

续表

单元	教学内容	教学要求	教学活动参考	参考学时	
				理论	实践
第三篇	第三节　出血性疾病				
第五章	一、特发性血小板减少性紫癜				
	1. 病因与发病机制	了解			
	2. 临床表现	熟悉			
	3. 实验室检查及其他检查	掌握			
	4. 诊断与鉴别诊断	熟悉			
	5. 治疗	熟悉			
	6. 预后	了解			
	二、血友病				
	1. 病因与发病机制	了解			
	2. 临床表现	熟悉			
	3. 实验室检查及其他检查	掌握			
	4. 诊断与鉴别诊断	熟悉			
	5. 治疗	熟悉			
	6. 预后	了解			
第三篇	第一节　甲状腺功能亢进		理论教授	3	
第六章	1. 病因与发病机制	了解			
	2. 临床表现	熟悉			
	3. 实验室检查及其他检查	熟悉			
	4. 诊断与鉴别诊断	熟悉			
	5. 治疗	了解			
	6. 预后	了解			
	第二节　糖尿病				
	1. 病因与发病机制	了解			
	2. 临床表现	掌握			
	3. 实验室检查及其他检查	熟悉			
	4. 诊断与鉴别诊断	熟悉			
	5. 治疗	熟悉			
	6. 预后	了解			
	第三节　痛风				
	1. 病因与发病机制	了解			
	2. 临床表现	熟悉			
	3. 实验室检查及其他检查	熟悉			
	4. 诊断与鉴别诊断	熟悉			
	5. 治疗	了解			
	6. 预后	了解			

续表

单元	教学内容	教学要求	教学活动参考	参考学时	
				理论	实践
第三篇 第七章	第一节　类风湿关节炎 1. 病因与发病机制 2. 临床表现 3. 实验室检查及其他检查 4. 诊断与鉴别诊断 5. 治疗 6. 预后 第二节　系统性红斑狼疮 1. 病因与发病机制 2. 临床表现 3. 实验室检查及其他检查 4. 诊断与鉴别诊断 5. 治疗 6. 预后	 了解 熟悉 熟悉 熟悉 了解 了解 了解 掌握 熟悉 熟悉 熟悉 了解	理论教授	2	
第三篇 第八章	第一节　急性脑血管疾病 一、短暂性脑缺血性发作 1. 病因与发病机制 2. 临床表现 3. 实验室检查及其他检查 4. 诊断与鉴别诊断 5. 治疗 6. 预后 二、脑血栓形成 1. 病因与发病机制 2. 临床表现 3. 实验室检查及其他检查 4. 诊断与鉴别诊断 5. 治疗 6. 预后 三、脑栓塞 1. 病因与发病机制 2. 临床表现 3. 实验室检查及其他检查 4. 诊断与鉴别诊断 5. 治疗 6. 预后 四、脑出血 1. 病因与发病机制 2. 临床表现	 了解 熟悉 熟悉 熟悉 了解 了解 了解 掌握 熟悉 熟悉 熟悉 了解 了解 熟悉 熟悉 熟悉 了解 了解 了解 掌握	理论讲授	3.5	

续表

单元	教学内容	教学要求	教学活动参考	参考学时	
				理论	实践
第三篇 第八章	3. 实验室检查及其他检查	熟悉			
	4. 诊断与鉴别诊断	了解			
	5. 治疗	熟悉			
	6. 预后	熟悉			
	五、蛛网膜下腔出血				
	1. 病因与发病机制	了解			
	2. 临床表现	熟悉			
	3. 实验室检查及其他检查	掌握			
	4. 诊断与鉴别诊断	熟悉			
	5. 治疗	熟悉			
	6. 预后	了解			
	第二节　中枢神经感染性疾病				
	一、急性化脓性脑膜炎				
	1. 病因与发病机制	了解			
	2. 临床表现	熟悉			
	3. 实验室检查及其他检查	掌握			
	4. 诊断与鉴别诊断	熟悉			
	5. 治疗	熟悉			
	6. 预后	了解			
	二、结核性脑膜炎				
	1. 病因与发病机制	熟悉			
	2. 临床表现	掌握			
	3. 实验室检查及其他检查	熟悉			
	4. 诊断与鉴别诊断	熟悉			
	5. 治疗	了解			
	6. 预后	了解			
	三、新型隐球菌性脑膜炎				
	1. 病因与发病机制	了解			
	2. 临床表现	熟悉			
	3. 实验室检查及其他检查	掌握			
	4. 诊断与鉴别诊断	熟悉			
	5. 治疗	熟悉			
	6. 预后	了解			
	第三节　低钾性周期性瘫痪				
	1. 病因与发病机制	了解			
	2. 临床表现	掌握			
	3. 实验室检查及其他检查	熟悉			
	4. 诊断与鉴别诊断	熟悉			
	5. 治疗	熟悉			
	6. 预后	了解			

续表

单元	教学内容	教学要求	教学活动参考	参考学时	
				理论	实践
第四篇 第一章 水、电解质和酸碱平衡紊乱	一、水和电解质的正常代谢 二、体液代谢的失调 1. 水和钠的代谢紊乱 2. 钾的代谢异常 3. 钙、镁代谢异常 三、酸碱平衡失调 1. 代谢性酸中毒 2. 代谢性碱中毒	了解 掌握 掌握 熟悉 熟悉 熟悉	理论教授	2	
第四篇 第二章 外科常见急诊	第一节　急性阑尾炎 1. 病因及发病机制 2. 病理分型 3. 临床表现 4. 诊断及鉴别诊断 5. 治疗 第二节　急性肠梗阻 1. 病因及发病机制 2. 病理 3. 临床表现 4. 并发症 5. 实验室及其他检查 6. 诊断及鉴别诊断 7. 治疗 8. 预后 第三节　急性胆囊炎与胆石症 1. 病因及发病机制 2. 病理 3. 临床表现 4. 并发症 5. 实验室及其他检查 6. 诊断及鉴别诊断 7. 治疗 8. 预后 第四节　尿石症 1. 结石成因 2. 结石的成分及性质 3. 生理改变 4. 临床表现 5. 辅助检查 6. 治疗	 了解 熟悉 掌握 掌握 了解 了解 了解 掌握 了解 熟悉 掌握 了解 了解 了解 了解 掌握 了解 熟悉 掌握 了解 了解 了解 了解 了解 掌握 熟悉 了解	理论教授	4	

续表

单元	教学内容	教学要求	教学活动参与	参考学时
第五篇　妇产科常见疾病 一、妊娠	(一) 妊娠生理 1. 受精及受精卵的发育 2. 胎儿及附属物 (二) 妊娠诊断 1. 早期妊娠诊断 2. 中、晚期妊娠诊断	 了解 掌握 掌握 掌握	 理论讲授 多媒体演示 讨论	 1
二、正常分娩	1. 第一产程的临床经过及护理 2. 第二产程的临床经过及护理 3. 第三产程的临床经过及护理	掌握 掌握 掌握	理论讲授 多媒体演示 示教	1
三、流产	1. 病因 2. 病理 3. 临床表现 4. 实验室和其他检查 5. 诊断及鉴别诊断 6. 治疗	了解 熟悉 掌握 掌握 熟悉 了解	理论讲授 多媒体演示 案例分析 讨论	1
四、异位妊娠	1. 病因 2. 病理 3. 临床表现 4. 实验室和其他检查 5. 诊断及鉴别诊断 6. 治疗	了解 熟悉 掌握 掌握 熟悉 了解	理论讲授 多媒体演示 案例分析 讨论 示教	0.5
五、妊娠期高血压疾病	1. 病因 2. 病理 3. 临床表现 4. 实验室和其他检查 5. 诊断及鉴别诊断 6. 治疗	了解 熟悉 掌握 掌握 熟悉 了解	理论讲授 多媒体演示 案例分析	0.5
六、外阴阴道假丝酵母菌病	1. 病因 2. 传染途径 3. 临床表现 4. 诊断 5. 治疗	了解 熟悉 掌握 掌握 熟悉	理论讲授 多媒体演示 案例分析	0.5
七、滴虫阴道炎	1. 病原体 2. 传染途径 3. 临床表现 4. 诊断 5. 治疗	了解 熟悉 掌握 掌握 熟悉	理论讲授 多媒体演示 案例分析	0.5

续表

单元	教学内容	教学要求	教学活动参与	参考学时
八、细菌性阴道病	1. 病因	了解	理论讲授	0.5
	2. 传染途径	熟悉	多媒体演示	
	3. 临床表现	掌握		
	4. 诊断	掌握		
	5. 治疗	熟悉		
九、宫颈炎	1. 病因	了解	理论讲授	0.5
	2. 病理	熟悉	多媒体演示	
	3. 临床表现	掌握		
	4. 诊断	掌握		
	5. 治疗	熟悉		
十、盆腔炎性疾病	1. 病因	了解	理论讲授	0.5
	2. 临床掌现	掌握	多媒体演示	
	3. 实验室和其他检查	掌握		
	4. 诊断及鉴别诊断	熟悉		
	5. 治疗	了解		
十一、宫颈癌	1. 病因	了解	理论讲授	1.5
	2. 病理	熟悉	多媒体演示	
	3. 转移途径	了解		
	4. 临床表现	掌握		
	5. 实验室和其他检查	掌握		
	6. 诊断及鉴别诊断	熟悉		
	7. 治疗	了解		

单元	教学内容	教学要求	教学活动参考	参考学时	
				理论	实践
第六篇 第一章　新生儿缺氧缺血性脑病	1. 概述	了解	理论教授	1	
	2. 病因及发病机制	了解			
	3. 临床表现	熟悉			
	4. 实验室和其他检查	掌握			
	5. 诊断和鉴别诊断	了解			
	6. 治疗	了解			
	7. 预后	了解			
第六篇 第二章　小儿肺炎	1. 概述	了解	理论教授	1	
	2. 病因及发病机制	了解			
	3. 临床表现	熟悉			
	4. 实验室和其他检查	掌握			
	5. 诊断和鉴别诊断	了解			
	6. 治疗	了解			
	7. 预后	了解			

续表

单元	教学内容	教学要求	教学活动参考	参考学时	
				理论	实践
第六篇 第三章　维生素D缺乏性佝偻病	1. 概述	了解	理论教授	1	
	2. 病因及发病机制	了解			
	3. 临床表现	熟悉			
	4. 实验室和其他检查	掌握			
	5. 诊断和鉴别诊断	了解			
	6. 治疗	了解			
	7. 预后	了解			
第六篇 第四章　小儿腹泻	1. 概述	了解	理论教授	1.5	
	2. 病因及发病机制	了解			
	3. 临床表现	熟悉			
	4. 实验室和其他检查	掌握			
	5. 诊断和鉴别诊断	了解			
	6. 治疗	了解			
	7. 预后	了解			
第六篇 第五章　先天性心脏病	1. 概述	了解	理论教授	1.5	
	2. 病因及发病机制	了解			
	3. 临床表现	熟悉			
	4. 实验室和其他检查	掌握			
	5. 诊断和鉴别诊断	了解			
	6. 治疗	了解			
	7. 预后	了解			
第七篇第一章 第一节 感染与免疫	一、感染的概念	了解	理论讲授 多媒体演示	1	
	二、感染的过程表现	掌握			
	三、感染过程中病原体的作用	了解			
	四、感染过程中机体免疫反应的作用	熟悉			
第二节 传染病的流行过程及影响因素	一、流行过程的基本条件	掌握			
	二、影响流行过程的因素	了解			
第三节 传染病的特征	一、基本特征	掌握			
	二、临床特点	熟悉			
第四节 传染病的诊断	一、流行病学资料	了解			
	二、临床资料	熟悉			
	三、辅助检查	掌握			
第五节 传染病的治疗	一、治疗原则	熟悉			
	二、治疗方法	熟悉			
第六节 传染病的预防	一、控制传染源	熟悉			
	二、切继传播途径	熟悉			
	三、保护易感人群	了解			

续表

单元	教学内容	教学要求	教学活动参考	参考学时	
				理论	实践
第七篇 第二章　病毒性肝炎	一、病毒性肝炎的定义 二、病因和发病机制 三、病理 四、临床表现 五、并发症 六、实验室和其他检查 七、诊断和鉴别诊断 八、治疗 九、预后及预防	熟悉 熟悉 了解 掌握 熟悉 掌握 熟悉 熟悉 了解	理论讲授 多媒体演示 讨论	1	
第七篇 第三章　艾滋病	一、艾滋病的定义 二、病因和发病机制 三、病理 四、临床表现 五、实验室和其他检查 六、诊断和鉴别诊断 七、治疗 八、预后及预防	熟悉 了解 了解 掌握 掌握 掌握 了解 熟悉	理论讲授 多媒体演示 讨论	1	
第七篇 第四章　肺结核	一、肺结核的定义 二、病因和发病机制 三、病理 四、临床表现 五、实验室和其他检查 六、诊断和鉴别诊断 七、治疗 八、预后及预防	了解 熟悉 了解 熟悉 掌握 熟悉 熟悉 了解	理论讲授 多媒体演示 讨论	1	